105回
2020

薬剤師
国家試験問題
解答・解説

The National Examination
for the Pharmacist's License

評言社
薬学教育センター

執筆者一覧

二村　典行（城西国際大学薬学部 教授）

小川　建志（元第一薬科大学 教授）

藤井　幹雄（国際医療福祉大学薬学部 准教授）

佐藤　忠章（国際医療福祉大学薬学部 准教授）

鈴木　順子（北里大学薬学部 名誉教授）

深町　伸子（北里大学薬学部 助教）

喜来　　望（北里大学薬学部 講師）

坂崎　文俊（大阪大谷大学薬学部 教授）

樋口　敏幸（日本薬科大学 教授）

沼澤　　聡（昭和大学薬学部 教授）

見坂　武彦（大阪大谷大学薬学部 准教授）

赤石　樹泰（武蔵野大学薬学部 講師）

三嶋　基弘（第一薬科大学 教授）

高村　　彰（元明治薬科大学 教授）

佐藤　卓美（日本薬科大学 教授）

池田ゆかり（北陸大学薬学部 准教授）

浅井　和範（星薬科大学 教授）

（収載順）

CONTENTS

本書の構成と使い方

　本書は、2020年2月に実施された、「第105回薬剤師国家試験」の全問題を収録し、その正解と詳細な解説を加えたものです。薬剤師を目指す学生諸氏が本書を効率的に活用し、国家試験の全体像をとらえることができるよう、工夫をこらして編集しています。

　「105回 国家試験問題 正解・出題内容一覧」では、全問題を国家試験出題基準（ガイドライン）に従って分類し、出題された問題の具体的内容を示しています。

ページ構成 と 使い方

Approach
　問題の全体像をとらえ、どの分野について問われているか、着眼点を明らかにしています。

Explanation
　選択肢ごとに、正解に至るための考え方、解説を示しています。

Point
　問題を解くにあたっての留意点、落とし穴、記憶すべき重要関連事項を示しています。

105回 国家試験問題・解説

問187　25歳女性。身長158 cm、体重53 kg。最近、姿勢の変動に伴い、頭痛、動悸及び発汗を認めたため心配になり病院を受診した。来院時の所見は以下のとおりであった。
血圧 188/106 mmHg、脈拍 110 回 / 分
血液検査：空腹時血糖値 104 mg/dL、HbA1c 5.9%（NGSP値）、Na 137 mEq/L、K 4.2 mEq/L
腹部CT検査：右副腎に5 cm大の腫瘤
　検査の結果、右副腎腫瘍の摘出術を行うこととなった。術前の血圧管理のために最初に用いる薬物として最も適切なのはどれか。1つ選べ。
1　トリクロルメチアジド
2　プロプラノロール塩酸塩
3　カンデサルタンシレキセチル
4　ニフェジピン
5　ドキサゾシンメシル酸塩

Approach　褐色細胞腫の術前血圧管理に用いる薬物選択に関する問題

Explanation
　副腎腫瘍が原因の疾患として、①原発性アルドステロン症、②クッシング症候群、③副腎偶発腫、④褐色細胞腫・パラガングリオーマ、などが考えられる。Na・K値が正常であることから、①、②の可能性は低い。姿勢の変動に伴う頭痛、動悸および発汗、収縮期・拡張期ともに上昇した高血圧、頻脈、空腹時血糖値が上限に近いこと、術前の血圧管理が必要なこと、などから褐色細胞腫・パラガングリオーマが疑われる。
1　×　本疾患の血圧上昇は水分過剰ではなく、血管収縮によるものなので、利尿薬は適さない。
2　×　β遮断薬の単独投与は高血圧クリーゼの原因となるため、禁忌である。
3　×　ARB投与中の患者は、麻酔および手術中にレニン-アンジオテンシン-アルドステロン系の抑制作用による高度な血圧低下を招くおそれがあるため、手術前24時間は投与しないことが望ましい。
4　×　ニフェジピンは反射性頻脈を起こすことがあるので、頻脈のある本患者には不適である。
5　○　過剰のカテコールアミンの作用を抑えるために、アドレナリンα₁遮断薬を第一選択として使用する。効果不十分な場合は、β遮断薬、カルシウム拮抗薬などを追加する。頻脈に対してはβ遮断薬の追加投与を行う。

Ans. 5

Point
　褐色細胞腫は、副腎髄質細胞や交感神経節などのクロム親和性細胞から発生するカテコールアミン産生腫瘍で、高血圧と代謝亢進を示す疾患である。疫学的には、①副腎外原発（ノルアドレナリン優位）が10%、②悪性が10%、③両側副腎原発が10%（MEN2型多い）、④小児例が10%、⑤家族内発生が10%以上であるため、以前は10% diseaseといわれていた。また症状から5-H's diseaseともいわれ、①高血圧 Hypertension、②代謝亢進 Hypermetabolism、③高血糖 Hyperglycemia、④頭痛 Headache、⑤多汗 Hyperhidrosis、を呈し、特に①～③はHoward三徴と呼ばれる。

105回 薬剤師国家試験問題　正解・出題内容一覧

■必須問題■

問	正解	科目	大項目	中項目	小項目	小項目の例示
1	2	物理	化学物質の分析	分析技術の臨床応用	分析の準備	臨床分析における精度管理、標準物質
2	5			化学物質の定性と定量	容量分析	中和滴定の原理、操作法、応用
3	2		物質の物理的性質	物質の構造	原子・分子	スピンとその磁気共鳴
4	2		化学物質の分析	化学物質の定性と定量	定量の基礎	実験値の統計処理
5	4		物質の物理的性質	物質の状態Ⅱ	溶液の化学	化学ポテンシャル
6	4	化学	化学物質の性質と反応	化学物質の基本的性質	化学物質の基本事項	基本的な化合物の命名、ルイス構造式
7	3			官能基	官能基の基本事項	代表的な官能基、個々の官能基を有する化合物の命名
8	1			化学物質の基本的性質	無機化合物	イオウ、リン、ハロゲンの酸化物、オキソ化合物の名称、構造、性質
9	4				有機化合物の立体構造	キラリティーと光学活性
10	2		天然物由来薬物	薬の宝庫としての天然物	生薬成分の構造と生合成	代表的な生薬成分の化学構造に基づく分類、それらの生合成経路
11	4	生物	生命体の成り立ち	器官の構造と機能	泌尿器系	腎臓、膀胱
12	5		分子レベルの生命理解	細胞を構成する分子	糖質の種類・構造と特性	多糖類
13	1			生理活性分子とシグナル分子	神経伝達物質の生合成・分解経路と作用	アセチルコリン、カテコールアミン類、アミン酸・ペプチド類、一酸化窒素
14	5			遺伝子操作・遺伝子工学	遺伝子機能の解析技術	ES細胞および体細胞クローン
15	4		感染症と生体防御	免疫系の破綻と制御	免疫系が関係する疾患	アレルギーの分類、担当細胞、反応機構
16	2	衛生	健康	栄養と健康	食品の品質と管理	油脂が変敗する機構と変質試験
17	5					食品添加物の法的規制と問題点/代表的な保健機能食品、その特徴/アレルギー原因食品の法的規制/遺伝子組換え食品の現状と問題点
18	3				食中毒	自然毒による食中毒、原因物質、作用機構、症状
19	3			疾病の予防	感染症の現状とその予防	一、二、三類感染症および代表的な四、五類感染症、分類の根拠
20	5					母子感染する疾患、その予防対策
21	4			社会・集団と健康	保健統計	人口静態と人口動態
22	5		環境	化学物質の生体への影響	化学物質による発がん	変異原性試験（Ames試験など）の原理と実施方法
23	1				化学物質の毒性	重金属や活性酸素種による障害を防ぐための生体防御因子
24	5					有害化学物質の人への影響を防ぐための法的規制
25	1			生活環境と健康	水環境	DO、BOD、CODの測定法
26	3	薬理	薬物の効き方	薬の作用機序	受容体	刺激薬（アゴニスト）と遮断薬（アンタゴニスト）
27	1			知覚神経系・運動神経系に作用する薬	知覚神経系に作用する薬	知覚神経に作用する代表的な薬物（局所麻酔薬など）、薬理作用、機序、主な副作用

問	正解	科目	大項目	中項目	小項目	小項目の例示
28	5	薬理	薬物の効き方	薬の作用機序	受容体	刺激・遮断による生理反応
29	2					刺激・遮断による生理反応
30	3			中枢神経系に作用する薬	中枢神経疾患治療薬	代表的な中枢神経疾患の治療薬、薬理作用、機序、主な副作用
31	1				催眠薬	代表的な催眠薬、薬理作用、機序、主な副作用
32	2				精神疾患治療薬	代表的な精神疾患の治療薬、薬理作用、機序、主な副作用
33	3			中枢神経系に作用する薬/循環器系に作用する薬	中枢神経疾患治療薬/その他の循環器疾患治療薬	代表的な中枢神経疾患の治療薬、薬理作用、機序、主な副作用/代表的な低血圧治療薬、末梢血管拡張薬などの薬理作用、機序、主な副作用
34	4			炎症・アレルギーと薬	関節リウマチ治療薬	代表的な関節リウマチの治療薬、機序、主な副作用
35	4			消化器系に作用する薬	胃・十二指腸潰瘍治療薬	代表的な胃・十二指腸潰瘍治療薬、薬理作用、機序、主な副作用
36	5			ホルモンと薬	性ホルモン代用薬および拮抗薬	代表的な性ホルモン代用薬および拮抗薬、薬理作用、機序、臨床応用、主な副作用
37	3			自律神経系に作用する薬/化学構造	交感神経系に作用する薬/構造活性相関	交感神経系に作用し、その支配器官の機能を修飾する代表的な薬物、薬理作用、機序、主な副作用/代表的な薬物の基本構造
38	1			代謝系に作用する薬	脂質異常症治療薬	代表的な脂質異常症治療薬、機序、主な副作用
39	2				カルシウム代謝調節・骨代謝に関連する治療薬	カルシウム代謝調節・骨代謝に関連する代表的な治療薬、薬理作用、機序、主な副作用
40	1			悪性腫瘍と薬	抗悪性腫瘍薬	代表的な抗悪性腫瘍薬、機序、主な副作用
41	1	薬剤	薬物の体内動態	体内動態の変動要因	吸収	受動拡散（単純拡散）、促進拡散の特徴
42	2				分布	脳への移行の機構と血液－脳関門の意義
43	5				代謝	薬物分子の体内での化学変化とそれが起こる部位
44	2					薬物代謝酵素の変動要因（誘導、阻害、加齢、SNPs など）
45	3				排泄	腎クリアランス
46	1			薬物動態の解析	薬動学	薬物動態に関わる代表的なパラメーター
47	4					連続投与にける血中濃度計算
48	4		製剤	製剤材料の性質	物質の溶解	溶液の濃度と性質
49	3				分散系	界面の性質
50	2				製剤材料の物性	流動と変形（レオロジー）の概念、代表的なモデル
51	3			製剤化	代表的な製剤	代表的な製剤添加物の性質と種類
52	5					代表的な液状製剤の種類と性質
53	4				製剤化の方法	製剤化の単位操作および汎用される製剤機械
54	1			DDS(薬物送達システム)	放出制御型製剤	代表的な放出制御製剤
55	4				その他のDDS	代表的な組換え医薬品
56	4	病態・薬物治療	薬物治療	体の変化	症候	症候：全身性：ショック
57	5				臨床検査	悪性腫瘍に関する臨床検査
58	5			疾患と薬物治療Ⅱ	神経・筋の疾患	その他の疾患：横紋筋融解症

問	正解	科目	大項目	中項目	小項目	小項目の例示
59	2	病態・薬物治療	薬物治療	疾患と薬物治療Ⅰ	血液系の疾患	白血病
60	5			疾患と薬物治療Ⅱ	生殖器疾患	その他の疾患：異常分娩
61	1				呼吸器・胸部の疾患	気管支喘息、慢性閉塞性肺疾患（肺気腫、慢性気管支炎）
62	2				神経・筋の疾患	その他の疾患：重症筋無力症
63	5			疾患と薬物治療Ⅰ	循環器系の疾患	不整脈
64	3			疾患と薬物治療Ⅲ	皮膚疾患	アトピー性皮膚炎
65	1				アレルギー・免疫疾患	自己免疫疾患（全身性エリテマトーデス）
66	4				緩和ケアと長期療養	がん性疼痛
67	2			病原微生物・悪性新生物	感染症	その他の感染症（リケッチア感染症、クラミジア感染症、寄生虫感染症など）
68	4		薬物治療に役立つ情報	医薬品情報	生物統計の基礎	帰無仮説の概念
69	5				EBM（Evidence-Based Medicine）	ランダム化比較試験、コホート研究、症例対照研究
70	2			患者情報	収集・評価・管理	SOAP
71	5	法規・制度・倫理	薬学と社会	薬剤師を取り巻く法律と制度	管理薬に関する規制	向精神薬
72	1				医薬品医療機器等法	医薬品等（毒薬および劇薬、医薬品、医療機器、化粧品、医薬部外品）の取扱い
73	4			社会保障制度と薬剤経済	薬剤経済・医療統計	国民医療費の動向
74	4		医薬品の開発と生産	医薬品開発	承認後の制度	医薬品リスク管理計画（RMP）
75	4		薬学と社会	薬剤師を取り巻く法律と制度	医薬品医療機器等法	再生医療等製品
76	2				医療法	医療提供体制の確保
77	4				管理薬に関する規制	覚せい剤
78	2		医薬品の開発と生産	治験	治験の意義と業務	治験の意義
79	3		薬学と社会	薬剤師を取り巻く法律と制度	法令の構成	薬剤師に関連する法令の構成
80	5		医薬品の開発と生産	医薬品開発	医薬品開発のコンセプト	希少疾病用医薬品（オーファンドラッグ）開発の重要性
81	2	実務	薬剤師業務	薬剤師業務の基礎	薬剤師	薬剤師の役割
82	3			調剤	計数・計量調剤	散剤、液剤などの計量調剤
83	3			服薬指導と患者情報	患者情報の重要性	服薬指導に必要な患者情報
84	2		病院業務	医薬品管理	医薬品の管理・供給・保存	医薬品の品質に影響を与える因子と保存条件
85	4		薬剤師業務	医薬品の管理と供給	消毒薬	代表的な消毒薬の用途、使用濃度
86	5				特別な配慮を要する医薬品	麻薬、向精神薬の管理と取扱い
87	2			薬剤師業務の基礎	チーム医療	地域におけるチーム医療
88	3		薬局業務	地域における業務	在宅医療	在宅患者訪問薬剤管理指導業務、居宅療養管理指導業務
89	5		病院業務	病棟業務	医療チームへの参加	医療スタッフが日常使っている代表的な専門用語
90	3		薬局業務	地域における業務	地域医療	学校薬剤師の職務とその役割、学校保健安全法、保健指導への関与

■一般問題（薬学理論問題）■

問	正解	科目	大項目	中項目	小項目	小項目の例示
91	2,4	物理	化学物質の分析	化学物質の定性と定量	定性試験	日本薬局方収載の代表的な医薬品の純度試験とその内容
92	1,2				容量分析	キレート滴定の原理、操作法、応用
93	3,4		生体分子の構造	生体分子の解析法	分光分析法	蛍光光度法の原理、応用
94	2,3		物質の物理的性質	物質の状態Ⅰ	総論	気体の分子運動とエネルギーの関係
95	2,5			物質の変化	反応速度	代表的な（擬）一次反応の速度定数
96	3,4		化学物質の分析	化学平衡	酸と塩基	pHの計算
97	2,5			化学物質の定性と定量	クロマトグラフィー	薄層クロマトグラフィー
98	1,5		物質の物理的性質	物質の構造	分子間相互作用	静電相互作用/ファンデルワールス力/双極子間相互作用/分散力/水素結合/電荷移動/疎水性相互作用
99	1,4				放射線と放射能	電離放射線の種類、それらの物質との相互作用
100	2,3			物質の状態Ⅱ	電気化学	濃淡電池
101	3	化学	化学物質の性質と反応	化学物質の基本的性質	錯体	錯体の安定性に与える配位子の構造的要素（キレート効果）
102	2,3			有機化合物の骨格	アルケン・アルキンの反応性	アルケンへの代表的なシン型付加反応を列挙し、反応機構
103	3			化学物質の基本的性質	化学物質の基本事項	反応の進行（エネルギー図）
104	4,5			有機化合物の骨格	芳香族化合物の反応性	芳香族化合物の求電子置換反応の機構
105	4		生体分子・医薬品を化学で理解する	生体分子のコアとパーツ	生体内で機能する錯体・無機化合物	一酸化窒素の電子配置と性質
106	1,5				化学から観る生体ダイナミクス	代表的な酵素（キモトリプシン、リボヌクレアーゼなど）の作用機構
107	3		化学物質の性質と反応	化学物質の構造決定	¹H NMR	NMRスペクトルの概要と測定法
108	2,5		天然物由来薬物	薬になる動植鉱物	生薬とは何か	代表的な生薬、その特徴
109	3,4			薬の宝庫としての天然物	生薬成分の構造と生合成	代表的なアルカロイドの構造と生合成経路、それらを含む生薬とその基原植物
110	2,3	生物	生命体の成り立ち	器官の構造と機能	骨格・筋肉系	骨と関節
111	1,4				内分泌系	脳下垂体、視床下部、甲状腺、副甲状腺、副腎、膵臓ランゲルハンス島
112	3,4			器官の構造と機能	血液・造血器系	血液
113	2,5		分子レベルの生命理解	細胞を構成する分子	脂質の生合成・代謝経路	コレステロールの生合成・代謝
114	2,4			遺伝子	核酸の種類・構造と特性	DNA
115	3,5				遺伝子多型と生体への影響	遺伝子多型/一塩基多型（SNP）、その種類と意義
116	1			タンパク質	タンパク質の取扱い	分離、精製、同定法（SDS-PAGE、ゲルろ過・イオン交換クロマトグラフィー、ウエスタンブロット法）
117	4,5			免疫・生体防御	生体防御反応	補体の活性化経路と機能
118	1				免疫のしくみ	MHC抗原の構造と機能
119	2,4	衛生	健康	栄養と健康	栄養素	各栄養素の消化、吸収、代謝のプロセス
120	2,5	生物	分子レベルの生命理解	生体エネルギー代謝	栄養素の利用	消化・吸収、体内運搬
121	2	化学	生体分子・医薬品を化学で理解する	医薬品のコアとパーツ	医薬品のコンポーネント	医薬品に含まれる代表的な官能基の性質に基づく分類、医薬品の効果との関連

問	正解	科目	大項目	中項目	小項目	小項目の例示
122	1, 5	衛生	健康	栄養と健康	栄養素	栄養素の過不足による主な疾病
123	2, 4				食品の品質と管理	食品が腐敗する機構/食品の変質を防ぐ方法（保存法）
124	1, 3					代表的な食品添加物、その働き
125	1, 2					遺伝子組換え食品の現状と問題点
126	5				食中毒	食中毒の種類、発生状況
127	5			化学物質の生体への影響	化学物質の毒性	代表的な有害化学物質（重金属、農薬、ダイオキシン類など）の急性・慢性毒性の特徴
128	3, 5			社会・集団と健康	保健統計	死亡に関する指標の定義と意義
129	2, 3					人口静態と人口動態
130	5			疾病の予防	感染症の現状とその予防	現代における感染症（日和見感染、院内感染、国際感染症など）の特徴
131	2, 3					予防接種法の定める定期予防接種の種類、接種時期
132	1, 4		環境	化学物質の生体への影響	化学物質（乱用薬を含む）の代謝・代謝的活性化	代表的な有害化学物質の吸収、分布、代謝、排泄の基本的プロセス
133	2, 4				化学物質による発がん	発がん性物質などの代謝的活性化の機構
134	2, 5				化学物質（乱用薬を含む）の代謝・代謝的活性化	第二相反応が関わる代謝、代謝的活性化
135	1, 5				化学物質の毒性	化学物質の毒性を評価する主な試験法
136	3				電離放射線の生体への影響	電離放射線を防御する方法
137	3, 5			生活環境と健康	水環境	水の浄化法
138	2					水質汚濁の水域ごとの主な指標、その意味
139	4, 5				大気環境	主な大気汚染物質の濃度の測定と健康影響
140	3			化学物質の生体への影響	化学物質の毒性	有害化学物質の人への影響を防ぐための法的規制
141	2	法規・制度・倫理	薬学と社会	薬剤師を取り巻く法律と制度	薬剤師法	薬剤師の任務/薬剤師免許
142	2				医薬品医療機器等法	薬局
143	2			社会保障制度と薬剤経済	薬剤経済・医療統計	国民医療費の動向
144	4, 5			地域薬局	医薬分業	医薬分業のしくみと意義
145	5		ヒューマニズム	対人業務	相手への配慮	対人関係に影響を及ぼす心理的要因
146	1, 2			医療の担い手としてのこころ構え	医療行為	患者の基本的権利と自己決定権の尊重
147	2		医薬品の開発と生産	医薬品開発	医薬品の承認	医薬品の承認までのプロセス
148	1, 2		薬学と社会	薬剤師を取り巻く法律と制度	医療法	医療の安全の確保
149	1, 5			社会保障制度と薬剤経済	医療保険制度	医療保険の種類
150	1, 3					保険医療と薬価制度の関係
151	3, 4	薬理	薬物の効き方	薬の作用機序	受容体	代表的な細胞内情報伝達系とその活性化による生理反応
152	3, 5			自律感神経系に作用する薬	副交感神経系に作用する薬	副交感神経系に作用し、その支配器官の機能を修飾する代表的な薬物、薬理作用、機序、主な副作用
153	1, 3				自律神経節に作用する薬	自律神経節に作用する代表的な薬物、薬理作用、機序、主な副作用

問	正解	科目	大項目	中項目	小項目	小項目の例示
154	2, 4	薬理	薬物の効き方	自律感神経系に作用する薬	催眠薬	代表的な催眠薬、薬理作用、機序、主な副作用
155	2, 4				中枢神経疾患治療薬	代表的な中枢神経疾患の治療薬、薬理作用、機序、主な副作用
156	1, 3			血液・造血系に作用する薬	造血薬	代表的な造血薬、機序、主な副作用
157	4, 5			炎症・アレルギーと薬	抗炎症薬	代表的な炎症治療薬、機序、主な副作用
158	3, 4			消化器系に作用する薬	その他の消化性疾患治療薬	その他の消化性疾患の代表的な治療薬、薬理作用、機序、主な副作用
159	1, 4			ホルモンと薬	糖質コルチコイド代用薬	代表的な糖質コルチコイド代用薬、薬理作用、機序、臨床応用、主な副作用
160	4, 5				ホルモン分泌異常症の治療薬/糖質コルチコイド代用薬/性ホルモン代用薬および拮抗薬	ホルモン分泌異常症の代表的な治療薬、薬理作用、機序、主な副作用/代表的な糖質コルチコイド代用薬、薬理作用、機序、臨床応用、主な副作用/代表的な性ホルモン代用薬および拮抗薬、薬理作用、機序、臨床応用、主な副作用
161	3, 5			代謝系に作用する薬	糖尿病治療薬	代表的な糖尿病治療薬、機序、主な副作用
162	3, 4			感染症と薬	抗ウイルス薬	代表的な抗ウイルス薬、機序、副作用
163	2, 3	病態・薬物治療	薬物治療	疾患と薬物治療Ⅰ	循環器系の疾患	心不全
164	2, 5	薬理	薬物の効き方	循環器系に作用する薬	心不全治療薬	代表的な心不全治療薬、薬理作用、機序、主な副作用
165	3, 4	薬理	薬物の効き方	循環器系に作用する薬	その他の消化性疾患治療薬	その他の消化性疾患の代表的な治療薬、薬理作用、機序、主な副作用
166	2, 5	病態・薬物治療	薬物治療	疾患と薬物治療Ⅰ	消化器系疾患	その他の疾患：逆流性食道炎
167	4	病態・薬物治療	薬物治療	疾患と薬物治療Ⅱ	代謝性疾患	高尿酸血症・痛風
168	1	薬理	薬物の効き方	代謝系に作用する薬	高尿酸血症・痛風治療薬	代表的な高尿酸血症・痛風治療薬、機序、主な副作用
169	4, 5	薬剤	薬物の体内動態	体内動態の変動要因	吸収	吸収に影響する因子/非経口投与後の部位別の薬物吸収
170	1, 4				分布	生体内に取り込まれた後に組織間で濃度差が生じる要因/体液中での存在状態（血漿タンパク結合など）、組織への移行（乳汁への移行）
171	3				代謝	酸化反応
172	2				排泄	腎クリアランス
173	1, 3					胆汁中排泄
174	3			薬物動態の解析	TDM	治療薬物モニタリング（TDM）の意義
175	2, 3			体内動態の変動要因	相互作用	薬物動態に起因する相互作用、回避方法
176	1, 4			薬物動態の解析	薬動学	薬物の生物学的利用能の意味とその計算法
177	1, 2		製剤	製剤材料の性質	物質の溶解	物質の溶解とその速度
178	3					溶液の濃度と性質
179	1, 5				製剤材料の物性	薬物と製剤材料の安定性に影響する要因、安定化方法
180	1				製剤材料の物性	製剤材料の物性の測定
181	1, 2			製剤化	代表的な製剤	代表的な製剤添加物の種類と性質
182	2, 4				製剤化の方法	汎用される容器、包装の種類や特徴
183	4, 5				製剤試験法	日本薬局方の製剤に関連する試験法

問	正解	科目	大項目	中項目	小項目	小項目の例示
184	2, 4	病態・薬物治療	薬物治療	体の変化	症候	症候：悪心・嘔吐
185	1, 5			疾患と薬物治療Ⅱ	腎臓・尿路の疾患	慢性腎臓病（KD)
186	3, 5				生殖器疾患	その他の疾患：子宮内膜症
187	5				内分泌系疾患	その他の疾患：褐色細胞腫
188	1, 5				神経・筋の疾患	パーキンソン病
189	3, 4					その他の疾患：脳腫瘍
190	5			疾患と薬物治療Ⅲ	精神疾患	その他の疾患：神経症、心身症、薬物依存症、アルコール依存症、不眠症
191	4, 5			病原微生物・悪性新生物	感染症	ウイルス感染症（HIV)
192	2, 5				悪性腫瘍の病態と治療	代表的疾患：白血病、悪性リンパ腫
193	1, 2		薬物治療に役立つ情報	医薬品情報	生物統計の基礎	帰無仮説の概念
194	3					パラメトリック検定とノンパラメトリック検定の使い分け
195	2, 5		薬物治療	疾患と薬物治療Ⅲ	耳鼻咽喉の疾患	アレルギー性鼻炎

■一般問題（薬学実践問題）■

問	正解	科目	大項目	中項目	小項目	小項目の例示
196	1, 4	実務	薬剤師業務	服薬指導と患者情報	服薬指導	服薬指導内容
197	2, 4	物理	化学物質の分析	化学平衡	各種の化学平衡	沈殿平衡（溶解度と溶解度積）
198	5	実務	薬剤師業務	処方せん	医薬品の用法・用量	医薬品の用法・用量および投与計画
199	2, 5	物理	化学物質の分析	化学物質の定性と定量	クロマトグラフィー	光学異性体の分離分析法
200	1, 3	実務	薬剤師業務	疑義照会	疑義照会の意義と根拠	代表的な医薬品の警告、禁忌、副作用
201	4, 5	物理	化学物質の分析	分析技術の臨床応用	分析技術	代表的な画像診断技術（X線検査、CTスキャン、MRI、超音波、核医学検査など）
202	3	実務	病院業務	病棟業務	中毒医療への貢献	薬物中毒患者の中毒原因物質の検出方法と解毒方法、解毒剤の名称と原理
203	2	物理	化学物質の分析	分析技術の臨床応用	薬毒物の分析	中毒原因物質の分析
204	2	物理	物質の物理的性質	物質の状態II	物理平衡	溶液の束一的性質（浸透圧、沸点上昇、凝固点降下など）
205	1	実務	病院業務	病棟業務	薬剤管理指導業務	使用医薬品の効能、使用上の注意、副作用
206	1	化学	生体分子・医薬品の化学	医薬品のコアとパーツ	医薬品のコンポーネント	代表的芳香族複素環の求核試薬に対する反応性
207	3	実務	薬剤師業務	調剤	計数・計量調剤	錠剤の粉砕、およびカプセル剤の開封等
208	3	実務	病院業務	情報の取扱い	医薬品情報の提供	患者、医療スタッフへの情報提供
209	4	化学	医薬品の開発と生産	リード化合物の創製と最適化	リード化合物の最適化	薬物動態を考慮したドラッグデザイン
210	1, 5	化学	医薬品の開発と生産/化学物質の性質と反応	リード化合物の創製と最適化/官能基	リード化合物の最適化/アルデヒド・ケトン・カルボン酸	薬物動態を考慮したドラッグデザイン/生物学的等価性（バイオアイソスター）の意義/アルデヒド類およびケトン類の性質と代表的な求核付加反応
211	4	実務	薬剤師業務	調剤	計数・計量調剤	一回量（一包化）調剤
212	1, 3	実務	薬剤師業務	服薬指導と患者情報	服薬指導	服薬指導内容
213	3, 5	化学	医薬品の開発と生産	リード化合物の創製と最適化	リード化合物の最適化	薬物動態を考慮したドラッグデザイン
214	3	化学	天然物由来薬物	薬の宝庫としての天然物	薬用植物	代表的な薬用植物に含有される薬効成分
215	2	実務	薬局業務	地域における業務	地域医療	麻薬・覚せい剤等薬物乱用防止運動、ドーピング防止における薬剤師の役割
216	3, 4	実務	薬剤師業務	疑義照会	疑義照会の意義と根拠	代表的な医薬品の効能・効果、用法・用量
217	2, 3	生物	生命体の成り立ち	器官の構造と機能	循環器系	心臓
218	1	実務	薬剤師業務	服薬指導と患者情報	患者情報の重要性	服薬指導に必要な患者情報
219	1, 4	生物	分子レベルの生命理解	生理活性分子とシグナル分子	サイトカイン類の特徴と作用	増殖因子、インターロイキン、インターフェロン、ケモカイン、エリスロポエチン
220	3, 5	実務	薬剤師業務	処方せん	医薬品の用法・用量	腎、肝疾患時の用量設定
221	1	生物	分子レベルの生命理解	遺伝子操作・遺伝子工学	組換え医薬品	組換え医薬品の特色、有用性、安全性
222	3, 4	実務	病院業務	病棟業務	薬剤管理指導業務	診断名、病態と薬物治療方針
223	2, 4	生物	生命体の成り立ち	生体の機能調節	循環・呼吸系の調節機構	血液凝固・線溶系の機構

問	正解	科目	大項目	中項目	小項目	小項目の例示
224	3	生物	感染症と生体防御	感染症	細菌感染症	グラム陽性桿菌（破傷風菌、ガス壊疽菌、ボツリヌス菌、ジフテリア菌、炭疽菌、ウェルシュ菌、腸炎ビブリオ菌）と疾患
225	3,4	実務	薬剤師業務	疑義照会	疑義照会の意義と根拠	代表的な医薬品の効能・効果、用法・用量
226	1,3	実務	薬剤師業務	処方せん	医薬品の用法・用量	腎、肝疾患時の用量設定
227	4,5	衛生	健康	栄養と健康	栄養素	栄養素（三大栄養素、ビタミン、ミネラル）、それぞれの役割
228	2	実務	薬局業務	地域における業務	地域医療	話題性のある薬物・健康問題
229	1,3	衛生	健康	栄養と健康	食品の品質と管理	アレルギー原因食品の法的規制
230	3	衛生	健康	社会・集団と健康	疫学	患者・対照研究の方法の概要とオッズ比の計算
231	4,5	実務(病態・薬物治療)	薬物治療に役立つ情報	医薬品情報	EBM (Evidence-Based Medicine)	メタアナリシスの概念、結果の評価
232	3,5	実務	薬剤師業務	服薬指導と患者情報	服薬指導	服薬指導内容
233	2,3	衛生	健康	疾病の予防	感染症の現状とその予防	予防接種法の定める定期予防接種の種類、摂取時期
234	1	衛生	健康	疾病の予防	感染症の現状とその予防	性行為感染症、その予防対策と治療
235	4	実務	薬剤師業務	疑義照会	疑義照会の意義と根拠	代表的な医薬品の効能・効果、用法・用量
236	2	実務	薬局業務	薬局対面業務	患者・顧客との接遇	疾病の予防・健康管理に関するアドバイス
237	4	衛生	健康	疾病の予防	生活習慣病とその予防	生活習慣病の種類とその動向
238	2,4	衛生	環境	化学物質の生体への影響	化学物質による発がん	代表的ながん遺伝子とがん抑制遺伝子、その異常とがん化
239	1,5	実務	病院業務	情報の取扱い	医薬品情報の提供	患者、医療スタッフへの情報提供
240	1,5	実務	薬局業務	地域における業務	地域医療	麻薬・覚せい剤等薬物乱用防止運動、ドーピング防止における薬剤師の役割
241	4,5	衛生	環境	化学物質の生体への影響	化学物質（乱用薬物を含む）による中毒と処置	代表的な中毒原因物質（乱用薬物を含む）の中毒症状、作用器官、解毒処置法
242	5	実務	薬剤師業務	医薬品の管理と供給	特別な配慮を要する医薬品	放射性医薬品の種類と用途
243	4	衛生	環境	化学物質の生体への影響	電離放射線の生体への影響	電離放射線の医療への応用
244	6	実務	薬剤師業務	リスクマネージメント	安全管理	院内感染の代表事例と回避方法
245	2	衛生	環境	生活環境と健康	廃棄物	医療廃棄物の安全な廃棄と処理
246	2,5	実務	薬剤師業務	疑義照会	疑義照会の意義と根拠	代表的な医薬品の警告、禁忌、副作用
247	1,2	薬理	薬物の効き方	自律神経系に作用する薬/炎症・アレルギーと薬	副交感神経系に作用する薬/関節リウマチ治療薬	副交感神経系に作用し、その支配器官の機能を修飾する代表的な薬物、薬理作用、機序、主な副作用/代表的な関節リウマチの治療薬、機序、主な副作用
248	4	実務	薬剤師業務	服薬指導と患者情報	服薬指導	服薬指導内容
249	4	薬理	薬物の効き方	自律神経系に作用する薬	交感神経系に作用する薬	交感神経系に作用し、その支配器官の機能を修飾する代表的な薬物、薬理作用、機序、主な副作用

問	正解	科目	大項目	中項目	小項目	小項目の例示
250	1	薬理	薬物の効き方	中枢神経系に作用する薬	鎮痛薬/精神疾患治療薬	代表的な鎮痛薬、薬理作用、機序、主な副作用/代表的な精神疾患（統合失調症、うつ病、神経症など）の治療薬、薬理作用、機序、主な副作用
251	4	実務	病院業務	病棟業務	薬剤管理指導業務	副作用が疑われる場合の適切な対処法、支持療法
252	3,4	実務	薬剤師業務	疑義照会	疑義照会の意義と根拠	代表的な医薬品の効能・効果、用法・用量
253	1,3	薬理	薬物の効き方	中枢神経系に作用する薬	精神疾患治療薬	代表的な精神疾患（統合失調症、うつ病、神経症など）の治療薬、薬理作用、機序、主な副作用
254	2,4	実務	薬剤師業務	疑義照会	疑義照会の意義と根拠	代表的な医薬品の効能・効果、用法・用量
255	5	薬理	薬物の効き方	循環器系に作用する薬	虚血性心疾患治療薬/高血圧治療薬	代表的な虚血性心疾患治療薬、薬理作用、機序、主な副作用/代表的な高血圧治療薬、薬理作用、機序、主な副作用
256	1,3	実務	薬剤師業務	疑義照会	疑義照会の意義と根拠	代表的な医薬品の警告、禁忌、副作用
257	2,3	薬理	薬物の効き方	炎症・アレルギーと薬	関節リウマチ治療薬	代表的な関節リウマチの治療薬、機序、主な副作用
258	2,5	実務	薬剤師業務	処方せん	医薬品の用法・用量	医薬品の用法・用量および投与計画
259	2,3	薬理	薬物の効き方	消化器系に作用する薬	その他の消化性疾患治療薬	その他の消化性疾患の代表的な治療薬、薬理作用、機序、主な副作用
260	4	実務	病院業務	病棟業務	薬剤管理指導業務	使用医薬品の薬効、使用上の注意、副作用
261	4	薬理	薬物の効き方	代謝系に作用する薬	カルシウム代謝調節・骨代謝に関連する治療薬	カルシウム代謝調節・骨代謝に関連する代表的な治療薬、薬理作用、機序、主な副作用
262	1,3	実務	薬剤師業務	処方せん	医薬品の用法・用量	医薬品の用法・用量および投与計画
263	2,4	薬理	薬物の効き方	代謝系に作用する薬	脂質異常症治療薬	代表的な脂質異常症治療薬、機序、主な副作用
264	5	薬理	薬物の効き方	感染症と薬	抗菌薬	代表的な抗菌薬、機序、主な副作用
265	4,5	実務	薬剤師業務	調剤	注射剤調剤	注射剤（高カロリー栄養輸液など）の適応、栄養成分、微量元素、電解質、カロリー計算、使用上の注意等
266	2	実務	薬剤師業務	調剤	調剤の基礎	処方せんおよび薬歴に基づく処方内容の適正性
267	1	薬剤	薬物の体内動態	体内動態の変動要因	相互作用	薬物動態に起因する相互作用、回避方法
268	5	実務	薬剤師業務	処方せん	医薬品の用法・用量	腎、肝疾患時の用量設定
269	5	薬剤	薬物の体内動態	体内動態の変動要因	相互作用	薬物動態に起因する相互作用、回避方法
270	2	実務	病院業務	病棟業務	TDM	薬物血中濃度のデータと患者情報に基づく薬物療法における問題点とその対策
271	3	薬剤	薬物の体内動態	薬物動態の解析	薬動学	連続投与における血中濃度計算
272	1	薬剤	薬物の体内動態	体内動態の変動要因	代謝	薬物代謝酵素の変動要因（誘導、阻害、加齢、SNPsなど）
273	1	実務	薬剤師業務	疑義照会	疑義照会の意義と根拠	代表的な医薬品の効能・効果、用法・用量
274	3,5	実務	病院業務	病棟業務	薬剤管理指導業務	使用医薬品の薬効、使用上の注意、副作用
275	1	薬剤	薬物の体内動態	薬物動態の解析	薬動学	連続投与における血中濃度計算

問	正解	科目	大項目	中項目	小項目	小項目の例示
276	3	実務	病院業務	病棟業務	薬剤管理指導業務	薬物治療上の問題点
277	2	薬剤	薬物の体内動態	体内動態の変動要因	代謝	還元・加水分解、抱合
278	1	薬剤	製剤	製剤化	代表的な製剤	代表的な固形製剤の種類と性質
279	2	実務	薬剤師業務	調剤	計数・計量調剤	散剤、液剤などの計量調剤
280	2	実務	薬剤師業務	調剤	注射剤調剤	注射剤（高カロリー栄養輸液など）の適応、栄養成分、微量元素、電解質、カロリー計算、使用上の注意等
281	5	薬剤	製剤	製剤化	代表的な製剤	代表的な無菌製剤の種類と性質
282	4,5	薬剤	製剤	DDS(薬物送達システム)	ターゲティング	代表的なドラッグキャリアー、そのメカニズム
283	4,5	実務	薬剤師業務	調剤	注射剤調剤	注射剤（高カロリー栄養輸液など）の適応、栄養成分、微量元素、電解質、カロリー計算、使用上の注意等
284	4	薬剤	製剤	DDS（薬物送達システム）	放出制御型製剤	経皮投与製剤の特徴と利点
285	2,3	実務	薬剤師業務	疑義照会	疑義照会の意義と根拠	不適切な処方せん事例とその理由
286	1,3	病態・薬物治療	薬物治療	病原微生物・悪性新生物	感染症	その他の感染症（リケッチア感染症、クラミジア感染症、寄生虫感染症など）
287	3	実務	病院業務	病棟業務	薬剤管理指導業務	診断名、病態と薬物治療方針
288	2,3	実務	薬剤師業務	服薬指導と患者情報	服薬指導	服薬指導内容
289	3,4	病態・薬物治療	薬物治療	疾患と薬物治療Ⅰ	血液系の疾患	貧血
290	1,5	病態・薬物治療	薬物治療	疾患と薬物治療Ⅰ	消化器系疾患	その他の疾患：クローン病、潰瘍性大腸炎
291	2,3	実務	病院業務	病棟業務	薬剤管理指導業務	使用医薬品の薬効、使用上の注意、副作用
292	2,5	実務	薬剤師業務	疑義照会	疑義照会の意義と根拠	代表的な医薬品の効能・効果、用法・用量
293	3,5	病態・薬物治療	薬物治療	疾患と薬物治療Ⅱ	内分泌系疾患	甲状腺機能異常症
294	3	病態・薬物治療	薬物治療	疾患と薬物治療Ⅲ	精神疾患	統合失調症
295	5	実務	病院業務	病棟業務	薬剤管理指導業務	副作用が疑われる場合の適切な対処法、支持療法
296	2	病態・薬物治療（生物）	分子レベルの生命理解	免疫・生体防御	免疫を担当する組織・細胞	免疫担当細胞の種類と役割
297	3	実務	薬剤師業務	医薬品の管理と供給	注射剤と輸液	注射剤の配合変化の原因、回避方法
298	3,5	病態・薬物治療	薬物治療	疾患と薬物治療Ⅲ	眼疾患	緑内障
299	1,4 ※	実務	病院業務	病棟業務	薬剤管理指導業務	診断名、病態と薬物治療方針
300	3,5	病態・薬物治療	薬物治療	疾患と薬物治療Ⅲ	骨・関節の疾患	その他の疾患：変形性関節症、骨軟化症
301	1,4	実務	薬剤師業務	服薬指導と患者情報	服薬指導	服薬指導内容
302	1,5	病態・薬物治療	薬物治療	疾患と薬物治療Ⅲ	緩和ケアと長期療養	がん性疼痛
303	5	実務	病院業務	病棟業務	薬剤管理指導業務	診断名、病態と薬物治療方針
304	2,3	病態・薬物治療	薬物治療	病原微生物・悪性新生物	抗悪性腫瘍薬の耐性と副作用	副作用
305	1,2	実務	病院業務	病棟業務	薬剤管理指導業務	診断名、病態と薬物治療方針
306	1,4	法規・制度・倫理	薬学と社会	薬剤師を取り巻く法律と制度	毒物および劇物に関する規制	劇物
307	5	実務	薬局業務	地域における業務	地域医療	日用品に含まれる化学物質
308	3	法規・制度・倫理	ヒューマニズム	対人業務	相手への配慮	病気が患者に及ぼす心理的影響、患者心理の理解
309	3,4	実務	薬剤師業務	服薬指導と患者情報	服薬指導	服薬指導内容

※いずれか1つ選択で正解とする。

問	正解	科目	大項目	中項目	小項目	小項目の例示
310	1, 3	実務	薬剤師業務	服薬指導と患者情報	服薬指導	服薬指導内容
311	2	法規・制度・倫理(病態・薬物治療)	薬物治療に役立つ情報	医薬品情報	EBM（Evidence-Based Medicine）	ランダム化比較試験、コホート研究、症例対照研究
312	2, 5	法規・制度・倫理	ヒューマニズム	医療の担い手としてのこころ構え	研究活動	研究の必要性、独創性
313	2, 3	実務	病院業務	情報の取扱い	医薬品情報収集	医療スタッフのニーズに合った情報の収集、加工
314	4	法規・制度・倫理	薬学と社会	社会保障制度と薬剤経済	社会保障制度	高齢者医療制度のしくみ
315	4	実務	薬局業務	薬局対面業務	患者・顧客との接遇	疾病の予防・健康管理に関するアドバイス
316	1	実務	薬剤師業務	医薬品の管理と供給	特別な配慮を要する医薬品	血漿分画製剤の管理と取扱い
317	3, 5	法規・制度・倫理	薬学と社会	薬剤師を取り巻く法律と制度	医薬品医療機器等法	生物由来製品の特例
318	5	法規・制度・倫理	薬学と社会	地域薬局	地域薬局・薬剤師	学校薬剤師の役割
319	3, 4	実務	薬局業務	地域における業務	地域医療	麻薬・覚せい剤等薬物乱用防止運動、ドーピング防止における薬剤師の役割
320	1	実務	薬剤師業務	リスクマネージメント	副作用	医薬品の重篤な副作用の初期症状と検査所見、対処方法
321	3, 5	法規・制度・倫理	薬学と社会	薬害と副作用被害	健康被害救済制度	医薬品副作用救済制度
322	1, 2	実務	薬剤師業務	疑義照会	疑義照会の意義と根拠	代表的な医薬品の警告、禁忌、副作用
323	1, 5	法規・制度・倫理	薬学と社会	社会保障制度と薬剤経済	社会保障制度	介護保険制度のしくみ
324	1	実務	薬剤師業務	調剤	計数・計量調剤	毒薬・劇薬、麻薬、向精神薬などの調剤
325	2, 3	法規・制度・倫理	薬学と社会	薬剤師を取り巻く法律と制度	管理薬に関する規制	麻薬

■一般問題（薬学実践問題）【実務】■

問	正解	科目	大項目	中項目	小項目	小項目の例示
326	5	実務	病院業務	病棟業務	薬剤管理指導業務	診断名、病態と薬物治療方針
327	1, 3		薬剤師業務	リスクマネージメント	安全管理	院内感染の代表事例と回避方法
328	3			疑義照会	疑義照会の意義と根拠	代表的な医薬品の効能・効果、用法・用量
329	2, 4			服薬指導と患者情報	服薬指導	服薬指導内容
330	3			調剤	計数・計量調剤	散剤、液剤などの計量調剤
331	4		病院業務	病棟業務	TDM	薬物血中濃度のデータと患者情報に基づく薬物療法における問題点とその対策
332	3		薬剤師業務	疑義照会	疑義照会の意義と根拠	代表的な医薬品の警告、禁忌、副作用
333	2, 4					代表的な医薬品の警告、禁忌、副作用
334	4			服薬指導と患者情報	患者情報の重要性	薬歴、服薬指導歴などへの記載事項と留意点
335	2				調剤	注射剤調剤	注射剤（高カロリー栄養輸液など）の適応、栄養成分、微量元素、電解質、カロリー計算、使用上の注意等
336	2, 4		病院業務	医薬品管理	医薬品の管理・供給・保存	医薬品の品質に影響を与える因子と保存条件
337	2			情報の取扱い	医薬品情報収集	院内での緊急情報（緊急安全性情報、不良品回収、製造中止など）の取扱い方法
338	1, 5		薬剤師業務	服薬指導と患者情報	服薬指導	副作用が疑われる場合の対処法
339	2			疑義照会	疑義照会の意義と根拠	代表的な医薬品の警告、禁忌、副作用
340	1			調剤	注射剤調剤	注射剤の鑑査の手順と留意点
341	5		病院業務	病棟業務	中毒医療への貢献	薬物中毒患者の中毒原因物質の検出方法と解毒方法、解毒剤の名称と原理
342	1		薬局業務	薬局で取り扱う医薬品と管理	管理と保存	薬局における医薬品等の管理、配列方法の概要
343	2, 5			薬局対面業務	患者・顧客との接遇	疾病の予防・健康管理に関するアドバイス
344	4				一般用医薬品・医療機器・健康食品	地域住民のセルフメディケーションにおける薬剤師の役割
345	1, 4			地域における業務	地域医療	医薬品の適正使用の啓発活動における薬剤師の役割

疾患と薬物治療 I ：循環器疾患、血液疾患、消化器疾患
疾患と薬物治療 II ：泌尿器系疾患、生殖器系疾患、呼吸器系疾患、代謝性疾患、神経・骨格筋疾患
疾患と薬物治療 III ：精神疾患、耳鼻咽喉疾患、皮膚疾患、眼疾患、骨・関節疾患、アレルギー・免疫性疾患、移植医療、緩和ケア

●合格基準

　以下のすべての基準を満たした者を合格とする。

①全問題の得点が426点以上

②必須問題について、全問題への配点の70%以上で、かつ、構成する各科目の得点がそれぞれ配点の30%以上

③禁忌肢問題選択数は2問以下

（注）配点は1問2点（690点満点）

　　　正解は厚生労働省の発表のもの。

105回 薬剤師国家試験 結果

●男女別合格率

区分	総数	男		女	
出願者	15,785 名	6,386 名	40.46%	9,399 名	59.54%
受験者	14,311 名	5,678 名	39.68%	8,633 名	60.32%
合格者	9,958 名	3,823 名	38.39%	6,135 名	61.61%
合格率	69.58%	67.33%		71.06%	

●受験区分別合格率

区分		総数	男		女	
6年制新卒	受験者	9,194 名	3,469 名	37.73%	5,725 名	62.27%
	合格者	7,795 名	2,980 名	38.23%	4,815 名	61.77%
	合格率	84.78%	85.90%		84.10%	
6年制既卒	受験者	4,804 名	2,033 名	42.32%	2,771 名	57.68%
	合格者	2,050 名	792 名	38.63%	1,258 名	61.37%
	合格率	42.67%	38.96%		45.40%	
その他	受験者	313 名	176 名	56.23%	137 名	43.77%
	合格者	113 名	51 名	45.13%	62 名	54.87%
	合格率	36.10%	28.98%		45.26%	

●国・公・私立別合格率

区分	総数			6年制新卒			6年制既卒			その他		
	受験者	合格者	合格率	受験者	合格者	合格率	受験者	合格者	合格率	受験者	合格者	合格率
国立	635 名	539 名	84.88%	484 名	453 名	93.60%	50 名	27 名	54.00%	101 名	59 名	58.42%
公立	270 名	231 名	85.56%	214 名	201 名	93.93%	17 名	4 名	23.53%	39 名	26 名	66.67%
私立	13,405 名	9,188 名	68.54%	8,496 名	7,141 名	84.05%	4,737 名	2,019 名	42.62%	172 名	28 名	16.28%

●試験回数別合格者数

試験回次	合計			新卒			6年制既卒			その他		
	受験者数（名）	合格者数（名）	合格率（%）	受験者数（名）	合格者数（名）	合格率（%）	受験者数（名）	合格者数（名）	合格率（%）	受験者数（名）	合格者数（名）	合格率（%）
93（20年）	13,773	10,487	76.14	10,025	8,652	86.30	－	－	－	3,748	1,835	48.96
94（21年）	15,189	11,301	74.40	10,733	9,106	84.84	－	－	－	4,456	2,195	49.26
95（22年）	6,720	3,787	56.35	1,318	523	39.68	－	－	－	5,402	3,264	60.42
96（23年）	3,274	1,455	44.44	155	52	33.55	－	－	－	3,119	1,403	44.98
97（24年）	9,785	8,641	88.31	8,583	8,182	95.33	－	－	－	1,202	459	38.19
98（25年）	11,288	8,929	79.10	9,661	8,221	85.09	896	605	67.52	731	103	14.09
99（26年）	12,019	7,312	60.84	8,822	6,219	70.49	2,517	1,003	39.85	680	90	13.24
100（27年）	14,316	9,044	63.17	8,446	6,136	72.65	5,260	2,794	53.12	610	114	18.69
101（28年）	14,949	11,488	76.85	8,242	7,108	86.24	6,185	4,201	67.92	522	179	34.29
102（29年）	13,243	9,479	71.58	8,291	7,052	85.06	4,515	2,295	50.83	437	132	30.21
103（30年）	13,579	9,584	70.58	8,606	7,304	84.87	4,577	2,151	47.00	396	129	32.58
104（31年）	14,376	10,194	70.91	9,508	8,129	85.50	4,527	1,950	43.07	341	115	33.72
105（ 2年）	14,311	9,958	69.58	9,194	7,795	84.78	4,804	2,050	42.67	313	113	36.10

105 1日目①　必須問題

【物理・化学・生物、衛生、薬理、薬剤、病態・薬物治療、法規・制度・倫理、実務】

◎指示があるまで開いてはいけません。

注　意　事　項

1　試験問題の数は、**問1**から**問90**までの**90問**。
　　9時30分から**11時**までの**90分以内**で解答すること。

2　解答方法は次のとおりである。

　(1)　必須問題の各問題の正答数は、__1つ__である。
　　　問題の選択肢の中から答えを1つ選び、次の例にならって答案用紙に記入すること。なお、__2つ以上解答すると、誤りになる__から注意すること。

　(例)　**問400**　次の物質中、常温かつ常圧下で液体のものはどれか。**1つ選べ。**

　　　1　塩化ナトリウム　　　2　プロパン　　　　　3　ナフタレン
　　　4　エタノール　　　　　5　炭酸カルシウム

　正しい答えは「4」であるから、答案用紙の

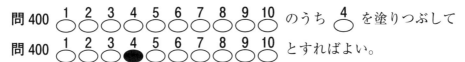

問400　①②③④⑤⑥⑦⑧⑨⑩ のうち ◯ を塗りつぶして
問400　①②③●⑤⑥⑦⑧⑨⑩ とすればよい。

　(2)　解答は、◯の中全体をＨＢの鉛筆で濃く塗りつぶすこと。塗りつぶしが薄い場合は、解答したことにならないから注意すること。

　悪い解答例　　　　　　　　　　　　　　　　　（採点されない）

　(3)　解答を修正する場合は、必ず「消しゴム」で跡が残らないように完全に消すこと。鉛筆の跡が残ったり、「　　　」のような消し方などをした場合は、修正又は解答したことにならないから注意すること。

　(4)　答案用紙は、折り曲げたり汚したりしないよう、特に注意すること。

3　設問中の科学用語そのものやその外国語表示（化合物名、人名、学名など）には誤りはないものとして解答すること。ただし、設問が科学用語そのもの又は外国語の意味の正誤の判断を求めている場合を除く。

4　問題の内容については質問しないこと。

必須問題【物理・化学・生物】

> **問 1** 以下のガラス器具のうち、溶質を溶媒に溶かして正確に一定の液量の溶液を調製するために用いられるのはどれか。1つ選べ。
>
>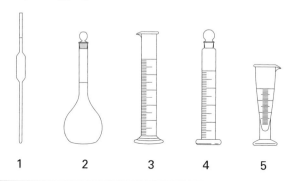
>
> 1   2   3   4   5

■ **Approach** ■ 体積計量容器に関する問題

■ **Explanation** ■

    日本薬局方試験法など科学計測の分野で液体の体積（容積）の一定量を正確に量る際の計量容器には、メスフラスコやホールピペットなどの全量計量容器を用いる。

1 × ホールピペット。一定量の溶液あるいは溶媒を量りとり、その全量を異なる容器に移動する（移す）際に用いる。
2 ○ メスフラスコ。設問文にある「正確に」のような精密な計量操作に用いる。
3 × メスシリンダー。目盛は目安であり、「正確な」計量操作には用いない。
4 × 共栓付メスシリンダー。揮発性溶媒の計量や、混合操作や溶解操作に用いられるが、目盛は目安である。
5 × メートグラス（メートルグラス）メスシリンダー同様、精密な計量容器ではない。

Ans. 2

> **問 2** 日本薬局方アスピリンの逆滴定による定量法で使用する標準液で、ファクターの値が必要なのはどれか。1つ選べ。
>
> 1 0.1 mol/L エチレンジアミン四酢酸二水素二ナトリウム液
> 2 0.1 mol/L 硝酸銀液
> 3 0.5 mol/L 水酸化ナトリウム液
> 4 0.1 mol/L チオ硫酸ナトリウム液
> 5 0.25 mol/L 硫酸

■ **Approach** ■ アスピリンの定量法（滴定法）に関する問題

■ **Explanation** ■

    アスピリンの滴定法による定量は、設問文にもあるように、逆滴定を伴う中和滴定法に基づいている。あらかじめ、アスピリンに過剰のアルカリ（水酸化ナトリウム）を反応させ加熱加水分解して、サリチル酸ナトリウムおよび酢酸ナトリウムを生成させる。この加水分解反応で消費されなかった水酸化ナトリウムを硫酸標準液による中和滴定により定量して、加水分解反応に要し

た水酸化ナトリウムの量を算出してアスピリンの量を求める。

1　×　エチレンジアミン四酢酸二水素二ナトリウム液は、キレート滴定の標準液。
2　×　硝酸銀液は、沈殿滴定の標準液。
3　×　水酸化ナトリウム液は、アスピリンの逆滴定に用いられるが、そのファクターの値はアスピリンの定量計算に用いられない。
4　×　チオ硫酸ナトリウム液は、酸化還元滴定の標準液である。
5　○　あらかじめ、アスピリンと水酸化ナトリウムとを反応させた後、過量の水酸化ナトリウムを、硫酸を用いて滴定するため、アスピリンの定量計算には硫酸標準液のファクターを用いる。

Ans.　5

問3　次の原子のうち、核スピンをもたない（核スピン量子数 = 0）のはどれか。**1つ選べ。**
1　^{1}H
2　^{12}C
3　^{13}C
4　^{14}N
5　^{15}N

Approach　NMR測定の可否を決める核スピンに関する問題
Explanation

　　安定核の核スピンはそれぞれの核種に固有な値をとる。^{16}O や ^{12}C は核スピンをもたない核種（スピン量子数 $I = 0$）で、NMR は観測されない。^{1}H、^{13}C、^{15}N などは $I = 1/2$ で、NMR 測定が容易で分解能もよい磁気モーメントをもつ。^{2}H、^{14}N は $I = 1$ である。$I \geq 1$ の核は電気四極子モーメントをもつため、NMR 測定には適さない。

Ans.　2

問4　元素の原子量を H = 1.0079、C = 12.0107、O = 15.9994、Pb = 207.2 とするとき、酢酸鉛（Ⅱ）の式量の有効数字の桁数として正しいのはどれか。**1つ選べ。**
1　3　　　2　4　　　3　5　　　4　6　　　5　7

Approach　有効数字に関する問題
Explanation

　　酢酸鉛は $Pb(CH_3COO)_2$ なので、その式量は、$207.2 + (12.0107 \times 2 + 1.0079 \times 3 + 15.9994 \times 2) \times 2$ のようにして求めることになる。炭素原子、水素原子および酸素原子の個数を示す2、3、2は有効数字の概念には該当しないので、最終的には、足し算の場合の有効数字は小数点以下の桁数をいちばん少なく揃えて計算する、という有効数字の考え方に従うことになり、この場合は鉛の 207.2 の4桁と考える。なお、日本薬局方通則では、「分子量は、小数点第2位までとし、第3位を四捨五入する」とされている。

Ans.　2

問5　混合物中の一つの成分の化学ポテンシャルは、圧力と温度が一定の条件下、混合物中にその成分を 1 mol 加えたときの、系全体の ＿＿＿＿ の変化量として定義される。＿＿＿＿ にあてはまる熱力学量はどれか。1 つ選べ。

1　内部エネルギー
2　エンタルピー
3　エントロピー
4　ギブズエネルギー
5　ヘルムホルツエネルギー

■ Approach ■　化学ポテンシャルとギブズエネルギーの関係に関する問題

■ Explanation ■

　　圧力と温度が一定の条件下で混合物中の成分の量が変わったり、系の境界を通って物質の出入りが起こるような場合には、系に含まれる各成分 1 mol 当たりのギブズエネルギーへの寄与を取り扱う。つまり、混合物中の成分の 1 mol 当たりのギブズエネルギーを化学ポテンシャルという。

Ans.　4

問6　メチルカチオンのルイス構造式として正しいのはどれか。1 つ選べ。

1	2	3	4	5
H $\cdot\cdot$ H $:$ C$^+$ $:$ $\cdot\cdot$ H	H $\cdot\cdot$ H $:$ C$^-$ $:$ $\cdot\cdot$ H	H $\cdot\cdot$ H $:$ C $\cdot$ $\cdot\cdot$ H	H $\cdot\cdot$ H $:$ C$^+$ $\cdot\cdot$ H	H $\cdot\cdot$ H $:$ C$^-$ $\cdot\cdot$ H

■ Approach ■　メチルカチオンのルイス構造式に関する問題

■ Explanation ■

　　炭素の最外殻電子数は 4 個であり、メチル（CH_3）はそのうち 3 つの電子を水素との共有結合に使う。カチオンは電子を 1 個放出し正電荷を帯びるので、炭素の電子数は 6 となる。そのため、八偶子（オクテット）を満たさず、空の軌道を 1 つもつ。

Ans.　4

問7 以下に示す薬物の IUPAC 名として正しいのはどれか。1つ選べ。

1　(1*S*, 2*S*)−1−Methylamino−2−phenylpropan−2−ol
2　(1*S*, 2*R*)−1−Methylamino−2−phenylpropan−2−ol
3　(1*S*, 2*S*)−2−Methylamino−1−phenylpropan−1−ol
4　(1*R*, 2*S*)−1−Methyl−1−methylamino−2−phenylethan−2−ol
5　(1*S*, 2*S*)−2−Methyl−2methylamino−1−phenylethan−1−ol

▌Approach▌　エフェドリンの IUPAC 名に関する問題

▌Explanation▌

　最も優先される官能基（主基）はアルコールであり、主鎖の炭素数は3なので、基本骨格の名称は propan−1−ol になる。主鎖の1位に phenyl 基、2位に methylamino 基が結合している。アルファベット順に置換基を並べるので、2−methylamino−1−phenylpropan−1−ol となる。1位の不斉炭素に結合した基の優先順位は、① HO ② CH(NHCH₃)CH₃ ③ C₆H₅ ④ H であり、④水素が前方にあり①→②→③は右回りなので *S*−配置である。2位の優先順位は、① CH₃HN ② PhH(HO)C ③ CH₃ ④ H であり、④水素が後方にあって①→②→③は左回りなので、*S*−配置である。

Ans.　3

問8 下線部で示した化合物のうち、塩素原子の酸化数が+1なのはどれか。1つ選べ。
　　(a)次亜塩素酸ナトリウムは漂白剤として用いられる化合物の1つである。その水溶液に(b)塩酸を加えると(c)塩化ナトリウムを生じると同時に有毒な(d)塩素ガスを発生する。また、次亜塩素酸ナトリウムを40〜50℃で保存すると、塩化ナトリウム及び爆発性をもつ(e)塩素酸ナトリウムを生じる。

1　a　　　　2　b　　　　3　c　　　　4　d　　　　5　e

▌Approach▌　塩素化合物の酸化数に関する問題

▌Explanation▌

　化合物全体を考え、塩素の酸化数を算出する場合、塩素の酸化数は酸素が1つあると＋Ⅱに、水素、ナトリウムが1つあると塩素の酸化数が−Ⅰになる。塩素の場合は、酸化数は0になる。酸化数は以下の通りである。

a.　次亜塩素酸ナトリウム：Cl(＋Ⅰ)−ONa
b.　塩酸：Cl(−Ⅰ)−H
c.　塩化ナトリウム：Cl(−Ⅰ)Na
d.　塩素：Cl(0)−Cl(0)
e.　塩素酸ナトリウム Cl(+V)O₃Na

Ans.　1

問9 以下に示すイノシトールの立体異性体のうち、キラルなのはどれか。1つ選べ。

Approach イノシトールのキラリティーに関する問題

Explanation

分子内に対称面をもつものはアキラルであり、重ね合わすことのできない鏡像をもたない。4のみ非対称であり、鏡像（エナンチオマー）をもつ。

Ans. 4

物理・化学・生物

衛生

薬理

薬剤

病態・薬物治療

法規・制度・倫理

実務

問10 次の生薬成分のうち、シキミ酸経路で生合成されるのはどれか。1つ選べ。

1

パパベリン

2

シンナムアルデヒド

3

エモジン

4

l-メントール

5

サントニン

▌Approach▐ 生合成経路に関する問題

▌Explanation▐

　　生合成経路を化合物の名前からだけではなく、構造式から理解する必要がある。選択肢1のパパベリンは、構造式内に窒素をもつことからアルカロイドであるということがわかる。また、その窒素の位置からイソキノリンアルカロイドであることがわかり、チロシン由来であることがわかる。選択肢2のシンナムアルデヒドは、ベンゼン環とプロピル基のC6-C3骨格を有していることからシキミ酸経路により生合成されるとわかる。選択肢3のエモジンは、アントラキノン骨格を有していることから酢酸−マロン酸経路により生合成されるとわかる。選択肢4のl-メントールは、炭素が10個あることからモノテルペンであることがわかり、イソプレノイド経路（非メバロン酸経路）により生合成されるとわかる。選択肢5のサントニンは、炭素が15個あることからセスキテルペンであることがわかり、イソプレノイド経路により生合成されるとわかる。

　　一方、選択肢1の鍵化合物であるチロシンのような芳香族アミノ酸は、シキミ酸経路により生合成される。

Ans.　2

問11 下図はヒトの腎臓の断面を示す。1～5のうち、腎盂はどれか。1つ選べ。

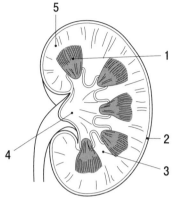

Approach 腎臓の構造に関する問題

Explanation

　輸入細動脈は糸球体を形成し、血液のうちタンパク質以外の血漿成分は、ボウマン嚢で濾過され原尿（150 L/day）となる。最終的に尿となるのは約1%で、残り約99%は尿細管で再吸収される。原尿の有効成分（グルコース、水、無機塩類）は腎尿細管や集合管で再吸収されて腎静脈に戻り、残った成分（尿、1日約1.5 L程度）は腎盂に集まり、尿管を経由して膀胱に排出される。尿道、膀胱、尿管、腎盂の間には生物学的防衛機構が発達していないため、感染を原因とする尿道炎、膀胱炎は、腎盂腎炎に発展することがある。

Ans.　4

問12 セルロースの構造として正しいのはどれか。1つ選べ。

1

2

3

4

5

■Approach■　セルロースの構造に関する問題
■Explanation■

　セルロースは D-グルコピラノースが β-1→4 グルコシド結合で連なった構造で、正解は 5 である。1 はグルコピラノースが α-1→4 グルコシド結合したでんぷんであり、2 はマンノース、3 は N-アセチルグルコサミンが β-1→4 結合で連なっている。4 は N-アセチルグルコサミンとグルクロン酸の 2 糖の繰り返し構造のグリコサミノグリカンに硫酸基が付加したもの。

Ans.　5

問 13　副腎髄質ホルモンの生合成過程において、アドレナリンの前駆体として利用されるのはどれか。1 つ選べ。

■Approach■　アドレナリンの前駆体の構造に関する問題
■Explanation■

　アドレナリンは、ノルアドレナリン、ドパミン等と同様のカテコールアミンであり、生体内生合成の起源物質はチロシンである。チロシンはチロシン水酸化酵素により水酸基を付与され、レボドパとなり、さらに芳香族 L-アミノ酸脱炭酸酵素等によりドパミンへ変換され、ドパミン β-水酸化酵素によりノルアドレナリンとなり、フェニルエタノールアミン-N-メチルトランスフェラーゼによりアドレナリンに変換される。なお、2 はプロリン、3 はリジン、4 はヒスチジン、5 はメチオニンである。

Ans.　1

問 14　胚性幹細胞（ES 細胞）の樹立に用いられるのはどれか。1 つ選べ。
1　精子
2　原始卵胞
3　増血管細胞
4　皮膚の線維芽細胞
5　初期胚の内部細胞塊

■Approach■　人為的に誘導樹立されている幹細胞株に関する問題
■Explanation■

　胚性幹細胞（embryonic stem cells：ES 細胞）は、その名前が示す通り、動物の発生初期段階である胚盤胞期の胚の一部に属する内部細胞塊より作られる幹細胞の細胞株である。受精卵を用いる点で、山中伸弥博士らがヒト皮膚の線維芽細胞に遺伝子導入を行って樹立した induced pluripotent stem cells（iPS 細胞）とは異なっている。

Ans.　5

問15 主たる発症機序がⅣ型アレルギーに分類されるのはどれか。1つ選べ。
1 スギ花粉症
2 アトピー性皮膚炎
3 薬剤性溶血性貧血
4 接触性皮膚炎
5 糸球体腎炎

■ Approach ■ アレルギー疾患の分類に関する問題
■ Explanation ■

アレルギー疾患の分類を以下に示す。

アレルギーの型	疾患など
Ⅰ型	アトピー性皮膚炎、花粉症、気管支喘息、アレルギー性鼻炎、食物アレルギー、アナフィラキシーショック
Ⅱ型	自己免疫性溶血性貧血、不適合輸血、突発性血小板減少性紫斑病、重症筋無力症、薬剤性溶血性貧血
Ⅲ型	糸球体腎炎、血清病、関節リウマチ、全身性エリテマトーデス
Ⅳ型	移植拒絶反応、接触性皮膚炎、ツベルクリン反応

Ans.　4

必須問題【衛生】

問 16 図の1〜5は、油脂の自動酸化が始まってから停止反応に至るまでの酸価、過酸化物価、カルボニル価、チオバルビツール酸試験値及びヨウ素価の経時変化を示している。過酸化物価はどれか。1つ選べ。

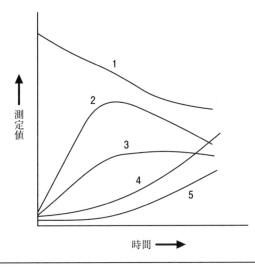

▌Approach▌ 油脂の変敗に関する問題

▌Explanation▌

　　油脂の自動酸化は、不飽和脂肪酸のC=C二重結合の隣（アリル位）の炭素原子に結合していた水素原子がラジカルの形で引き抜かれて、酸素分子が結合することにより過酸化物（ペルオキシラジカル、さらに他所から水素ラジカルを奪ってきてヒドロペルオキシド）を生じることで始まる。さらに反応が進むとC=C二重結合が開裂してアルデヒドを生じ、さらに生成物同士が重合して粘性を生じる。**過酸化物価**は過酸化物の指標であるから一度増加してから減少に転じる。**カルボニル価**と**チオバルビツール酸試験値**はアルデヒドの指標であるから、過酸化物価が減少に転じたころから増加し始める。**ヨウ素価**はC=C二重結合を示す指標であるから、変敗が始まってから単調に減少する。**酸価**はC=C二重結合と関係なく、油脂が加水分解して生じる脂肪酸の指標であり、変敗が始まってから単調に増加する。

Ans.　2

問 17 食品の安全性に係るリスク分析3要素(リスク評価、リスク管理、リスクコミュニケーション)のうち、リスク評価を担う行政機関はどれか。1つ選べ。

1　厚生労働省
2　農林水産省
3　環境省
4　消費者庁
5　内閣府食品安全委員会

▌Approach▌ 食品の安全性にかかるリスク分析に関する問題

生物・化学・物理　衛生　薬理　薬剤　病態・薬物治療　法規・制度・倫理　実務

▌Explanation▐

　内閣総理大臣が任命する7名の委員からなる食品安全委員会がリスク評価を行い、その結果に基づいて厚生労働省や消費者庁といった官庁が規制を制定する（リスク管理を行う）。リスクコミュニケーションは利害の対立する関係者のすべてが参加して行う。

Ans.　5

問18　食中毒を引き起こす自然毒のうち、植物に由来するのはどれか。1つ選べ。
1　サキシトキシン
2　シガトキシン
3　チャコニン
4　ジノフィシストキシン
5　テトロドトキシン

▌Approach▐　自然毒による食中毒に関する問題
▌Explanation▐

　サキシトキシンは**麻痺性貝毒**、シガトキシンは熱帯地方の魚に多い**シガテラ毒**、チャコニンはジャガイモの芽や緑化部に含まれる。ジノフィシストキシンは**下痢性貝毒**、テトロドトキシンは**フグ毒**である。

Ans.　3

問19　感染症法※により、病原体に汚染された場所に消毒等の対物措置が必要とされる感染症はどれか。1つ選べ。
※感染症法：感染症の予防及び感染症の患者に対する医療に関する法律
1　麻しん
2　ヘルパンギーナ
3　腸管出血性大腸菌感染症
4　マイコプラズマ肺炎
5　クリプトスポリジウム症

▌Approach▐　感染症法における感染症の分類と対応に関する問題
▌Explanation▐

　感染症法における一類、二類、三類および四類感染症には、対応処置として消毒等の対物措置が必要とされている。腸管出血性大腸菌感染症は三類感染症に分類されているので、消毒等の対物措置が必要である。一方、麻しんおよびクリプトスポリジウム症は五類感染症（全数把握疾患）、ヘルパンギーナおよびマイコプラズマ肺炎は五類感染症（定点把握疾患）であり、消毒等の対物措置の対象疾患ではない。

Ans.　3

問20　人工栄養にすることで、母乳を介した母子感染を防ぐことができる疾患はどれか。1つ選べ。
1　風しん
2　梅毒
3　淋菌感染症
4　カンジダ症
5　成人 T 細胞白血病

▌Approach▌　母子感染症の感染経路とその予防対策に関する問題
▌Explanation▌

　　成人 T 細胞白血病（ATL）の主な母子感染経路は、母乳からの経口感染であるため、粉ミルクなどの人工栄養にすることで、母子感染（垂直感染）を防ぐことができる。なお、風しんおよび梅毒の主な母子感染経路は経胎盤感染、淋菌感染症およびカンジダ症の主な母子感染経路は経産道感染である。

Ans.　5

問21　平成 28 年における我が国の死因別死亡率の第 2 位に該当する死因はどれか。1つ選べ。
1　自殺
2　不慮の事故
3　肺炎
4　心疾患
5　悪性新生物

▌Approach▌　死因別死亡率に関する問題
▌Explanation▌

　　2016（平成 28）年における死因別死亡率の順位は、1 位が悪性新生物、2 位が心疾患、3 位が肺炎、4 位が脳血管疾患、5 位が老衰となっている。しかし、2018（平成 30）年は、3 位と 5 位が入れかわり、1 位が悪性新生物、2 位が心疾患、3 位が老衰、4 位が脳血管疾患、5 位が肺炎となっている。これは 2019（平成 29）年 1 月から ICD-10（2013 年版）による原因死選択ルールの明確化がなされたためと考えられる。

Ans.　4

問22　Ames 試験に用いられる微生物の菌株はどれか。1つ選べ。
1　トリプトファン要求性酵母変異株
2　トリプトファン要求性大腸菌変異株
3　トリプトファン要求性ネズミチフス菌変異株
4　ヒスチジン非要求性ネズミチフス菌変異株
5　ヒスチジン要求性ネズミチフス菌変異株

▌Approach▌　Ames 試験に関する問題

■ Explanation ■

　Ames試験では、ヒスチジン合成酵素の遺伝子に変異があり、ヒスチジン合成能が低下しているネズミチフス菌を用いる。この変異株は、ヒスチジンを最小量しか添加していない培地ではほとんどコロニーを形成しないが、化学物質による復帰変異（変異遺伝子に再度変異が入ることによりヒスチジン合成能が回復（復帰）すること）によりコロニーを形成するようになる。

Ans.　5

問23　図に示したα-トコフェロールの構造において、ラジカル捕捉作用を示す部位はどれか。1つ選べ。

■ Approach ■　ビタミンEのラジカル捕捉作用に関する問題

■ Explanation ■

　α-トコフェノール（ビタミンE）は代謝によって生じるフリーラジカルを捕捉するため、食品添加物の酸化防止剤として広く利用されている。構造中の環状部分に付加されるメチル基の位置や有無によって抗酸化作用が異なるが、メチル基が3つ付加されたα-トコフェノールは強い抗酸化作用を示す。α-トコフェノールの機能として重要なのは、脂質ペルオキシラジカルの捕捉反応である。脂質ペルオキシラジカルにヒドロキシ基部分の水素を与え安定化させ、自らはα-トコフェノールラジカルとなる（下図参照）。次いでα-トコフェノールラジカルは、もう1分子のペルオキシラジカルを捕捉し、非ラジカル生成物を形成することで、抗酸化作用を示す。

Ans.　1

問24 化審法※において、化学物質が生物濃縮を受けやすいかどうかを調べるのに適した試験はどれか。1つ選べ。
※化審法：化学物質の審査及び製造等の規制に関する法律
1 マウスを用いた単回投与毒性試験
2 ヒメダカを用いた急性毒性試験
3 ミジンコを用いた急性遊泳阻害試験
4 活性汚泥を用いた微生物分解度試験
5 1-オクタノール/水分配係数測定試験

▌Approach▌ 化学物質の審査及び製造等の規制に関する法律（化審法）に関する問題
▌Explanation▌

　化審法の事前審査では、分解性、蓄積性、ヒトへの長期毒性および生態毒性が試験される。このうち、蓄積性は1-オクタノール/水分配係数（Po/w）測定試験または魚介類（ヒメダカ、コイなど）を用いた濃縮度試験で、分解性は活性汚泥を用いた分解度試験で判定される。ヒトへの長期毒性はスクリーニング試験としてラット28日間反復投与毒性試験や変異原性試験が行われ、陽性の場合はさらに詳細な試験が実施される。生態毒性は、藻類成長阻害試験、ミジンコ急性遊走阻害試験、魚類急性毒性試験、鳥類の繁殖などで判定される。

Ans. 5

問25 生物化学的酸素要求量（BOD）を測定する際に用いる試験法はどれか。1つ選べ。
1 ウインクラー法
2 酸性高温過マンガン酸法
3 オルトフェナントロリン法
4 重量法
5 インドフェノール法

▌Approach▌ BOD の測定方法に関する問題
▌Explanation▌

　生物化学的酸素要求量（BOD）は、水中の有機物などの水質汚濁物質を微生物が酸化分解する際に消費される酸素の量で表したものであり、河川の有機汚濁をはかる代表的な指標である。一般的に5日間の溶存酸素量（mg/L）の変化をもとに算出する。溶存酸素は、ウインクラー法により測定する。

Ans. 1

必須問題【薬理】

> **問26** アゴニストの作用点に結合するが、受容体の恒常的活性を減弱させるのはどれか。1つ選べ。
> 1 非受容体アンタゴニスト
> 2 部分アゴニスト
> 3 逆アゴニスト
> 4 競合的アンタゴニスト
> 5 非競合的アンタゴニスト

▌**Approach**▌ アゴニストとアンタゴニストに関する問題

▌**Explanation**▌

　　リガンドが存在しない状態においても、一部の受容体は活性型と不活性型との間で平衡状態にある。逆アゴニストはアゴニストと同じ部位に結合し、受容体の活性型と不活性型の平衡を不活性型優位へとシフトさせることにより、受容体の恒常的活性を減弱させる。

　　一般的なアゴニストは受容体と結合して、受容体の平衡状態を活性型優位へとシフトさせる。アゴニストのうち、受容体と結合したら受容体を100％活性化するもの（内活性が1）を完全アゴニストと呼び、受容体と結合しても100％活性化できないもの（内活性が0より大きく1より小さい）を部分アゴニストと呼ぶ。非受容体アンタゴニストは、受容体に作用せず、細胞内シグナル分子など（キナーゼなど）を直接阻害し、アゴニストの作用を抑制する。競合的アンタゴニストは、受容体の結合部位に可逆的に結合し、アゴニストと拮抗することにより、アゴニストの作用を抑制する。非競合的アンタゴニストは、受容体の結合部位に不可逆的に結合、あるいはアロステリック部位に結合することにより、アゴニストの作用を抑制する。

Ans.　3

> **問27** 強酸性下でも活性を示すため、胃炎や消化性潰瘍に用いられる局所麻酔薬はどれか。1つ選べ。
> 1 オキセサゼイン
> 2 プロカイン
> 3 メピバカイン
> 4 ブピバカイン
> 5 レボブピバカイン

▌**Approach**▌ 局所麻酔薬オキセサゼインに関する問題

▌**Explanation**▌

　　局所麻酔薬（アミノ安息香酸エチルを除く）は、非イオン型で知覚神経軸索の細胞膜を通過し、細胞内でイオン型となって、細胞膜内面から受容体に結合して電位依存性 Na^+ チャネルを遮断する。ほとんどの局所麻酔薬は、細胞外液が酸性となるとイオン型が増加するため効力が低下するが、オキセサゼインは強酸性下でも細胞膜を通過して局所麻酔作用を発揮する。また、ガストリン遊離抑制作用も示すため、胃炎や消化性潰瘍に有効である。

Ans.　1

生物・物理・化学

衛生

薬理

病態・薬物

薬剤

治療

倫理・制度・法規

実務

問 28 腎臓の傍糸球体細胞で、レニン分泌を抑制する機序はどれか。1つ選べ。
1 アドレナリン α_1 受容体刺激
2 アドレナリン α_1 受容体遮断
3 アドレナリン α_2 受容体遮断
4 アドレナリン β_1 受容体刺激
5 アドレナリン β_1 受容体遮断

▌**Approach**▐　レニン分泌を抑制する機序に関する問題
▌**Explanation**▐

　　腎臓の傍糸球体細胞にはアドレナリン β_1 受容体が分布しており、β_1 受容体が刺激されるとレニン分泌が促進される。よって、β_1 受容体の遮断はレニン分泌抑制を引き起こす。

　　なお、内在性リガンドが存在しない（β_1 受容体刺激がない）状態で、β_1 受容体を遮断してもレニン分泌は起こらないので、「内因性リガンドが働いている」という前提での出題と思われる。

Ans.　5

問 29 図は自律神経節における節後線維の細胞体の膜電位変化を示す。速い興奮性シナプス後電位に関わるのはどれか。1つ選べ。

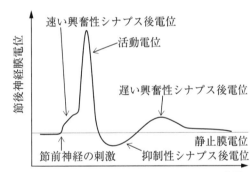

1 ムスカリン性アセチルコリン受容体
2 ニコチン性アセチルコリン受容体
3 電位依存性 Ca^{2+} チャネル
4 電位依存性 K^+ チャネル
5 電位依存性 Na^+ チャネル

▌**Approach**▐　自律神経節における神経伝達機構に関する問題
▌**Explanation**▐

　　自律神経節の節前線維が刺激されると、神経終末から神経伝達物質アセチルコリン（ACh）が放出される。ACh は節後線維に存在するニコチン性 N_N 受容体と結合して受容体を開口させる。N_N 受容体開口は細胞内に Na^+ を流入させ、脱分極を生じる。これが、図の「速い興奮性シナプス後電位」である。脱分極が進み、細胞内電位が閾値を超えると、電位依存性 Na^+ チャネル（選択肢5）も開口し、活動電位が発生する。

　　なお、節前線維終末から放出された ACh が介在ニューロンのムスカリン受容体を刺激し、介在ニューロンから遊離されたドパミンおよびノルアドレナリンが節後神経に作用すると、図の「抑制性シナプス後電位」が誘発される。節前線維終末から放出された ACh が節後線維のムスカリン受容体を刺激すると、図の「遅い興奮性シナプス後電位」が誘発される。

Ans.　2

問30　セロトニン 5-HT$_{1B/1D}$ 受容体を刺激する片頭痛治療薬はどれか。1 つ選べ。
1　ロメリジン
2　チザニジン
3　スマトリプタン
4　バクロフェン
5　デュロキセチン

■ Approach ■　片頭痛治療薬スマトリプタンの作用機序に関する問題
■ Explanation ■

　スマトリプタンはセロトニン 5-HT$_{1B/1D}$ 受容体作動薬で、脳動脈に発現する 5-HT$_{1B}$ 受容体を刺激して片頭痛時に拡張した血管を収縮させるとともに、三叉神経に発現する 5-HT$_{1D}$ 受容体を刺激して痛みに関わる神経ペプチドの遊離も抑制させ、頭痛を緩和する。

　ロメリジンは Ca^{2+} チャネルを遮断して脳血管の収縮を抑制することにより、片頭痛の発症を抑える。チザニジンは中枢性アドレナリン α$_2$ 受容体作動薬で、青斑核から脊髄に投射するノルアドレナリン作動性神経の α$_2$ 受容体を刺激することにより、脊髄におけるノルアドレナリン遊離を抑制して骨格筋の緊張を緩和する。バクロフェンは選択的に GABA$_B$ 受容体を刺激して脊髄の多シナプス反射および単シナプス反射を抑制するとともに、γ-運動ニューロンの活性を低下させる。デュロキセチンは神経終末におけるセロトニンおよびノルアドレナリンの再取り込みを阻害し、糖尿病性神経障害に伴う疼痛を緩和する。

Ans.　3

問31　ベンゾジアゼピン骨格を有し、筋弛緩作用に基づく転倒などの副作用が少ない催眠薬はどれか。1 つ選べ。
1　クアゼパム
2　ゾルピデム
3　ゾピクロン
4　リルマザホン
5　トリアゾラム

■ Approach ■　ベンゾジアゼピン系催眠薬クアゼパムに関する問題
■ Explanation ■

　ベンゾジアゼピン系薬物は、催眠、抗不安、筋弛緩、抗けいれん作用を有しており、催眠薬として用いる場合、他の作用は副作用となる。ベンゾジアゼピン系催眠薬（チエノジアゼピン系と非ジアゼピン系を含む）は、GABA$_A$ 受容体のベンゾジアゼピン結合部位に作用して GABA の GABA$_A$ 受容体への結合を促進させることにより、薬理作用を発揮する。GABA$_A$ 受容体を構成する α サブユニットのうち、ベンゾジアゼピン系薬物が作用するのは、α$_1$、α$_2$、α$_3$、α$_5$ であり、このうち筋弛緩作用に関わるのが α$_2$、α$_3$、α$_5$ である。したがって、α$_1$ に対する親和性が高く、他の α サブユニットへの親和性が低い薬物は、筋弛緩作用が弱く、クアゼパムとゾルピデムが該当する。ゾピクロン、トリアゾラム、リルマザホンは、脳内で α$_1$ 以外の α サブユニットに対する作用も発揮して、筋弛緩作用を示す。また、クアゼパムとトリアゾラムはベンゾジアゼピン系薬物であるが、ゾルピデム（非ジアゼピン系）、ゾピクロン（非ジアゼピン系）、リルマザホン（ベ

ンゾジアゼピン系プロドラッグ）はベンゾジアゼピン骨格をもたない。

Ans.　1

問 32　抗不安作用とともに、ヒスタミン H_1 受容体の遮断による抗アレルギー作用を併せもつのはどれか。1つ選べ。
1　エチゾラム
2　ヒドロキシジン
3　エスシタロプラム
4　タンドスピロン
5　クロルジアゼポキシド

▌**Approach**▌　非ベンゾジアゼピン系抗不安薬ヒドロキシジンの作用機序に関する問題

▌**Explanation**▌

　　ヒドロキシジンは第1世代抗ヒスタミン薬で、ヒスタミン H_1 受容体を遮断することにより、鎮痒効果を発揮する。また、ヒドロキシジンは容易に血液脳関門を通過し、中枢のヒスタミン神経系を抑制するので、鎮静・催眠作用を示す。抗セロトニン作用も有しており、不安・緊張・抑うつにも効果がある。エチゾラムおよびクロルジアゼポキシドは、$GABA_A$ 受容体のベンゾジアゼピン結合部位に作用して GABA の $GABA_A$ 受容体への結合を促進させることにより、抗不安作用を発揮する。タンドスピロンは、選択的にセロトニン $5-HT_{1A}$ 受容体を刺激して、縫線核のセロトニン神経を過分極させることにより、神経からのセロトニン放出を抑制する。エスシタロプラムは、セロトニン作動性神経終末に存在するセロトニントランスポーターを選択的に阻害し、セロトニンの再取り込みを抑制することにより、セロトニン神経系を賦活化させる。

Ans.　2

問 33　Rho キナーゼを阻害して血管平滑筋を弛緩させるのはどれか。1つ選べ。
1　ニコランジル
2　タダラフィル
3　ファスジル
4　ロメリジン
5　リオシグアト

▌**Approach**▌　脳血管攣縮改善薬ファスジルの作用機序に関する問題

▌**Explanation**▌

　　くも膜下出血後の脳血管攣縮は、血管平滑筋内の Rho キナーゼ系が過剰に活性化されることが原因で生じる。Rho キナーゼ活性化は、ミオシンホスファターゼを抑制することにより、ミオシン軽鎖のリン酸化を促進し、脳血管の異常収縮（攣縮）を起こして脳虚血を引き起こす。ファスジルは Rho キナーゼを阻害することにより、脳血管の攣縮を改善する。

　　ニコランジルは、NO 遊離作用と ATP 感受性 K^+ チャネル開口作用により、血管を拡張させる。タダラフィルは、陰茎海綿体に存在するホスホジエステラーゼ 5 を選択的に阻害し、細胞内 cGMP を増加させることにより、血管拡張作用を発揮する。ロメリジンは、Ca^{2+} チャネルを遮断することにより、血管を弛緩させる。リオシグアトは、可溶性グアニル酸シクラーゼを直接活性

化させるとともに、可溶性グアニル酸シクラーゼの NO に対する感受性を高めることにより、肺動脈を拡張させる。

Ans. 3

問34　IL-6（インターロイキン-6）受容体に対するモノクローナル抗体はどれか。1つ選べ。
1　アダリムマブ
2　バシリキシマブ
3　インフリキシマブ
4　トシリズマブ
5　ゴリムマブ

■Approach■　関節リウマチ治療薬トシリズマブの作用機序に関する問題
■Explanation■

　トシリズマブはヒト化抗ヒト IL-6 受容体モノクローナル抗体で、可溶型および膜結合型 IL-6 受容体に特異的に結合することにより、IL-6 と IL-6 受容体との結合を阻害する。

　アダリムマブ、インフリキシマブ、ゴリムマブは抗ヒト $TNF\alpha$ モノクローナル抗体で、可溶型および膜結合型 $TNF\alpha$ に特異的に結合することにより $TNF\alpha$ と $TNF\alpha$ 受容体との結合を阻害する。バシリキシマブは抗 CD25 モノクローナル抗体で、活性化 T 細胞表面に発現する IL-2 受容体 α 鎖（CD25）に対して特異的に結合することにより IL-2 の IL-2 受容体への結合を阻害する。

Ans. 4

問35　K^+ と競合して H^+, K^+-ATPase を可逆的に阻害し、胃酸分泌を抑制するのはどれか。1つ選べ。
1　エソメプラゾール
2　ラフチジン
3　ピレンゼピン
4　ボノプラザン
5　ポラプレジンク

■Approach■　消化性潰瘍治療薬ボノプラザンの作用機序に関する問題
■Explanation■

　ボノプラザンはカリウムイオン競合型アシッドブロッカー（Potassium-Competitive Acid Blocker：P-CAB）で、酸による活性化を必要とせず、可逆的かつ K^+ 競合的にプロトンポンプ（H^+, K^+-ATPase）を阻害して胃酸分泌を抑制する。

　エソメプラゾールはオメプラゾールの S-エナンチオマーで、酸によって活性体へと変換され、H^+, K^+-ATPase と S-S 結合することでプロトンポンプを非可逆的に阻害する。ラフチジンはヒスタミン H_2 受容体を遮断することにより胃酸分泌を抑制する。ピレンゼピンはムスカリン M_1 受容体を遮断することにより胃酸分泌を抑制する。ポラプレジンクは亜鉛と L-カルノシンの錯体であり、胃粘膜損傷部位に親和性が高く、抗酸化作用、膜安定化作用による細胞保護作用を示す。

Ans. 4

物理・化学・生物

衛生

薬理

薬剤

病態・薬物治療

法規・制度・倫理

実務

問36 メテノロンのタンパク質同化作用の機序はどれか。1つ選べ。

1 アロマターゼ阻害
2 エストロゲン受容体刺激
3 ペルオキシダーゼ阻害
4 バソプレシン V_2 受容体刺激
5 アンドロゲン受容体刺激

■Approach■ タンパク同化ステロイド・メテノロンの作用機序に関する問題
■Explanation■

男性ホルモンの有する男性化作用を弱め、タンパク同化作用を強めたステロイド（タンパク同化ステロイド）には、メテノロン等がある。メテノロンはアンドロゲン受容体を刺激することによりタンパク同化作用を発揮する。

アロマターゼを阻害する薬物には、アナストロゾール等がある。エストロゲン受容体を刺激する薬物にはエチニルエストラジオール等がある。甲状腺のペルオキシダーゼを阻害することにより、チロシンのヨウ素化を阻止し、甲状腺ホルモン生成を抑制する薬物には、チアマゾール等がある。腎集合管のバソプレシン V_2 受容体を刺激して、水の再吸収を促進する薬物には、デスモプレシンがある。

Ans. 5

問37 アドレナリン α_1、α_2 及び β_1 受容体に作用し、β_2 受容体及びドパミン D_1 受容体にはほとんど作用しないのはどれか。1つ選べ。

1
HO — ベンゼン環 — $CH_2CHCOOH$ / NH_2
HO —

2
HO — ベンゼン環 — $CH_2CH_2NH_2$
HO —

3
HO — ベンゼン環 — $CHCH_2NH_2$ / OH
HO —

4
HO — ベンゼン環 — $CHCH_2NHCH_3$ / OH
HO —

5
HO — ベンゼン環 — $CHCH_2NHCH$ / OH / CH_3 / CH_3
HO —

▊Approach▊　直接型交感神経興奮薬ノルアドレナリンの構造と作用機序に関する問題

▊Explanation▊

　　ノルアドレナリン（選択肢3）は、α_1、α_2、β_1 受容体を刺激する作用を有するが、β_2、D_1 受容体に対する刺激作用は非常に弱い。アドレナリン（選択肢4）は、α_1、α_2、β_1、β_2 受容体を同程度に刺激する。イソプレナリン（選択肢5）は、α_1、α_2 受容体を刺激せず、β_1、β_2 受容体を同程度に刺激する。ドパミン（構造式2）は、D_1、D_2 受容体を刺激する他、α、β 受容体も刺激する（とくに β_1 受容体刺激作用が強い）。なお、選択肢1はL-ドパの構造である。

Ans.　3

　問38　脂肪組織でのTG（トリグリセリド）の分解を阻害して肝臓への遊離脂肪酸の取込みを抑制し、肝臓におけるVLDL（超低密度リポタンパク質）の産生を低下させるのはどれか。1つ選べ。

1　ニコモール
2　アトルバスタチン
3　コレスチラミン
4　イコサペント酸エチル
5　クロフィブラート

▊Approach▊　高トリグリセリド改善薬ニコモールの作用機序に関する問題

▊Explanation▊

　　ニコモールは体内で加水分解されてニコチン酸を遊離し、脂肪細胞に存在するニコチン酸受容体を刺激する。Gi共役型のニコチン酸受容体が刺激されると、プロテインキナーゼAの活性が低下し、ホルモン感受性リパーゼの活性も低下する。その結果、脂肪細胞におけるトリグリセリドの分解が抑制され、脂肪酸の血中への遊離が減少する。そのため、肝臓への遊離脂肪酸の取込みが低下し、VLDL産生が抑制される。

　　アトルバスタチンはHMG-CoA還元酵素を阻害してコレステロールを低下させる。コレスチラミンは腸管内で胆汁酸と結合し、胆汁酸の糞中への排泄を促進させることにより血中コレステロールを低下させる。イコサペント酸エチルの作用機序は多岐にわたるが、トリグリセリドのVLDLへの取り込みを阻害する作用が報告されている。クロフィブラートは、核内受容体 PPARα を活性化させて脂質代謝を総合的に改善する。

Ans.　1

　問39　RANKL（NF-κB活性化受容体リガンド）に特異的に結合し、破骨細胞による骨吸収を抑制するのはどれか。1つ選べ。

1　メナテトレノン
2　デノスマブ
3　エルカトニン
4　テリパラチド
5　エルデカルシトール

▊Approach▊　骨粗しょう症治療薬デノスマブの作用機序に関する問題

▋Explanation▋

　　デノスマブはヒト型抗RANKLモノクローナル抗体で、膜結合型または可溶型として存在するRANKLに特異的に結合することにより、破骨細胞の表面に存在するRANKL受容体（RANK）とRANKLとの結合を阻害する。その結果、RANK活性化による破骨細胞の骨吸収が抑制される。

　　メナテトレノン（ビタミンK_2）は、活性型ビタミンD_3存在下で骨芽細胞における骨基質タンパク質であるオステオカルシン生成反応の補酵素として働き、骨形成を促進する。エルカトニンは、破骨細胞のカルシトニン受容体を刺激することにより骨吸収を抑制する。テリパラチドはアミノ酸84個からなるヒト副甲状腺ホルモンの活性本体（1-34）で、1日1回の間欠的投与によって骨形成促進作用が現れる（骨芽細胞が活性化され、破骨細胞の機能を上回るため）。エルデカルシトールは活性型ビタミンD_3製剤で、加齢に伴うカルシウム代謝異常（ビタミンD活性化やカルシウム吸収の障害など）を改善する他、破骨細胞に対する直接的な抑制作用も発揮することにより骨吸収を強力に抑制する。

Ans.　2

問40　抗悪性腫瘍薬ノギテカンの作用機序はどれか。1つ選べ。
1　トポイソメラーゼⅠ阻害
2　トポイソメラーゼⅡ阻害
3　微小管タンパク質重合促進
4　ピリミジン代謝拮抗
5　葉酸代謝拮抗

▋Approach▋　抗悪性腫瘍薬ノギテカンの作用機序に関する問題
▋Explanation▋

　　ノギテカンは、トポイソメラーゼⅠを阻害することによりDNAの複製を抑制する。トポイソメラーゼⅡを阻害する薬物（選択肢2）にはエトポシドがある。微小管重合を促進する薬物（選択肢3）にはパクリタキセルなどがある。ピリミジン代謝に拮抗する薬物（選択肢4）にはフルオロウラシルなどがある。葉酸代謝に拮抗する薬物（選択肢5）にはメトトレキサートなどがある。

Ans.　1

物理・化学・生物

衛生

薬理

薬剤

病態・薬物治療

法規・制度・倫理

実務

必須問題【薬剤】

問41 弱酸性薬物について、pH分配仮説に従った消化管吸収を表す図はどれか。1つ選べ。

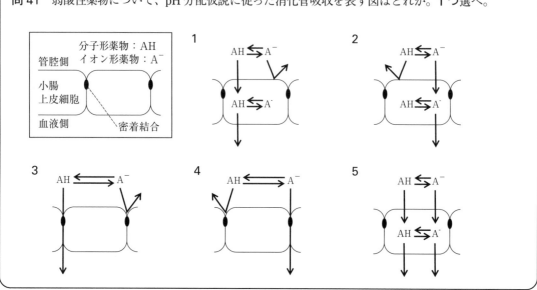

▌Approach▐ pH分配仮説に従った消化管吸収に関する問題
▌Explanation▐

　　pH分配仮説は、「分子形分子のみが生体膜を透過し、イオン形分子は透過しない」という考え方である。弱酸性薬物なので、分子形分子（AH）のみが生体膜（小腸上皮細胞膜）を透過し、イオン形分子（A⁻）は透過しない。また、密着結合で接合している細胞間隙は透過できない。

Ans. 1

問42 図は脳毛細血管の断面を模式的に示したものである。1〜6のうち、P-糖タンパク質の局在と機能を表すのはどれか。1つ選べ。ただし、矢印は薬物の輸送方向を示す。

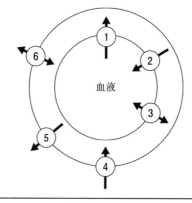

▌Approach▐ P-糖タンパク質の脳毛細血管での局在と機能に関する問題
▌Explanation▐

　　脳毛細血管でのP-糖タンパク質は、血管側膜に局在し、脳内の薬物を血液中に排出する機能がある。

Ans. 2

問43　薬物代謝における第Ⅱ相反応はどれか。1つ選べ。
1　アルキル化
2　加水分解
3　還元
4　酸化
5　抱合

▌Approach▌　薬物代謝に関する問題
▌Explanation▌

　　薬物代謝の第Ⅱ相反応は抱合反応である。抱合反応には、グルクロン酸抱合、硫酸抱合、アセチル抱合、メチル抱合、アミノ酸抱合、グルタチオン抱合がある。

Ans.　5

問44　CYP3A4 の活性を不可逆的に阻害するのはどれか。1つ選べ。
1　イソニアジド
2　エリスロマイシン
3　シメチジン
4　ファモチジン
5　リファンピシン

▌Approach▌　CYP3A4 の活性を不可逆的に阻害する薬物に関する問題
▌Explanation▌

　　CYP3A4 の活性を不可逆的に阻害するのは、14 員環マクロライド系抗菌薬のエリスロマイシン、オレアンドマイシン、クラリスロマイシンなどである。

Ans.　2

問45　図の1～5のうち、イヌリンの血漿中濃度と腎クリアランスとの関係を示すのはどれか。1つ選べ。

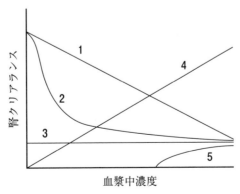

縦軸：腎クリアランス　　横軸：血漿中濃度

▌Approach▌　ネフロンでの腎排泄機構に関する問題

■ Explanation ■

イヌリンは糸球体ろ過のみでほぼ尿中に排泄されるので、血漿中濃度が変化しても腎クリアランスの値は変わらない。

Ans. 3

問 46 体内動態が線形 1−コンパートメントモデルに従う薬物について、静脈内投与時の投与量に等しいのはどれか。1 つ選べ。ただし、このときの血中濃度時間曲線下面積を AUC とし、全身クリアランスは CL_{tot}、分布容積は V_d とする。

1. $CL_{tot} \cdot AUC$
2. $CL_{tot} \cdot V_d$
3. $CL_{tot} \cdot AUC \cdot V_d$
4. $\dfrac{CL_{tot} \cdot V_d}{AUC}$
5. $\dfrac{CL_{tot}}{AUC \cdot V_d}$

■ Approach ■ 薬物動態パラメータに関する問題

■ Explanation ■

薬物の急速静脈内投与量（D_{iv}）を求める式を選択する問題である。

$$AUC = \frac{D_{iv}}{CL_{tot}} = \text{で表されるので、} D_{iv} = CL_{tot} \cdot AUC \text{である。}$$

Ans. 1

問 47 体内動態が線形 1−コンパートメントモデルに従う薬物を、消失半減期ごとに同量繰り返し投与した場合の蓄積率はどれか。1 つ選べ。

1. 1.3
2. 1.5
3. 1.7
4. 2.0
5. 4.0

■ Approach ■ 半減期ごとの繰り返し投与における蓄積率に関する問題

■ Explanation ■

蓄積率（R）は、単回投与（C_1）に比べて定常状態においてどのくらい平均血中濃度（$\overline{C_{ss}}$）が増加するかを知る目安であり、蓄積率は、$R = \dfrac{\overline{C_{ss}}}{C_1} = \dfrac{1}{1 - e^{-k_e \tau}}$ の式で求まる。

半減期ごとの繰り返し投与なので、$k_e \times \tau = k_e \times t_{1/2} = k_e \times \dfrac{\ln 2}{k_e} = \ln 2$ である。

よって、$R = \dfrac{1}{1 - \dfrac{1}{e^{\ln 2}}} = \dfrac{1}{1 - 0.5} = 2$ となる。

Ans. 4

物理・化学・生物

衛生

薬理

薬剤

病態・薬物 治療

法規・制度・倫理

実務

問 48 濃度 0.01 mol/kg の水溶液にしたとき、凝固点降下度が最も大きいのはどれか。1つ選べ。
1 D−グルコース
2 L−アスコルビン酸ナトリウム
3 L−ロイシン
4 塩化カルシウム
5 塩化ナトリウム

▌**Approach**▌ 溶液の濃度と性質に関する問題

▌**Explanation**▌

凝固点降下度は、溶媒に固有の値であるモル凝固点降下（K・kg/mol）と質量モル濃度（mol/kg）の積で求まる。溶質が水に溶解したときに解離する場合、例えば、塩化カルシウムでは、$CaCl_2$ → Ca^{2+} + $2Cl^-$ となり、1 mol がイオン化することで実質的に 3 mol になる。したがって、解離を考慮したときのモル数が最も高い塩化カルシウムの凝固点降下度が最も大きい。

Ans. **4**

問 49 一定温度の水に溶解したとき、表面張力が図中の A の挙動を示す物質はどれか。1つ選べ。
1 1−オクタノール
2 エタノール
3 塩化ナトリウム
4 パルミチン酸
5 ラウリル硫酸ナトリウム

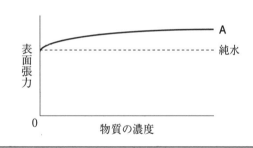

▌**Approach**▌ 界面の性質を問う問題

▌**Explanation**▌

物質を添加したことで、表面張力が増大したということは、負吸着が生じたことを意味する。負吸着を示す物質は、水に溶解できる塩化ナトリウムやブドウ糖などがある。一方、界面活性剤やアルコールなどの水系溶剤は正吸着を示すので、物質濃度の増大において、表面張力は低下する。

Ans. **3**

問 50 フォークトモデルにおいて、一定の力をかけ続けたときのひずみが時間経過とともに増加する現象はどれか。1つ選べ。
1 応力緩和
2 クリープ
3 クリーミング
4 ダイラタンシー
5 チキソトロピー

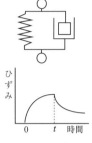

■Approach■　レオロジーにおけるひずみの現象を問う問題
■Explanation■
　　フォークト模型を右図に示す。時間 0 から t まで応力をかけ、t 以降は応力を解除したときのひずみの時間変化である。
　　応力が加わっても直線的にはひずみは生じず、平衡値に向かってひずみが増大する。この現象をクリープという。平衡値に達した後、応力がなくなると徐々にひずみは低下する。この現象をクリープ回復という。

Ans.　2

問 51　製剤に汎用される高分子のうち、温水に溶けて粘稠なゾルとなり、冷やすとゲル化する天然由来の高分子はどれか。1つ選べ。
1　アルブミン
2　結晶セルロース
3　ゼラチン
4　ヒプロメロース
5　ポビドン

■Approach■　製剤に使用される添加剤に関する問題
■Explanation■
　　ゼラチンは、動物の骨、皮膚、じん帯や腱などに存在するコラーゲンを部分的に加水分解して得られるタンパク質である。温水に溶けて粘稠なゾルとなり、冷やすとゲル化する。

Ans.　3

問 52　日本薬局方において、「経口投与する、糖類又は甘味剤を含む粘稠性のある液状又は固形の製剤」と定義されているのはどれか。1つ選べ。
1　ガム剤
2　リモナーデ剤
3　経口フィルム剤
4　経口ゼリー剤
5　シロップ剤

■Approach■　日本薬局方製剤総則に関する問題
■Explanation■
　　「経口投与する、糖類又は甘味剤を含む粘稠性のある液状又は固形の製剤」と、製剤総則に規定されているのはシロップ剤である。

Ans.　5

問53 図は湿式顆粒圧縮法による錠剤の製造工程を示している。図中の**ア**の単位操作で用いられる装置はどれか。1つ選べ。

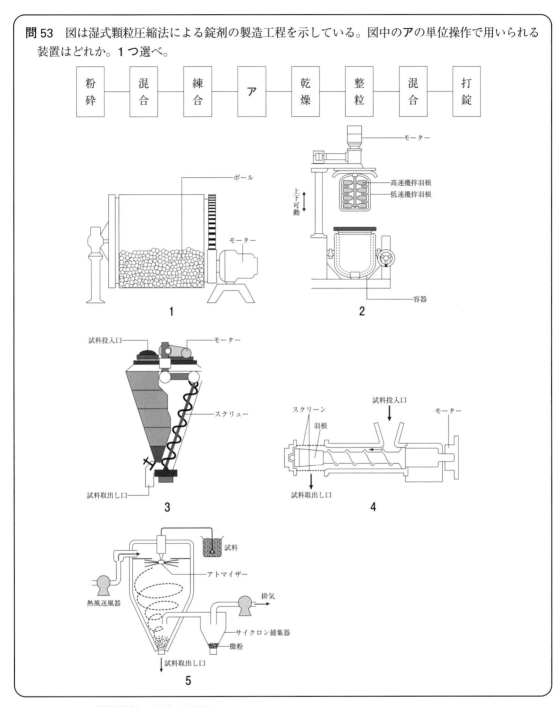

■ Approach ■ 製剤機械に関する問題

■ Explanation ■

　　湿式顆粒圧縮法のフローチャートで、**ア**の単位操作は造粒である。1～5の装置の中で、湿式で造粒する装置は4の押出し造粒機である。1はボールミル(粉砕機)、2は混合機、3は混合機(スクリュー型)、5は噴霧造粒機である。

Ans.　4

問 54 図に示す構造を有し、医療用医薬品として用いられている製剤の適用部位はどれか。1つ選べ。

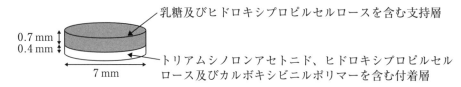

乳糖及びヒドロキシプロピルセルロースを含む支持層

0.7 mm
0.4 mm

7 mm

トリアムシノロンアセトニド、ヒドロキシプロピルセルロース及びカルボキシビニルポリマーを含む付着層

1 口腔
2 子宮
3 直腸
4 皮膚
5 眼

■**Approach**■ 放出制御型製剤に関する問題

■**Explanation**■

　　乳糖およびヒドロキシプロピルセルロースを含む支持層と、口内炎の治療薬であるトリアムシノロンアセトニドを含む付着層との2層からなる錠剤は、口腔内に生じた口内炎の患部に付着させて用いる製剤である。

Ans. 1

問 55 遺伝子組換え医薬品のうち、標的細胞表面に発現している抗原タンパク質を認識して結合し、抗腫瘍効果を示すのはどれか。1つ選べ。

1 アルテプラーゼ
2 エポエチン アルファ
3 グルカゴン
4 ニボルマブ
5 ペグビソマント

■**Approach**■ 代表的な遺伝子組換え製剤に関する問題

■**Explanation**■

1 × 遺伝子組換え法によるヒト高純度組織プラスミノーゲン活性化因子 (rt−PA) 製剤である。

2 × 骨髄の赤血球前駆細胞、主として後期赤芽球前駆細胞に作用し、赤血球産生を促す遺伝子組換え製剤である。

3 × 酵母を宿主とした組換え DNA 技術（遺伝子組換え技術）を利用して製造され、消化管のX線及び内視鏡検査の前処置、低血糖時の救急処置などに使用される。

4 ○ ヒト PD−1 に対するヒト型 IgG4 モノクローナル抗体である。PD−1 と PD−1 リガンドとの結合を阻害することで、がん抗原特異的な T 細胞の活性化およびがん細胞に対する細胞障害活性を増強することで持続的な抗腫瘍効果を示す。

5 × 成長ホルモン受容体拮抗剤であり、先端巨大症などの IGF−I（ソマトメジン−C）分泌過剰状態の治療薬である。

Ans. 4

必須問題【病態・薬物治療】

> **問 56** 「ショック」という用語で表される状態として適切なのはどれか。1つ選べ。
> 1 一過性の意識消失
> 2 組織間液の増加による臓器不全
> 3 酸素欠乏による血中の還元型ヘモグロビン上昇
> 4 急激に発生する組織循環不全
> 5 心拍の乱れによる不快感

▌Approach▐ 症候・病態の定義に関する問題

▌Explanation▐

　　1は失神、2は浮腫、3はチアノーゼ、5は動悸のことである。ショック状態の患者は重症であり、心原性ショックや敗血症性ショックでは死亡率も高いため、ICUに収容して管理することが望ましい。原因の多くは、循環血漿量低下、末梢血管抵抗性低下、心原性などで、低血圧に伴い意識レベルの低下が認められる。一般的な治療には生理食塩水の輸液が用いられる。

Ans.　4

> **問 57** 小細胞肺がんの腫瘍マーカーとして有用なのはどれか。1つ選べ。
> 1 PIVKA-Ⅱ（protein induced by vitamin K absence or antagonist-Ⅱ）
> 2 PSA（prostate specific antigen）
> 3 CYFRA21-1（cytokeratin 19 fragment）
> 4 CEA（carcinoembryonic antigen）
> 5 NSE（neuron specific enolase）

▌Approach▐ 各種がんの腫瘍マーカーに関する問題

▌Explanation▐

　　主に、PIVKA-Ⅱ（ビタミンK欠乏性タンパク-Ⅱ）は肝細胞がん、PSA（前立腺特異抗原）は前立腺がん、CYFRA21-1（サイトケラチン19フラグメント）は非小細胞肺がん、CEA（がん胎児抗原）は各種悪性腫瘍（特に消化器がんや肺がんなどの腺がん）で有意に上昇する。肺腺がんは非小細胞がんに分類されるため、小細胞肺がんにおけるCEAの有用性は低い。NSE（神経特異エノラーゼ）やProGRP（ガストリン放出ペプチド前駆体）は小細胞肺がんで特異的に上昇し、診断や経過観察、治療効果判定によく用いられる。

Ans.　5

問 58 横紋筋融解症で高値を示す血液検査所見はどれか。1つ選べ。
1 白血球数
2 血小板数
3 ビリルビン値
4 アルブミン値
5 ミオグロビン値

■Approach■ 横紋筋融解症でみられる血液所見に関する問題

■Explanation■

　横紋筋融解症は、骨格筋細胞の壊死、融解により筋細胞内成分が血液中に流出した状態をいう。流出した大量のミオグロビンが尿細管を閉塞し、急性腎不全を併発することが多い。また、循環血液量減少に伴うショックや高カリウム血症により突然の心停止をきたす危険がある。自覚症状には四肢の脱力感、腫脹、しびれ、痛み、赤褐色尿（ミオグロビン尿）があり、これに腎不全症状として無尿、乏尿がみられることもある。検査所見として、高カリウム血症、高ミオグロビン血症、クレアチンキナーゼ（CK）などの筋逸脱酵素の急激な上昇が認められる。

Ans.　5

問 59 フィラデルフィア染色体が高頻度に認められる疾患はどれか。1つ選べ。
1 急性骨髄性白血病
2 慢性骨髄性白血病
3 成人 T 細胞白血病
4 悪性リンパ腫
5 多発性骨髄腫

■Approach■ 慢性骨髄性白血病の病態に関する問題

■Explanation■

　フィラデルフィア染色体は、9 番染色体（*ABL* 遺伝子）と 22 番染色体（*BCR* 遺伝子）が相互転座〔*t*(9;22)〕を起こして産生されるキメラ遺伝子（*BCR/ABL*）を有する 22 番染色体で、慢性骨髄性白血病ではほぼ全例および急性リンパ性白血病の一部で陽性となる。*BCR/ABL* 融合遺伝子がコードしてできるタンパクは強力なチロシンキナーゼ活性を有し、この活性が無制限な細胞増殖と細胞死（アポトーシス）抑制に関与しているため、これらの疾患には Bcr-Abl チロシンキナーゼ阻害薬の有効性が高い。

Ans.　2

問 60　切迫早産の治療に用いられる薬物はどれか。1つ選べ。
1　オキシトシン
2　クロミフェンクエン酸塩
3　クロルマジノン酢酸エステル
4　メチルエルゴメトリンマレイン酸塩
5　リトドリン塩酸塩

▌Approach▌　切迫早産の治療薬に関する問題
▌Explanation▌

　　切迫早産とは、早産（日本では妊娠20週0日から36週6日までの出産）となる危険性が高いと考えられる状態、すなわち早産の一歩手前の状態のことをいう。切迫流・早産治療薬のリトドリン塩酸塩は子宮筋選択性のβ_2刺激薬であり、子宮運動や子宮収縮を抑制する。妊娠16週以降37週未満の妊婦に使用する。オキシトシンは分娩誘発・微弱陣痛治療薬、クロミフェンクエン酸塩は排卵誘発薬、クロルマジノン酢酸エステルは前立腺肥大症・前立腺がん治療薬（黄体ホルモン製剤で、無月経、月経困難症、卵巣機能不全などにも用いる）、メチルエルゴメトリンマレイン酸塩は子宮収縮薬である。

Ans.　5

問 61　気管支喘息に関する記述のうち、正しいのはどれか。1つ選べ。
1　アトピー型では血中好酸球数が増加する。
2　発作は昼間に起こることが多い。
3　発作時には気管支が弛緩する。
4　発作時にはピークフローが増加する。
5　発作時には起坐位より臥位のほうが呼吸が楽になる。

▌Approach▌　気管支喘息の病態に関する問題
▌Explanation▌

　　気管支喘息は、慢性の気道炎症、気道過敏性の亢進、可逆性の気道閉塞（気流制限）を特徴とする疾患で、閉塞性換気障害をきたす。気管支喘息の発作は夜間から明け方にかけて多くみられ、患者は症状を軽減させるために起坐呼吸をすることが多い。発作時にはピークフロー値、1秒量（FEV_1）および1秒率（$FEV_1\%$）は低下する。アトピー型と非アトピー型に分類され、前者はⅠ型アレルギー機序が関与するため、好酸球や好酸球塩基性タンパク（ECP）、IgEは増加する。

Ans.　1

問 62 骨格筋の壊死と再生を繰り返し、徐々に筋萎縮や筋力低下が進行する遺伝性の疾患はどれか。1つ選べ。

1 重症筋無力症
2 筋ジストロフィー
3 皮膚筋炎
4 多発性硬化症
5 ギラン・バレー症候群

■ **Approach** ■ 筋疾患や脱髄性疾患の病態を問う問題

■ **Explanation** ■

　　重症筋無力症は、神経筋接合部シナプス後膜のアセチルコリン受容体に対する自己抗体が産生され、神経筋伝達障害を呈する自己免疫疾患である。皮膚筋炎は、原発性の炎症性ミオパチーである多発性筋炎に加えて特徴的な皮膚病変を認めるものである。多発性硬化症は、原因不明の中枢性脱髄性疾患。ギラン・バレー症候群は、自己免疫反応による（軸索直接障害型もある）末梢性の脱髄性疾患である。筋ジストロフィーは設問文の通りである。皮膚筋炎は遺伝する傾向があるが、これらのなかで確実な遺伝性疾患は筋ジストロフィーのみである。

Ans. 2

問 63 活動電位持続時間を短縮するのはどれか。1つ選べ。

1 アミオダロン
2 ジソピラミド
3 ソタロール
4 フレカイニド
5 メキシレチン

■ **Approach** ■ 抗不整脈薬の作用機序に関する問題

■ **Explanation** ■

　　活動電位持続時間（APD）を短縮する抗不整脈薬は、K^+チャネル開口作用を有する Vaughan Williams 分類 Ib 薬物群である（I 群は Na^+ チャネル遮断薬）。Ib 群は、心室性不整脈には非常に有効性が高いが、APD が元来短い心房筋では作用しないため、上室性不整脈に無効である。ジソピラミドは Ia 群、アミオダロンとソタロールはⅢ群に分類され、ともに K^+ チャネル遮断作用を有するため、APD は延長し有効不応期も延長する。Ⅲ群薬物は相対的な K^+ チャネル遮断作用が強力である。フレカイニドは、Ic 群の薬物で、K^+ チャネルに作用しないため、APD は不変である。

Ans. 5

問 64　アトピー性皮膚炎の初期治療として適切なのはどれか。1 つ選べ。

1　タクロリムス水和物の内服
2　テルビナフィン塩酸塩の外用
3　ヒドロコルチゾン酪酸エステルの外用
4　モンテルカストナトリウムの内服
5　ナジフロキサシンの外用

▌**Approach**▌　アトピー性皮膚炎の初期治療に関する問題

▌**Explanation**▌

　アトピー性皮膚炎は様々な要因による発症であるため、対症療法が中心となる。すなわち、清潔を保ち、保湿剤を使用したスキンケアを継続的に行いつつ、重症度に応じた抗炎症薬（ステロイド外用薬、タクロリムス軟膏）や、瘙痒対策として抗ヒスタミン薬を用いる。カルシニューリン活性化を阻害する免疫抑制薬のタクロリムス内服、エルゴステロール合成経路を阻害（スクアレンエポキシダーゼ阻害）する抗真菌薬のテルビナフィン外用、ロイコトリエン受容体遮断作用を有する抗アレルギー薬のモンテルカストナトリウム内服、ニューキノロン系座瘡治療薬のナジフロキサシン外用にはアトピー性皮膚炎の適応はない。

Ans.　3

問 65　全身性エリテマトーデス（SLE）の症状として発現頻度が最も低いのはどれか。1 つ選べ。

1　低体温
2　光線（日光）過敏症
3　関節痛
4　蝶形紅斑
5　口腔内潰瘍

▌**Approach**▌　全身性エリテマトーデスの症状に関する問題

▌**Explanation**▌

　全身性エリテマトーデスは、若年から中年女性に好発し、遺伝因子を背景に様々な環境因子が誘因となって多様な自己抗体（抗核抗体、特に抗 dsDNA 抗体や抗 Sm 抗体）が産生されることによって発症する慢性炎症性疾患で、膠原病のなかでも著しく様々な全身性臓器病変を呈する。全身症状としては、発熱、易疲労感、体重減少などがみられる。高頻度に発現する症状としては、蝶型紅斑、口腔内潰瘍、光線過敏症、レイノー現象などの皮膚・粘膜症状や、関節痛、変形を伴わない多発性関節炎などの関節症状があり、その他、腎症状としてループス腎炎やネフローゼ症候群、精神・神経症状としてうつ・躁うつ状態、幻覚・妄想、心・肺症状として漿膜炎（心膜炎、胸膜炎）などがみられる。

Ans.　1

問 66 モルヒネ換算比が最も小さい医療用麻薬製剤はどれか。1 つ選べ。
1 オキシコドン塩酸塩水和物徐放錠
2 トラマドール塩酸塩錠
3 メサドン塩酸塩錠
4 フェンタニルクエン酸塩注射液
5 フェンタニル貼付剤

■Approach■ オピオイドスイッチングにおけるオピオイドの用量換算に関する問題
■Explanation■

　経口モルヒネを 1 とした場合の各オピオイドの用量換算比は、経口オキシコドン塩酸塩水和物は 2/3、経口トラマドール塩酸塩は 5、注射フェンタニルクエン酸塩は 1/100、1 日貼付フェンタニルは 1/30 である（参考：国立がん研究センター中央病院オピオイド・鎮静換算表 v.3、2019）。メサドン塩酸塩は有効性が高い一方、半減期が長く、個人差が大きい。例えば、モルヒネ少量であれば換算比は 1：1 だが、モルヒネが 100 mg/日を超えると 1：5、1,000 mg/日を超えると 1：15 となるといわれている。

Ans. 4

問 67 クラミジアに関する記述のうち、正しいのはどれか。1 つ選べ。
1 淋病の起因菌である。
2 細胞内寄生菌である。
3 細胞壁にペプチドグリカンを有する。
4 宿主はダニである。
5 感染症には β-ラクタム系抗菌薬が有効である。

■Approach■ クラミジアの特徴とクラミジア感染症治療に関する問題
■Explanation■

　クラミジアとリケッチアは増殖に宿主細胞を必要とする偏性細胞寄生性細菌であり、リケッチアはダニ、ノミ、シラミなどの節足動物（ベクター）を通じて感染する。クラミジアは呼吸器疾患（クラミジア肺炎、オウム病）や性器クラミジア感染症の原因菌である。クラミジア感染症の治療には、テトラサイクリン・マクロライド系抗菌薬やニューキノロン系抗菌薬を用いるが、クラミジアの細胞壁にはペプチドグリカンが存在しないため、細胞壁合成を阻害する β-ラクタム系抗菌薬は無効である。ヒトの泌尿生殖器に感染し、淋病の起因菌となるのは、グラム陰性球菌の淋菌である。

Ans. 2

問 68 データ値の分布が正規分布に従う場合、「平均値 ± 1.96 ×標準偏差」の範囲にデータ全体の約 [　　　] ％が含まれる。[　　　] に入る数値に最も近いのはどれか。1つ選べ。

1　5
2　50
3　67
4　95
5　99

▌**Approach**▌　正規分布における信頼区間を問う問題

▌**Explanation**▌

　　標準正規分布における X 軸の値（Z 値）は、両側確率 95％が 1.96、片側確率 95％が 1.64、両側確率 99％が 2.58 である。

Ans.　4

問 69　研究のデザインを、エビデンスのレベルが高い順に並べたのはどれか。1つ選べ。

1　コホート研究 ＞ 症例集積研究 ＞ 無作為化比較試験
2　コホート研究 ＞ 無作為化比較試験 ＞ 症例集積研究
3　症例集積研究 ＞ コホート研究 ＞ 無作為化比較試験
4　症例集積研究 ＞ 無作為化比較試験 ＞ コホート研究
5　無作為化比較試験 ＞ コホート研究 ＞ 症例集積研究
6　無作為化比較試験 ＞ 症例集積研究 ＞ コホート研究

▌**Approach**▌　研究デザインの特徴を問う問題

▌**Explanation**▌

　　比較があり介入のある無作為化比較試験（ランダム化比較試験）、比較はあるが介入のない観察的研究に該当するコホート研究、比較も介入もない記述的研究に該当する症例集積研究の順にレベルが下がる。

Ans.　5

問70　喘息患者の薬剤管理指導記録のうち、SOAP の S として記載すべきものはどれか。1 つ選べ。

1　両側肺で喘鳴が聴取される。
2　咳き込んでつらく、夜も眠れなかった。
3　点滴加療を必要とする。
4　明日も改善がなければ来院を指示する。
5　薬剤の吸入が正しくできているかを確認する。

▌Approach▌　SOAP 形式の記載内容に関する問題

▌Explanation▌

　問題志向型システム（POS）を機能させるため、薬剤管理指導記録や薬剤服用歴の記載方法として SOAP 形式がよく用いられている。SOAP 形式では、S（subjective data）に主観的（自覚的）事項、O（objective data）に客観的（他覚的）事項、A（assessment）に評価（分析）と考察、P（plan）に計画、が記載される。薬剤師が SOAP 形式で記録を記載すれば、他の医療従事者が患者の状況をよく把握することができ、問題点が浮き彫りとなることによって問題解決への道筋が開けることになる。S には患者の訴えや自覚症状、質問事項などが記載され、本問では 2 の記述がこれに相当する。1 は O、3 は A、4、5 は P に相当する。

Ans.　2

必須問題【法規・制度・倫理】

> **問 71** 薬局開設者が、都道府県知事に別段の申出をしない限り、免許を受けたとみなされるのはどれか。1つ選べ。
> 1 向精神薬輸入業者
> 2 向精神薬輸出業者
> 3 向精神薬製造製剤業者
> 4 向精神薬使用業者
> 5 向精神薬小売業者

▌Approach▌ 向精神薬取扱者に関する問題

▌Explanation▌

　薬局開設者は、向精神薬卸売業者、向精神薬小売業者の免許を受けた者とみなす。(麻薬及び向精神薬取締法第50条の26)

Ans.　5

> **問 72** 毒薬は、直接の容器又は直接の被包に「　①　地に　②　枠、　②　字をもって、品名及び「毒」の文字」を記載する。色の組合せとして正しいのはどれか。1つ選べ。
>
> | | ① | ② |
> |---|---|---|
> | 1 | 黒 | 白 |
> | 2 | 白 | 黒 |
> | 3 | 赤 | 白 |
> | 4 | 白 | 赤 |
> | 5 | 黄 | 黒 |

▌Approach▌ 毒薬及び劇薬の表示に関する問題

▌Explanation▌

　毒薬は、その直接の容器又は直接の被包に、黒地に白枠、白字をもって、その品名及び「毒」の文字が記載されていなければならない。(医薬品医療機器等法第44条)

Ans.　1

問 73　国民医療費の増加要因として、適切でないのはどれか。1つ選べ。

1　医療技術の高度化
2　疾病構造の変化
3　高齢化社会の急速な進行
4　介護保険制度の創設
5　医療供給体制の整備

▌Approach▌　国民医療費に関する問題

▌Explanation▌

　　国民医療費とは、当該年度内の医療機関等における保険診療の対象となり得る傷病の治療に要した費用を類推したものである。一方、介護保険制度は、社会全体で介護を支える仕組みとして創設されたものである。

Ans.　4

問 74　以下の略語のうち、医薬品の開発段階から安全対策を実施することで、製造販売後の医薬品の安全性の確保を図ることを目的とするのはどれか。1つ選べ。

1　DPC
2　EBM
3　IRB
4　RMP
5　SDG

▌Approach▌　製造販売後安全対策に関する問題

▌Explanation▌

　　医薬品リスク管理計画：RMP（Risk Management Plan）は、医薬品の開発段階から安全対策を実施することで、製造販売後の医薬品の安全性の確保を図ることを目的とするものである。

Ans.　4

問 75　法律において、条件及び期限付き承認の仕組みが規定されているのはどれか。1つ選べ。

1　医薬品
2　医療機器
3　医薬部外品
4　再生医療等製品
5　化粧品

▌Approach▌　再生医療等製品に関する問題

▌Explanation▌

　　再生医療等製品は、条件及び期限付き承認の仕組みが設けられている。（医薬品医療機器等法第23条の26）

Ans.　4

問 76 医療法の規定に基づく「医療計画」を定めることが義務づけられているのはどれか。1つ選べ。
1　厚生労働省
2　都道府県
3　地方厚生局
4　保健所
5　市区町村

▌Approach▌　医療法に関する問題
▌Explanation▌
　　都道府県は、基本方針に即して、かつ、地域の実情に応じて、当該都道府県における医療体制の確保を図るための計画（以下「医療計画」という。）を定めるものとする。（医療法第30条の4第1項）

Ans.　2

問 77 覚醒剤取締法で規制されるのはどれか。1つ選べ。
1　大麻
2　モルヒネ
3　亜硝酸イソブチル
4　フェニルアミノプロパン
5　ペンタゾシン

▌Approach▌　覚醒剤取締法に関する問題
▌Explanation▌
　　覚醒剤取締法で「覚醒剤」とは、フェニルアミノプロパン、フェニルメチルアミノプロパン及び各その塩類をいう。（覚醒剤取締法第2条第1項第1号）

Ans.　4

問 78 治験に関する記述のうち、正しいのはどれか。1つ選べ。
1　GLP を遵守する必要がある。
2　医療機器の試験も含まれる。
3　健常人に対する試験では、安全性より試験の実施が優先される場合がある。
4　製造販売業者から依頼されなければ実施できない。
5　実施施設内に治験審査委員会を設置する義務がある。

▌Approach▌　治験に関する問題
▌Explanation▌
　　治験とは、医薬品、医療機器又は再生医療等製品の製造販売の承認申請をするために行われる臨床試験のことである。

Ans.　2

問 79　薬剤師が業務上知り得た人の秘密を漏らすと、秘密漏示罪に問われる場合があるが、その根拠となる法律はどれか。1 つ選べ。

1　民法
2　薬剤師法
3　刑法
4　医薬品医療機器等法
5　個人情報の保護に関する法律（個人情報保護法）

▌**Approach**▌　秘密漏示に関する問題

▌**Explanation**▌

　　医師、薬剤師、医薬品販売業者、助産師、弁護士、弁護人、公証人又はこれらの職にあった者が、正当な理由がないのに、その業務上取り扱ったことについて知り得た人の秘密を漏らしたときは、6 月以下の懲役または 10 万円以下の罰金に処する。（刑法第 134 条）

Ans.　3

問 80　希少疾病用医薬品に関する記述のうち、適切なのはどれか。1 つ選べ。

1　指定難病の患者に対する治療薬のことである。
2　国が主体となって製品化を行う。
3　指定された後に、取り消されることはない。
4　承認されるまで、指定されたことは公開されない。
5　他の医薬品に優先して承認審査を受けられる。

▌**Approach**▌　希少疾病用医薬品に関する問題

▌**Explanation**▌

　　希少疾病用医薬品は、他の医薬品に優先して承認審査を受けられる。（医薬品医療機器等法第 14 条第 7 項）

Ans.　5

必須問題【実務】

問 81　薬局薬剤師の役割として正しいのはどれか。1つ選べ。
1　入院患者の薬物療法を決定する。
2　国民の主体的な健康管理を支援する。
3　医師の指示に基づき、在宅患者に治療行為をする。
4　親交のある患者に対し、供給不足の医薬品を優先的に配分する。
5　来局者の健康診断の結果から糖尿病の早期診断をする。

▌Approach▌　健康管理における薬剤師の役割に関する問題
▌Explanation▌

　国民の主体的な健康管理を支援することは、薬剤師の役割である。（薬剤師法第1条）
　一方、治療は医師が患者の症状に対して行う行為のことであり、診断は医師が患者を診察し病状を判断することである。また、通常、薬局薬剤師が入院患者の薬物療法の決定に関わることはなく、薬剤師が親交を理由に医薬品を優先的に配分することもない。

Ans.　2

問 82　患児に対する以下の処方箋を持参した母親より、「前回、量が多すぎて全部飲ませるのにとても苦労した」と相談を受けた。そこで、医師と協議の結果、薬剤の規格を変更し、調剤することとなった。
（処方）
　アモキシシリン水和物細粒 10%　　　1回 2.6 g（1日 7.8 g）
　　　　　　　　　　　　　　　　　　1日3回　朝昼夕食後　4日分
　上記薬剤の規格を 20％に変更して調剤する場合、秤量する全量として正しいのはどれか。1つ選べ。
1　5.2 g
2　10.4 g
3　15.6 g
4　31.2 g
5　62.4 g

▌Approach▌　計量調剤に関する知識を問う問題
▌Explanation▌

　アモキシシリン水和物細粒 10%が1日 7.8 g で4日分処方されているので、秤量する製剤量※は、7.8 × 4 = 31.2 g となる。これを 20％製剤※に変更すると秤量が半分になるので、全量は 31.2 ÷ 2 = 15.6 g となる。
※10％製剤、20％製剤ともに表示の濃度は製剤1 g 中のアモキシシリン水和物の含有量（力価）を示している。

Ans.　3

問83　器官形成期に該当し、薬剤による催奇形性のリスクが最も高いと考えられる妊娠週はどれか。1つ選べ。
1　2週未満
2　2〜3週
3　4〜7週
4　8〜12週
5　13週以降

■ Approach ■　妊娠周期と催奇形性のリスクに関する問題

■ Explanation ■

　　妊娠周期のうち、器官形成期に該当し薬剤による催奇形性のリスクが最も高い時期は、絶対過敏期である。絶対過敏期（妊娠4〜7週）には、心臓等の重要な器官が作られる。妊娠8〜12週は相対過敏期と呼ばれ、重要な器官の形成がずれ込むことがある。妊娠0〜3週は無影響期であり、13週以降は比較過敏期から潜在過敏期であり、奇形の心配はほとんどない。

Ans.　3

問84　日本薬局方で規定されている温度の範囲として正しいのはどれか。1つ選べ。
1　常温とは10〜30℃である。
2　室温とは1〜30℃である。
3　微温とは20〜30℃である。
4　冷水とは20℃以下の水である。
5　温湯とは40〜50℃の水である。

■ Approach ■　日本薬局方通則の規定に関する問題

■ Explanation ■

　　日本薬局方通則8の規定において、室温は1〜30℃である。その他、常温は15〜25℃、微温は30〜40℃、冷水は10℃以下の水、温湯は60〜70℃の水である。

Ans.　2

問85　「消毒用エタノール」のエタノール濃度の範囲は日本薬局方に規定されている。その規定内のエタノール濃度（vol%）はどれか。1つ選べ。
1　20
2　30
3　50
4　80
5　99

■ Approach ■　代表的な消毒薬の使用濃度に関する問題

■ Explanation ■

日本薬局方に、消毒用エタノールに含有されるエタノール濃度は 76.9 ～ 81.4 vol%（15℃）と規定されている。

Ans. 4

問 86　薬局間で譲渡を行う際、譲受・譲渡の記録が法律上必要なのはどれか。1 つ選べ。
1　化粧品
2　医薬部外品
3　第二類医薬品
4　指定第二類医薬品
5　第二種向精神薬

■ Approach ■　向精神薬の適切な管理と取扱いに関する知識を問う問題

■ Explanation ■

向精神薬は、麻薬及び向精神薬取締法（以下、「法」という。）第 50 条の 16、17、26 及び同法施行規則第 36 条により、薬局間での譲渡・譲受が可能である。ただし、第 1 種向精神薬又は第 2 種向精神薬を譲受、譲渡又は廃棄したときは、法第 50 条の 23 に基づき次の事項を記録し、この記録を最終記載の日から 2 年間保存しなければならない。

①向精神薬の品名（販売名）・数量
②譲受、譲渡、又は廃棄した年月日
③譲受又は譲渡の相手方の氏名又は営業所等の名称・住所

Ans. 5

問 87　健康サポート薬局の活動・業務内容として適切でないのはどれか。1 つ選べ。
1　アドヒアランスの悪い患者に対して、残薬を入れる袋を渡した上で来局してもらい、服薬状況を確認した。
2　健康相談で来局した地域住民の家庭血圧が高いことを確認したため、降圧剤を調剤した。
3　市販の医薬品を使用しても体調の改善が見られなかった地域住民に対して受診勧奨した。
4　地域住民に対して、医薬品の適正使用に関する講演を行った。
5　地域住民から介護サービスに関する相談があったため、地域包括支援センターを紹介した。

■ Approach ■　健康サポート薬局の具体的な業務に関する問題

■ Explanation ■

健康サポート薬局は、薬に関するあらゆる相談や薬以外の健康に関する相談にも応じ、健康相談に関するイベントも開催する。また、受診勧奨は健康サポート薬局の重要な業務の 1 つである。健康サポート薬局であっても、災害時等を除いて、薬剤師が医師の発行した処方箋なしで調剤をすることはない。

Ans. 2

生物／物理・化学・
衛生
薬理
薬剤
治療／病態・薬物
倫理／法規・制度・
実務

問88　在宅訪問し、薬剤管理指導を実施するにあたり、医師から入手した診療情報提供書の内容を踏まえて、薬剤師が策定し、必要に応じて見直しをしていくのはどれか。1つ選べ。

1　サービス提供に係わる重要事項説明書
2　居宅療養管理指導契約書
3　薬学的管理指導計画書
4　訪問薬剤管理指導報告書
5　訪問薬剤管理指導記録簿

▌Approach▌　薬学的管理指導計画書に関する知識を問う問題

▌Explanation▌

　　在宅患者訪問薬剤管理指導を実施するにあたって、薬剤師は医師の指示に基づき薬学的管理指導計画書を策定する。薬学的管理指導計画書には、処方医からの情報、処方薬・併用薬に関する情報、指導の内容、患家への訪問回数、訪問間隔などを記載する。また、薬学的管理指導計画書は、少なくとも月1回見直すとともに、処方が変更となった場合にもそのつど見直しを行う。

Ans.　3

問89　壊死組織を除去して創部を清浄化する行為はどれか。1つ選べ。

1　ドレナージ
2　スクラビング
3　トリアージ
4　デ・エスカレーション
5　デブリードマン

▌Approach▌　代表的な医療用語に関する問題

▌Explanation▌

　　壊死組織を除去して創部を清浄化する行為（治療法）は、デブリードマンという。ドレナージは、胸膜・腹膜腔などの体腔から排液するためにチューブ・ドレーンを置く操作である。スクラビングは、スクラブ剤を用いた手指消毒のことである。トリアージは、医療資源が制約される状況で、一人でも多くの傷病者に対して最善の治療を行うため、傷病者の緊急度に応じて、搬送や治療の優先順位を決めることである。デ・エスカレーションは、最初に広域スペクトラムを有する抗菌薬を投与し、培養結果と臨床的効果をみて、不要な抗菌薬を中止したり、より狭いスペクトルの抗菌薬に変更する治療法である。

Ans.　5

問 90　学校薬剤師の業務として教室内の空気検査がある。シックハウス症候群の原因物質の1つで、室内空気中濃度に関する基準値が設定されているのはどれか。1つ選べ。
1　二酸化炭素
2　ベンゼン
3　ホルムアルデヒド
4　窒素酸化物
5　硫黄酸化物

▐ Approach ▐　学校環境衛生基準に関する知識を問う問題
▐ Explanation ▐

　　学校保健安全法の学校環境衛生基準において、教室の換気及び保温等に検査項目がある物質は、一酸化炭素、二酸化窒素、浮遊粉じん、揮発性有機化合物（VOC）、ダニ又はダニアレルゲンである。VOC には、ホルムアルデヒド、トルエン、キシレン、パラジクロロベンゼン、エチルベンゼン、スチレンが含まれる。このうち、ホルムアルデヒドの基準は、「$100~\mu g/m^3$（0.08 ppm）以下であること」である。

Ans.　3

【物理・化学・生物、衛生、法規・制度・倫理】

◎指示があるまで開いてはいけません。

注　意　事　項

1　試験問題の数は、**問91**から**問150**までの**60問**。
　　12時30分から15時までの150分以内で解答すること。

2　解答方法は次のとおりである。

　(1)　一般問題（薬学理論問題）の各問題の正答数は、<u>問題文中に指示されている</u>。
　　　問題の選択肢の中から答えを選び、次の例にならって答案用紙に記入すること。
　　　なお、問題文中に指示された正答数と<u>異なる数を解答すると、誤りになる</u>から
　　　注意すること。

　　（例）**問500**　　次の物質中、常温かつ常圧下で液体のものはどれか。**2つ**選べ。

　　　　1　塩化ナトリウム　　2　プロパン　　　　　3　ベンゼン
　　　　4　エタノール　　　　5　炭酸カルシウム

　　正しい答えは「**3**」と「**4**」であるから、答案用紙の

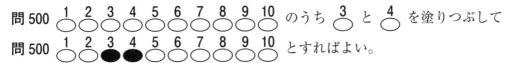

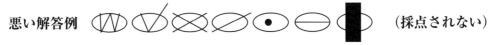

　(2)　解答は、◯の中全体をＨＢの鉛筆で濃く塗りつぶすこと。塗りつぶしが薄い
　　　場合は、解答したことにならないから注意すること。

　悪い解答例　　◯ ◯ ◯ ◯ ◯ ◯ ▮　　（採点されない）

　(3)　解答を修正する場合は、必ず「消しゴム」で跡が残らないように完全に消すこと。
　　　鉛筆の跡が残ったり、「▬」のような消し方などをした場合は、修正又は解
　　　答したことにならないから注意すること。

　(4)　答案用紙は、折り曲げたり汚したりしないよう、特に注意すること。

3　設問中の科学用語そのものやその外国語表示（化合物名、人名、学名など）には
　誤りはないものとして解答すること。ただし、設問が科学用語そのもの又は外国語
　の意味の正誤の判断を求めている場合を除く。

4　問題の内容については質問しないこと。

一般問題（薬学理論問題）【物理・化学・生物】

問 91 日本薬局方において、L-エチルシステイン塩酸塩の純度試験は以下のように規定されている。この純度試験に関する記述のうち、正しいのはどれか。**2つ**選べ。

純度試験

(1) 硫酸塩　本品 0.6 g をとり、試験を行う。比較液には 0.005 mol/L ア 0.35 mL を加える（0.028% 以下）。

(2) 重金属　本品 1.0 g をとり、第 1 法により操作し、試験を行う。比較液には イ 標準液 1.0 mL を加える（ ウ ppm 以下）。

　　ただし、重金属試験法第 1 法では、医薬品各条に規定する量の試料をネスラー管にとり、水適量に溶かし、40 mL とする。これに希酢酸 2 mL 及び水を加えて 50 mL とし、検液とする。比較液は、医薬品各条に規定する量の イ 標準液をネスラー管にとり、希酢酸 2 mL 及び水を加えて 50 mL とする。

　　また、 イ 標準液 1.0 mL 中には イ 0.01 mg が含まれる。

1　硫酸塩試験法においては、検液及び比較液に、2,2'-ビピリジル試液 2 mL ずつを加えて混和し、黒色の背景を用いて混濁を比較する。

2　重金属試験法においては、検液及び比較液に、硫化ナトリウム試液 1 滴ずつを加えて混和し、白色の背景を用いて液の色を比較する。

3　 ア は塩化バリウムである。

4　 イ は鉛である。

5　 ウ に入る数値は 100 である。

█ Approach █　日本薬局方「L-エチルシステイン塩酸塩」の純度試験に関する問題

█ Explanation █

　　日本薬局方の純度試験では、混入の可能性のある混在物（不純物）を試験する。

1　×　硫酸塩試験法では、検液および比較液（硫酸希薄溶液）に**塩化バリウム試液**を加えた際の混濁の程度を比較して試験する。

2　○　重金属試験法第 1 法では、検液および比較液（鉛標準液）に、酸性下、硫化ナトリウム試液を加えた際の呈色の程度を比較して、鉛の量としてその下限を示す。

3　×　硫酸塩試験法では、比較液には硫酸水溶液（0.005 mol/L）の規定する量（この場合は 0.35 mL）を用いる。

4　○

5　×　10 ppm 以下と規定されている。ppm は parts per million（百万分率、百万分の 1）の意味であり、1 ppm = 0.0001% である。鉛標準液中の鉛濃度は 0.01 mg/1.0 mL = 0.001 g/100 mL = 0.001% = 10 ppm。この標準液の呈色の程度より低い必要がある。

Ans. 2、4

█ Point █

　　硫酸塩試験法では、SO_4^{2-} の混在を試験するが、塩化バリウムを加えた際に難溶性の硫酸バリウムを生成するため混濁あるいは沈殿が発生することを利用している。重金属試験法では、生体にとって有害な重金属の混在を試験するが、主な有害重金属の中で鉛の硫化物の呈色が最も強いことから、鉛標準液の呈色と比較することでより微量の混在を規制している。純度試験は、異物混在のないことが前提となっている試験であり、たとえ混在していてもこれ以上は許容できないという下限を示すためのものであるため、その下限の数値は低くなっている。重金属試験法は、局方収載のほとんどの医薬品に適用されており、その下限の数値のほとんどは、数 ppm 〜 20 ppm となっている。

問92　酢酸亜鉛は、ウィルソン病や低亜鉛血症の治療薬として用いられているが、副作用として銅欠乏症を生じる場合がある。亜鉛化合物の定量には一般にキレート滴定法が用いられる。日本薬局方において、酸化亜鉛（ZnO：81.38）の定量法は以下のように規定されている。この定量法に関する記述のうち、正しいのはどれか。**2つ選べ。**

　本品を850℃で1時間強熱し、その約0.8 gを精密に量り、水2 mL及び塩酸3 mLに溶かし、水を加えて正確に100 mLとする。この液10 mLを正確に量り、水80 mLを加え、水酸化ナトリウム溶液（1→50）をわずかに①沈殿を生じるまで加え、次に②pH10.7のアンモニア・塩化アンモニウム緩衝液5 mLを加えた後、0.05 mol/Lエチレンジアミン四酢酸二水素二ナトリウム液で滴定する（指示薬：　ア　0.04 g）

　0.05 mol/Lエチレンジアミン四酢酸二水素二ナトリウム液1 mL ＝　イ　mg ZnO

1　波下線部①の沈殿は水酸化亜鉛（Zn(OH)$_2$）である。
2　波下線部②の操作は、エチレンジアミン四酢酸と金属の錯体を作りやすくするために行う。
3　　ア　は、クリスタルバイオレットである。
4　滴定終点において、指示薬　ア　がエチレンジアミン四酢酸と結合して変色する。
5　　イ　に入る数値は2.035である。

■Approach■　日本薬局方「酸化亜鉛」の定量法（キレート滴定法）に関する問題

■Explanation■

1　○　亜鉛や銅のような金属の多くはアルカリ性で難溶性の水酸化物を生成する。

2　○　金属イオンとEDTA（エチレンジアミン四酢酸）とのキレート生成は、一般に、酸性よりも塩基性下で進行しやすい。このため、キレート滴定では塩基性側に緩衝能を有する緩衝液を用いることが多い。

3　×　キレート滴定の指示薬には、エリオクロムブラックTやNN指示薬のようなキレート示薬が用いられる。クリスタルバイオレットは、非水滴定法（中和滴定）の指示薬として用いられる。

4　×　終点では、指示薬であるエリオクロムブラックTが遊離となるため指示薬本来の色調を呈する。

5　×　酸化亜鉛とEDTAは1モル：1モルで反応してキレートを生成するので、対応量は、81.38 × 0.05 ＝ 4.069 mg（ZnO）。

Ans.　1、2

■Point■

　EDTAのキレート生成は、塩基性側で促進されるため、キレート滴定は塩基性下で実施される。単純に水酸化ナトリウムのようなアルカリを加えて塩基性にすると多くの金属は水酸化物のような不溶性の塩を生成して沈殿してしまうため、試料溶液にアルカリを加えて中性付近の液性にしておき、さらにアンモニアのような補助錯化剤を含む塩基性緩衝液を用いて塩基性側に保つようにする。

　滴定前から滴定終点に至るまでの過程は、以下のようになる。

　　［指示薬：金属イオン］→［指示薬：金属イオン］＋［EDTA：金属イオン］

　　　　　　　　　　　　　→［EDTA：金属イオン］＋［指示薬］

　滴定前の呈色は指示薬と金属とが錯体形成した色であり、終点後は指示薬自身（単独）の呈色である。EDTAと金属とのキレート錯体は基本的に無色である。

> **問 93** フルオレセインナトリウムは、蛍光眼底造影剤として用いられている。図にフルオレセインナトリウム水溶液の励起スペクトル及び蛍光スペクトルを示す。このスペクトルを測定する際の蛍光光度法に関する記述のうち、正しいのはどれか。**2つ**選べ。
>
>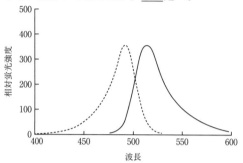
>
> 1 図中の破線が蛍光スペクトル、実線が励起スペクトルである。
> 2 横軸の波長の単位はμmである。
> 3 フルオレセインナトリウムの蛍光強度は、希薄溶液であれば濃度に比例する。
> 4 一般に光源として、キセノンランプを用いる。
> 5 温度が変化してもフルオレセインナトリウムの蛍光強度には変化がない。

■ Approach ■ 蛍光現象および蛍光（スペクトル）測定に関する問題

■ Explanation ■

1 × 破線が励起スペクトル、実線が蛍光スペクトル。蛍光スペクトルは、励起スペクトルよりも長波長側に観察される（ストークス則）。

2 × 主に可視部領域のスペクトルであり、波長の数値から単位は「nm」である。

3 ○ 一般に蛍光物質の溶液の蛍光強度は、蛍光物質の蛍光量子収率、励起光の照射強度、測定セルの光路長および蛍光物質の濃度に比例する。ただし、溶液の濃度が必要以上に高い場合には蛍光強度は減衰する（濃度消光）。

4 ○ 紫外部から可視部にかけての広い波長領域において比較的安定で強い光を発するキセノンランプが汎用される。

5 × 蛍光強度は、一般に温度上昇に伴って減少する（温度消光）。

Ans. 3、4

■ Point ■

電磁波のエネルギーは波長に反比例する。蛍光現象は、比較的高いエネルギーの電磁波の照射により、蛍光物質の電子エネルギーが高エネルギー状態に遷移しその後照射前のエネルギー状態へ戻る際に照射された電磁波とは異なる波長の電磁波を発する発光現象である。こうした場合、受光したエネルギーよりも蛍光として発光するエネルギーのほうが低くなるのが一般的であり（発光以外の分子現象に消費されるため）、その結果、励起スペクトルよりも蛍光スペクトルのほうが高波長側（低エネルギー側）に観察される。蛍光スペクトルの測定には励起光側の回折格子と蛍光側の回折格子を有する蛍光分光光度計を用いるため、少なくとも光源には広い波長域の光を照射するランプが必要となる。波長を一定に固定して蛍光強度のみを測定する場合には、水銀ランプなども用いられる。蛍光強度は、同じ蛍光物質でも様々な環境要因の違いによって異なることがある。共存物質の影響を受ける場合も多く、本来の傾向を減衰させる要因をクエンチャー、逆に蛍光を増強する要因をエンハンサーとよぶ。

生物・物理・化学・

衛生

薬理

薬剤

病態・薬物 治療

法規・制度・倫理

実務

問94　ボルツマン分布は、異なるエネルギー準位 E_1、E_2（$E_1 < E_2$）をもつ分子の数をそれぞれ N_1、N_2 としたときの、熱平衡状態における両者の比（N_2/N_1）に関する情報を与える（下式参照）。ボルツマン分布に関する記述のうち、正しいのはどれか。**2つ**選べ。

$$N_2/N_1 = \exp \frac{-(E_2 - E_1)}{k_B \boxed{\ \text{ア}\ }}$$

k_B：ボルツマン定数

1　式中の $\boxed{\ \text{ア}\ }$ に入る物理量は体積である。
2　常に $N_2/N_1 < 1$ が成り立つ。
3　E_1 と E_2 の差が大きいほど N_2/N_1 が小さくなる。
4　温度が高いほど N_2/N_1 が小さくなる。
5　$N_2/N_1 = 1/e$ となるときの（$E_2 - E_1$）を活性化エネルギーという。

■Approach■　異なるエネルギー準位の分子数の比に関する問題

■Explanation■

1　×　体積ではなく、熱力学温度 T である。指数関数は無次元、つまり $\exp(\ )$ の（　）の中の物理量は無次元である。ボルツマン分布の式中に単位が $J\,K^{-1}$ であるボルツマン定数 k_B があることから、この式は分子1個当たりの存在比を示しており、E_1 および E_2 の単位は J（ジュール）である。したがって、分数の単位が無次元であるためには $\boxed{}$ の中の物理量の単位は K となり、物理量は熱力学温度である。ちなみに、選択肢5にある活性化エネルギーは、通常、$J\,mol^{-1}$ の単位で示される。

2　○　ボルツマン分布の式中の指数関数中の分数の項の分子は $E_2 > E_1$ なので負の値をもち、分母の k_B および T は正の値をもつので $\exp$（負の値）< 1 となる。これは $X > 0$ とすると $\exp(-X) = \exp(1/X) < 1$ に拠る。つまり、高いエネルギー準位をもつ分子の数（N_2）は低いエネルギー準位をもつ分子の数（N_1）に比し、常に小さい。

3　○　ボルツマン定数 k_B 及び熱力学温度 T は正の値であるので、設問文にある式の右辺の分子の（$E_2 - E_1$）の値が大きいほど、負符号が付いているので N_2/N_1 の値は小さくなる。

4　×　$-(E_2 - E_1)$ は負の値をもつので、設問文にあるボルツマン分布の式の分母の T が大きいほど N_2/N_1 の値は大きくなる。つまり、温度の上昇に伴い、高いエネルギー準位の存在確率が高くなる。

5　×　活性化エネルギー E_a は反応速度が温度によって強い影響を受けることを示すアレニウスの式 $k = A \exp \frac{-E_a}{RT}$ で表され（k：速度定数、A：頻度因子、R：気体定数）、反応物から活性錯体を形成するために必要なエネルギーである。ボルツマン定数 k_B は1分子当たりの熱エネルギーと考えられ、1モルでは気体定数 R となる。アレニウス式の指数関数部分（$\exp \frac{-E_a}{RT}$）はボルツマン因子といわれ、設問文にある式（ボルツマン分布の式）の右辺に相当する。

Ans.　2、3

■Point■

　マクスウェル・ボルツマン分布則に関する問題が 100-92 で出題されている。ボルツマンの式は、①2つの準位間への分布比はそのエネルギー差に依存し、②エネルギーが高くなればなるほど指数関数的にその状態の実現確率は減少し、③エネルギー差が大きいほど温度依存性が大きくなることを示す。異なるエネルギー準位の分子数の比とエネルギー差の関係式（ボルツマン分布則の式）と関係づけて理解する。また、ボルツマン定数 k_B と気体定数 R との関係（選択肢5の解説参照）はしっかり覚えておきたい。$k_B = R/N_A$ の関係がある。N_A はアボガドロ定数である。

問95 　ある分子X（初濃度 100 mmol/L）が分解して2分子のY（初濃度 0 mmol/L）が生成する反応

$$X \longrightarrow 2Y$$

において、下のグラフはXの濃度の時間変化を表す。この反応に関する記述のうち、正しいのはどれか。**2つ**選べ。

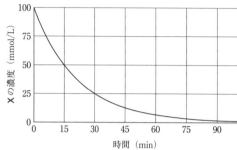

1　横軸の時間 10 分でのYの濃度は、同じ時間のXの濃度の2倍である。
2　この分解反応は、一次反応である。
3　この分解反応の速度定数の符号は負である。
4　同じ時間でのXとYの濃度変化曲線の接線の傾きの絶対値は等しい。
5　Xの濃度が初濃度の 1/2 になるまでにかかる時間は、Yの濃度が 100 mmol/L から 150 mmol/L になるまでにかかる時間と等しい。

██ Approach ██ 　分解反応により2分子を生成する反応に関する問題
██ Explanation ██

　　XおよびYの濃度と時間の関係をグラフおよび表にすると、以下のようになる。

グラフ1

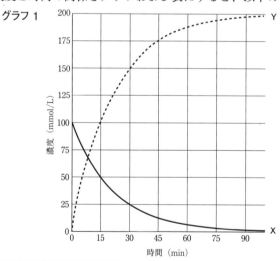

反応時間	Xの濃度	Xの減少濃度	Yの濃度 （2×Xの減少濃度）
0分	100 mmol/L	0 mmol/L	0 mmol/L
15分	50 mmol/L	50 mmol/L	100 mmol/L
30分	25 mmol/L	75 mmol/L	150 mmol/L

1　×　グラフ1および表より、Yの濃度がXの濃度の2倍となるのは15分後である。10分後ではない。

2　○　100 mmol/L → 50 mmol/L となる時間も、50 mmol/L → 25 mmol/L となる時間も 15 分間である。半減期が初濃度に関係なく一定であるのは一次反応である。

3　×　反応速度定数の符号は正である。

4　×　X → Y となる反応なら、X と Y のグラフは上下を反転した関係になるので、同じ時間における接線の傾きの絶対値は等しくなる（グラフ 2 参照）。一方、設問は X → 2 Y となる反応であるから、同じ時間における接戦の傾きの絶対値は異なる（グラフ 1 参照）。

グラフ 2

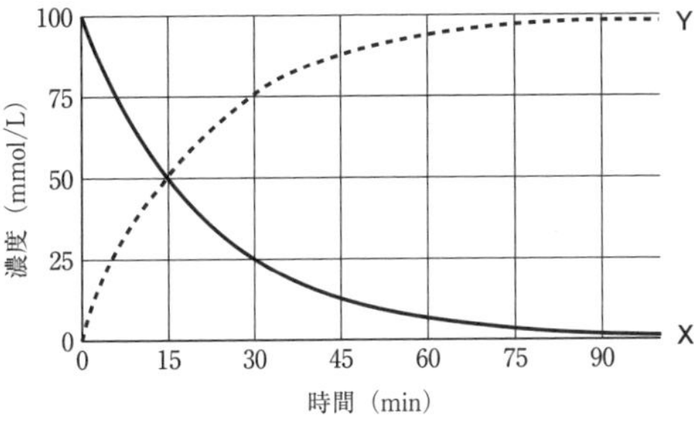

5　○　グラフ 1 および表より、X が初濃度の 1/2 になるまでの時間も、Y の濃度が 100 mmol/L → 150 mmol/L になる時間も 15 分間である。

Ans.　2、5

Point

1 次反応は反応速度の分野での基本であり、国家試験では頻発の出題対象である。ただし、今回は 1 分子反応物から 2 分子が生成する分解反応であることに注意しなければならない。

問 96　0.100 mol/L リン酸二水素一ナトリウム水溶液 10.00 mL を 0.100 mol/L 水酸化ナトリウム水溶液で中和滴定する。この滴定に関する記述のうち、正しいのはどれか。<u>2 つ</u>選べ。ただし、リン酸は三塩基酸で、$pKa_1 = 2.12$、$pKa_2 = 7.21$、$pKa_3 = 12.32$ であり、$\log_{10}2 = 0.301$、$\log_{10}3 = 0.477$ とする。

1　10.00 mL を正確に量るために、メスピペットが用いられる。
2　滴定前のリン酸二水素一ナトリウム水溶液の pH は約 1.6 である。
3　水酸化ナトリウム水溶液を 9.00 mL 加えたとき、滴定溶液の pH は約 8.2 である。
4　水酸化ナトリウム水溶液を 10.00 mL 加えたとき、滴定溶液の pH は約 9.8 である。
5　この滴定の終点（10.00 mL 付近）の検出には、pH 指示薬としてメチルオレンジが適している。

Approach　多塩基酸（リン酸）塩の酸塩基滴定および水溶液における pH 計算に関する問題

Explanation

1　×　メスピペットは、設問文にある精密な容積（体積）計量には適していない。計量検定を受けた 10 mL ホールピペットが用いられる。

2　×　pH は約 4.7 である。リン酸は三塩基酸であり、$H_3PO_4 \rightleftarrows H_2PO_4^- \rightleftarrows HPO_4^{2-} \rightleftarrows PO_4^{3-}$ のように解離（電離）する。各化学平衡の平衡定数が、$pKa_1 = 2.12$、$pKa_2 = 7.21$、$pKa_3 = 12.32$ と与えられており、滴定前のリン酸二水素一ナトリウム水溶液では $H_2PO_4^-$ が最大となっている（Point の図を参照）と考えられ、その pH は pKa_1 と pKa_2 の平均値（中心値）程度であると考

えてよい。したがって、pH＝（2.12 ＋ 7.21）÷ 2 ＝ 4.665 ≒ 4.7 と算出される。

3　○　リン酸二水素一ナトリウム水溶液に水酸化ナトリウム溶液を加えた場合、中和反応は $H_2PO_4^- + NaOH \rightleftarrows HPO_4^{2-} + Na^+ + H_2O$ のように進行する。ここで、反応前には、$H_2PO_4^-$ が 0.100 mol/L × 10.00 mL ＝ 1.00 mmol、NaOH が 0.100 mol/L × 9.00 mL ＝ 0.90 mmol がそれぞれ存在していたので、反応後は、$H_2PO_4^-$ が 0.100 mol、HPO_4^{2-} が 0.900 mol 共存する緩衝液となる。したがって、この緩衝溶液の pH は、Henderson–Hasselbalch 式により、以下のように算出される。

$$pH = pKa_2 + \log \frac{HPO_4^{2-}}{H_2PO_4^-} = 7.21 + \log\left(\frac{0.900\,\text{mmol}}{19.00\,\text{mL}} \div \frac{0.100\,\text{mmol}}{19.00\,\text{mL}}\right) = 7.21 + \log 9$$
$$= 7.21 + 2\log 3 = 7.21 + 2 \times 0.477 = 8.164 ≒ 8.2$$

4　○　選択肢 3 の考え方に従って、反応前の $H_2PO_4^-$ は 0.100 mol/L × 10.00 mL ＝ 1.00 mmol、NaOH は 0.100 mol/L × 10.00 mL ＝ 1.00 mmol がそれぞれ存在していたので、中和反応後には、HPO_4^{2-} がほとんどを占める（HPO_4^{2-} の存在率が最大となっている。Point の図参照）水溶液と考えられる。したがって、この緩衝溶液の pH は pKa_2 と pKa_3 との平均値（中心値）程度になっていると考えられ、pH＝（7.21 ＋ 12.32）÷ 2 ＝ 9.765 ≒ 9.8 と算出される。

5　×　弱酸を強アルカリで滴定するので、終点の pH はアルカリ領域に存在することが予想されるため、酸性領域に変色域を有するメチルオレンジは適していない。アルカリ領域に変色域を有するフェノールフタレインが望ましい。

Ans.　3、4

▌Point▌

以下にリン酸の解離平衡を表す。

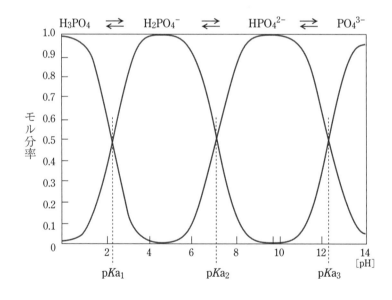

生物・物理・化学・

衛生

薬理

薬剤

病態・薬物／治療

法規・制度・倫理

実務

問97　以下の記述は、L-バリン（C$_5$H$_{11}$NO$_2$）の薄層クロマトグラフィー（TLC）に関するものである。

本品 0.10 g を水 25 mL に溶かし、試料溶液とする。試料溶液 5 μL を TLC 用シリカゲルを用いて調製した薄層板にスポットする。次に 1-ブタノール / 水 / 酢酸（100）混液（3：1：1）を展開溶媒として約 10 cm 展開した後、薄層板を 80 ℃で 30 分間乾燥する。これに試薬　A　のアセトン溶液（1→50）を均等に噴霧した後、80℃で 5 分間加熱する。

このクロマトグラフィーに関する記述のうち、正しいのはどれか。**2つ**選べ。

1　このクロマトグラフィーの分離モードはイオン交換である。

2　試薬　A　はニンヒドリンである。

3　L-バリンのスポットは黄色を呈する。

4　試料に L-ロイシン（C$_6$H$_{13}$NO$_2$）が混在するとき、その R_f 値は L-バリンの R_f 値より小さい。

5　この試験で L-バリンの R_f 値より大きな R_f 値を与える不純物は、逆相分配クロマトグラフィーにおいては保持時間が一般に L-バリンより大きくなる。

Approach アミノ酸（L-バリン）の薄層クロマトグラフィー（TLC）に関する問題

Explanation

1　×　移動相溶媒が有機溶媒である 1-ブタノールがメインであることから、シリカゲル薄層クロマトグラフィーの順相吸着モード分離であることが類推される。

2　○　分離対象が第一アミノ基を有する L-バリンであること、噴霧した後加熱していることから、噴霧試薬はアミノ酸の検出に汎用されているニンヒドリンであることが類推される。

3　×　バリンが有する第一アミノ基（−NH$_2$）にニンヒドリンを反応させると、青〜青紫色に呈色したスポットが観察される。ニンヒドリンと黄色の呈色をするのはプロリンのような第二アミノ基（＞NH）を有するアミノ酸である。

4　×　シリカゲル薄層クロマトグラフィーの順相吸着モード分離では、一般に、極性が低い化合物ほど移動度が大きくなり、移動度の指標である R_f 値も大きな値を示す。ロイシンは、バリンよりもアミノ酸側鎖のアルキル基の炭素数が多く、極性はロイシンのほうが低い。このため、両者を同条件で分離した場合、ロイシンのほうが大きな R_f 値を示す。

5　○　逆相分配クロマトグラフィーでは、極性の低い（疎水性の高い）化合物ほど保持時間が大きくなる。シリカゲル薄層クロマトグラフィーの順相吸着モード分離でバリンよりも大きな R_f 値を与える化合物はバリンよりも極性の低い（疎水性の高い）化合物であるので、逆相分配クロマトグラフィー（カラムクロマトグラフィーであるとすれば）ではバリンよりも保持時間が大きくなる。

Ans.　2、5

Point

シリカゲルは弱いイオン交換能を有しているが、シリカゲル薄層クロマトグラフィーで移動相に有機溶媒を用いた分離では、順相吸着モードの分離が展開されると考えてよい。順相吸着モード分離では、主に水素結合を介して分離対象物質のシリカゲルへの吸着が生じることから、水素結合性の強い化合物、すなわち極性の高い化合物ほど固定相シリカゲルに強く吸着するため移動速度が遅く、その結果小さな R_f 値を示すことになる。逆相分配クロマトグラフィーでは、主に疎水性相互作用によって分離対象化合物が固定相に高い親和性を示すため、極性の高い化合物ほど移動速度が速くなり、カラムクロマトグラフィーであれば保持時間はより小さくなる。

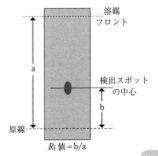

溶媒フロント

検出スポットの中心

原線

R_f 値 = b/a

問 98 分子間相互作用の名称と特徴の組合せとして正しいのはどれか。**2つ選べ。**

	名称	特徴
1	分散力	無極性分子同士を含め、全ての物質の間にはたらく相互作用で、物質の分極率が大きいほど強くなる。
2	水素結合	電気陰性度の大きな原子に結合した水素原子と、別の電気陰性度の大きな原子間で形成される相互作用で、共有結合と同程度の相互作用エネルギーを示す。
3	疎水性相互作用	水中における疎水性分子同士の発熱的な相互作用で、相互作用エネルギーは分子間距離の 6 乗に反比例する。
4	静電的相互作用	イオン間の相互作用で、その相互作用エネルギーはイオン間距離の 2 乗に反比例し、媒体の誘電率に比例する。
5	電荷移動相互作用	電子供与体と電子受容体の間の相互作用であり、ヨウ素（I_2）−デンプン反応で青紫色に着色する要因となる。

▮ Approach ▮ 分子間相互作用の名称とその内容を問う

▮ Explanation ▮

1 ○ 分子が大きいほど電子雲は広がり変動しやすく、瞬間的な双極子ができやすいので分散力は大きくなる。分極率は電子雲の変形しやすさの目安となる。

2 × この分子間相互作用のエネルギーは分子間相互作用の中では最も強いが、共有結合（500 kJ/mol 程度）の 1/10 から 1/100 程度である。

3 × 水中の疎水性分子は水を避けて集合しようとする傾向がある。これは疎水性分子の表面での水和水排除効果、つまりエントロピー増大効果を原動力とし、疎水性分子に働く弱いみかけの引力による相互作用である。エンタルピー効果（発熱過程）よりもエントロピー増大に支配されている。

4 × この相互作用では媒体の誘電率 ε に反比例する。2 つの電気 Q と Q' の距離が r であるときのクーロンポテンシャルエネルギーは $U = QQ'/(4\pi\varepsilon r)$ で示される。

5 ○ 分子間で一部の電子が移動あるいは非局在化することによる相互作用である。共有結合やイオン結合の 1/6000 ほどの弱い結合であるファンデルワールス力よりも近距離で作用し、比較的強い作用である。

Ans. 1、5

▮ Point ▮

〈基本的相互作用の距離依存性〉

相互作用	距離依存性（ポテンシャルエネルギー）
静電的相互作用（クーロン力）	$1/r$、比較的長距離
イオン−双極子相互作用	$1/r^2$、近距離
双極子−双極子相互作用（配向力）	$1/r^3$、近距離
双極子−誘起双極子相互作用（誘起力）	$1/r^6$、ごく至近距離
誘起双極子−誘起双極子相互作用（分散力）	$1/r^6$、ごく至近距離
反発力（レナード・ジョーンズの反発項）	$1/r^{12}$、ごく至近距離のみ、立体障害

問99　放射線と物質の相互作用に関する記述のうち、正しいのはどれか。<u>2つ</u>選べ。

1　ガイガー・ミュラー（GM）計数管は、アルゴンなどの不活性気体が放射線により電離することを利用して放射線を検出する。

2　γ線は光電効果を示すが、コンプトン散乱は示さない。

3　α線の電離作用の強さは、線源からの距離に反比例する。

4　β⁻線が原子核近傍を通過するときエネルギーの損失が起こり、そのエネルギーに見合ったX線が放射されることがある。

5　金属銀に放射線が作用すると、金属銀が酸化されて銀イオンになる。

▌Approach▌　放射線の物質相互作用に関する問題

▌Explanation▌

1　○　不活性気体を封入した筒の中を放射線が通過すると不活性ガスが電離して管内に設置された電極間にパルス電流が発生するので、その通電回数をカウントする。

2　×　γ線と物質の代表的な相互作用には、光電効果、電子対生成、コンプトン散乱がある。

3　×　α線では、線源より距離が増加するに従って空気中における電離は増加し、止まる直前に急激な増加を示す（Bragg 曲線：Point の図参照）。

4　○　こうしたX線を制動X線という。

5　×　放射線の物質相互作用の１つである写真作用のことを述べた記述であれば誤りである。写真作用では銀イオン（銀化合物）を還元して潜像というものを得、その後、現像、定着を経て放射写真を得る。

Ans.　1、4

▌Point▌

　放射線の物質相互作用には、電離作用、写真作用（感光作用）、励起作用（蛍光作用）があり、一般的に放射線が怖いといわれている要因は電離作用によることが多い。しかしながら、これらの作用（原理）を有効に利用することで、放射能測定などの科学計測分野やX線撮影などの医療分野の発展が成されている。

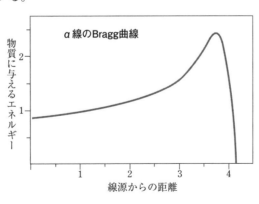

問100　生体における膜電位の原理を理解するためには、濃淡電池の作動原理を知ることが必要である。電解質として用いる硫酸亜鉛の濃度のみが異なる 2 つの亜鉛半電池を塩橋でつないだ化学電池の模式図を以下に示す。標準圧力下、298 K において半電池 R の硫酸亜鉛の初濃度を 0.1 mol/L、半電池 L の硫酸亜鉛の初濃度を c_1 mol/L とする。

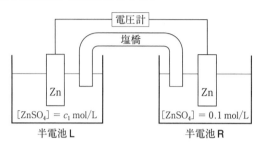

なお、亜鉛半電池の反応は次式で表される（$E°$ は標準電位を表す）。
$$Zn^{2+} + 2e^- \rightleftharpoons Zn \qquad E° = -0.76\ V$$
また、硫酸亜鉛は水中では完全に電離し、その活量は濃度に等しいとする。この場合の亜鉛半電池の電極電位 E（単位 V）は温度 298 K では次式で表される。
$$E = E° + \frac{0.059}{2} \log_{10} [Zn^{2+}]$$
この化学電池に関する記述のうち、正しいのはどれか。**2 つ**選べ。
1　この電池はダニエル電池である。
2　$c_1 = 0.01$ のとき、半電池 L がアノード（負極）となる。
3　この電池の標準起電力は 0 V である。
4　半電池 L と半電池 R の硫酸亜鉛濃度が等しくなった状態の起電力は -0.76 V である。
5　$c_1 = 0.01$ のとき、この電池の起電力は約 $+0.059$ V である。

■Approach■　イオン濃淡電池に関する問題
■Explanation■
　1　×　この電池は濃淡電池である。ダニエル電池は、酸化または還元反応により相互に変換される 2 つの化学種を界面で接触または溶液中に共存させ、両者（半電池）の間で酸化還元反応による電子の授受によって外部回路に電気を流すもので、異なる種類の半電池を組み合わせた電池である。一方、濃淡電池は 2 つの半電池の間における物質移動に基づく電池で、電極での化学種や電解質溶液の活量が異なる半電池を組み合わせた電池である。
　2　○　濃淡電池には、電極での化学種の活量が異なる場合（電極濃淡電池）や電解質溶液の活量が異なる場合（イオン濃淡電池）がある。この問題の電池はイオン濃淡電池であり、電解質の種類が同じで、その濃度（活量）だけが異なる。この電池の場合は塩橋で接触しているので溶液の間ではイオンの移動はないが、みかけ上、濃度の高い半電池から低い半電池へ金属イオンが移動することにより電池電位が発生する。濃度の低い半電池がアノード（負極。酸化反応をする）である。
　3　○　標準起電力はすべての反応化学種の活量が 1 であるとき（標準状態）の起電力である。濃淡電池では設問の図にあるように化学種は半電池 L でも R でも同じなので、2 つの半電池の標準電位は同じである。2 つの半電池の標準電位差である電池の標準起電力は 0 V である。
　4　×　半電池 L と R の硫酸亜鉛溶液に濃度差がないとき、2 つの半電池は平衡状態にあるので、電池の起電力は 0 V である。

生物・物理・化学・

衛生

薬理

薬剤

病態・薬物治療

法規・制度・倫理

実務

5 × 電池の起電力は + 0.0295 V である。

設問で与えられた式（$E = E^0 + \frac{0.059}{2} \log_{10}[Zn^{2+}]$）および標準電極電位 $E^0 = -0.76$ V より、半電池 L の電極電位 E_L は、

$E_L = E^0 + \frac{0.059}{2} \log_{10}[Zn^{2+}] = -0.76 + \frac{0.059}{2} \log_{10} 0.01$

$\quad = -0.76 + \frac{0.059}{2} \times (-2) = -0.76 - 0.059 = -0.819$ となる。

一方、半電池 R の電極電位 E_R は、

$E_R = E^0 + \frac{0.059}{2} \log_{10}[Zn^{2+}] = -0.76 + \frac{0.059}{2} \log_{10} 0.1$

$\quad = -0.76 + \frac{0.059}{2} \times (-1) = -0.76 - 0.0259 = -0.7895$ となる。

ここで $C_1 = 0.01$ のとき、半電池 L がアノード（負極）になる（選択肢2解説参照）ことおよび電池の起電力 = 正極の電極電位 - 負極の電極電位 であることから、

電池の起電力 = 正極の電極電位 - 負極の電極電位

$\quad = E_R - E_L = -0.7895 - (-0.819) = +0.0295$

Ans. 2、3

▌Point▌

膜電位に関しては過去に2回出題されているが、濃淡電池（イオン濃淡電池）の問題はなかった。今回の問題文にもあるように生体との関連で電池を考える問題を想定した対策が必要であろう。輸送との関連や電気化学ポテンシャルに関する知識も重要である。

問 101　クエン酸（$C_6H_8O_7$）に関する記述について、誤っているのはどれか。**1つ**選べ。

1　IUPAC 名は、2-hydroxypropane-1, 2, 3-tricarboxylic acid である。
2　結晶水を持つものは、クエン酸水和物と呼ばれる。
3　塩基性条件下、二価の鉄イオン1つに対して四座配位子として働き、安定なキレートを形成する。
4　不斉炭素原子を持たず、アキラルな分子である。
5　三ナトリウム塩の水溶液は塩基性を示す。

▌Approach▌　クエン酸に関する問題

▌Explanation▌

1　○　カルボン酸が最も優先される官能基で、分子内に3つ存在する。propane-1,2,3-tricarboxylic acid が基本骨格となり2位に hydroxy 基が結合している。したがって、2-hydroxypropane-1,2,3-tricarboxylic acid が IUPAC 名である。

2　○　記述の通り。

3　×　クエン酸は1つの金属イオンに対し三座もしくは、二座配位子として結合できる。ヒドロキシ基と2つのカルボン酸が配位結合した場合、残りのカルボン酸が金属イオンと反対方向に向き、同一の金属に配位することができない。ただし、2つの金属には架橋し、四座配位子として、結合できる（Point 参照）。

4　○　2位の炭素には同じ基（$-CH_2CO_2H$）が結合しており、不斉炭素をもたない。

5　○　カルボン酸の塩は弱塩基なので、塩基性を示す。

Ans. 3

■ Point ■

　　複数の配位結合により金属イオンを含む5員環もしくは6員環がとれる配位子をキレートという。キレート配位子との錯体は一般的に単座配位子による錯体よりも安定である。クエン酸の場合は、1つの金属イオンに対し、3つの配位結合を形成すれば、5員環と6員環の2つの環をもつ錯体が形成される。特殊な多座配位子の例では、EDTA（エチレンジアミン四酢酸）がある。EDTAは1つの金属イオンに対し六配位構造と取ることができ、金属イオンに1:1の割合で錯体を形成する。

金属を含む5員環構造　　　　三座配位　　　　　架橋型

Fe^{2+}-クエン酸の配位結合の例

Fe^{2+}-EDTA 錯体
六座配位子

問 102　図は、アルケン A からアルコール C 又はアルコール D を合成する経路を示している。この経路に含まれる反応又は化合物に関する記述のうち、正しいのはどれか。**2つ**選べ。

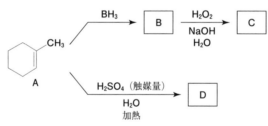

1　アルケン A から中間体 B が生じる反応は *anti* 付加反応である。
2　中間体 B からアルコール C が生じる反応は酸化反応である。
3　アルコール C はラセミ混合物である。
4　アルコール C はアルコール D のジアステレオマーである。
5　アルコール D はメソ化合物（メソ体）である。

■ Approach ■　アルケンのヒドロホウ素化−酸化に関する問題

■ Explanation ■

1　×　ボランの水素とホウ素が中間体を経由せず同時にアルケンに付加するので、*syn* 付加する。ヒドロホウ素化−酸化は、付加する H と OH が同じ向き（両方が破線、もしくは両方が太線）から入る *syn* 付加生成物を与える。

2　○　過酸化水素による酸化である。炭素に結合したホウ素が酸素に置き換わる反応である。電気陰性度が小さいホウ素から炭素より大きい酸素に置換されているので酸化数が増す。

3 ○ 不斉炭素を持つので、エナンチオマー対が存在する。一般に、アキラルな化合物にアキラルな物質を反応させるとアキラルな物質が生成する。アルケンの sp^2 炭素（平面）に付加する基は、前面と後面の両方からは付加することができ、その確率は1：1であるため、エナンチオマーの等量混合物であるラセミ化合物となる。

4 × ジアステレオマーは不斉炭素を複数持つ場合に生じるエナンチオマー以外の立体異性体である。CとDは、アルコールの結合した位置が異なるため構造（位置）異性体である。酸触媒を用いた水の付加では、マルコウニコフ則に従う生成物Dを与え、ヒドロホウ素化－酸化では、逆マルコウニコフ型の水の付加生成物Cを与える。

5 × 不斉炭素のない物質である。

Ans. 2、3

Point

付加反応の位置選択性、立体選択性、生成物の立体化学、酸化還元を問う複合的な問題である。反応が酸化、還元のどちらかという評価は、形式的な酸化数によって判定できる。

例えば、aの炭素は二重結合を含む3本の結合で炭素と結合しているので、酸化、還元はないと判断する。残り1本は、炭素より電気陰性度の小さい水素と結合しているので、この結合が切れる際は炭素が電子を奪うので酸化数が－Iになる。炭素bでは電気陰性度が炭素より小さい水素とホウ素が1個ずつ結合しているので－IIとなる。炭素cでは、電気陰性度が炭素と比べ小さい水素と大きい酸素が結合しているので、酸化数が0となる。アルケンの2つの炭素酸化数は－I→－III→－Iのように変化し、還元と酸化が起こっていることがわかる。

問 103　臭化アルキル（R–Br）に求核剤（Y⁻）を作用させる置換反応について、反応の進行に伴う自由エネルギー変化を図示すると A 又は B のようになる。以下の記述のうち、正しいのはどれか。1 つ選べ。

$$R–Br + Y^- \longrightarrow R–Y + Br^-$$

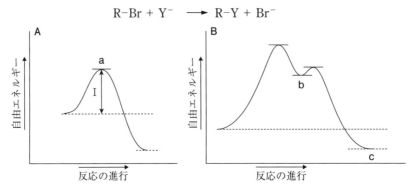

1　A の反応は吸エルゴン反応である。
2　B の反応は二分子反応である。
3　A の反応において、臭化アルキルの置換基 R の影響により a の状態が混み合ってくると、エネルギー I が大きくなる。
4　B の反応においては、b から c に至る段階が律速となる。
5　A の反応において、R–Br として 2-ブロモブタンの一方のエナンチオマーのみを用いたとき、生成物はラセミ混合物となる。

Approach　求核置換反応の反応座標に関する問題

Explanation

1　×　始原系よりも生成系のほうが低くなっているので、自由エネルギーを放出していることになる。このような場合は発エルゴン反応という。
2　×　B の反応の b は中間体である。中間体を経由する反応機構を持つのは一分子求核置換（S_N1）反応である。
3　○　a は遷移状態、I は活性化自由エネルギー。遷移状態では、求核攻撃される炭素周辺の立体障害が大きくなると求核剤が近づきにくくなるため、活性化自由エネルギーが大きくなる。
4　×　c は生成系であり、反応座標において自由エネルギーの最も高い山が律速段階である。したがって、始原系から b に至る段階が律速段階である。
5　×　反応機構は S_N2 反応なので、立体反転で進行する。生成物は光学活性である。S_N1 反応（B）ではアキラルなカチオン中間体（b）を経由するため、ラセミ化する。

Ans.　3

Point

以下に S_N2 反応と S_N1 反応の特徴をまとめる。

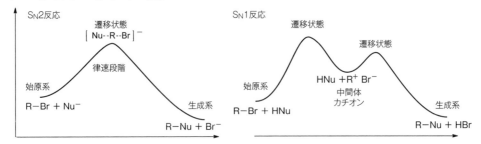

求核置換反応の特徴

	S_N2	S_N1
反応速度	二次反応　$v = k\,[RBr][Nu^-]$	一次反応　$v = k\,[RBr]$
ハロゲン化物の反応性	メチル＞第1級＞第2級 （立体障害が小さい順）	第3級＞第2級 （カチオンが安定な順）
中間体	中間体を経由しない一段階反応	カチオン中間体を経由する二段階反応
立体化学	立体反転	ラセミ化
求核剤	塩基性の強い求核剤（HO^-）	中性の求核剤（H_2O）

v：反応速度、k：反応速度定数、RBr：臭化アルキル、Nu^-：求核剤

問 104　化合物 A の反応に関する記述のうち、正しいのはどれか。**2つ選べ。**

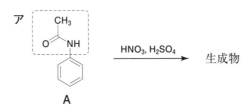

1　SO_3 が求電子剤として作用する置換反応である。
2　アの部分は共鳴効果による電子求引性を示す。
3　アの部分は誘起効果による電子供与性を示す。
4　アの部分のかさ高さのため、オルト置換体が得られにくい。
5　A の代わりにベンゼンを基質とすると反応は遅くなる。

■Approach■　アセトアニリドのニトロ化に関する問題

■Explanation■

1　×　ニトロ化反応の条件である。HNO_3 から硫酸の酸触媒によって NO_2^+ が発生し求電子剤となる。
2　×　アの部分はアミドの窒素原子がベンゼン環に直結しているため、共鳴効果では電子供与性を示す。
3　×　アの部分は窒素原子が炭素よりも電気陰性度が大きいため、誘起効果では電子求引性を示す。
4　○　アミド基はオルト・パラ配向性を示す。一般に、オルト位は置換基と立体障害を起こすため、嵩高い置換基が結合するとオルト位ではなくパラ位で反応を起こす。
5　○　共鳴により、電子供与できる官能基であるので、ベンゼンよりも、芳香環の電子密度が高まっている。そのため、求電子置換反応の反応速度は速くなる。

Ans.　4、5

■Point■

　アセトアニリドのアミド基の窒素の非共有電子対は芳香族求電子置換反応のカチオン中間体を共鳴によって安定化できる。したがって、ベンゼンよりも、アミドの電子供与によるカチオン中間体の安定化があり、反応速度がベンゼンよりも速くなる。また、アミド基の窒素が安定化できるのはオルト・パラ位に置換が起こった場合のみである。したがって、アセトアミドはオルト・パラ配向性を示す。

問 105　一酸化窒素及び生体内における一酸化窒素の生成に関する記述のうち、正しいのはどれか。1 つ選べ。

化合物 B

1　アミノ酸 A は L-グルタミンである。
2　一酸化窒素は 2 つの不対電子をもち、常磁性を示す。
3　一酸化窒素の窒素原子の酸化数は +1 である。
4　一酸化窒素の酸素原子は酸素分子（O_2）由来である。
5　化合物 B は L-オルニチンである。

▊Approach▊　生体内での一酸化窒素の生成に関する問題
▊Explanation▊

1　×　アミノ酸 A は L-アルギニンである。
2　×　一酸化窒素は 1 つの不対電子を持つため、常磁性を示す。
3　×　窒素の酸化数は + Ⅱ である。
4　○　NOS は酸素を利用し、L-アルギニンを酸化する。
5　×　L-シトルリンである。

Ans.　4

▊Point▊
　一酸化窒素合成酵素（NOS）は Fe(Ⅱ)-ヘム錯体を活性中心に持ち、酸素を利用した L-アルギニンの 2 回の酸化反応によって一酸化窒素を合成する。中間体として L-N-ヒドロキシアルギニンを生成する。これには主に 2 つの異性体が存在する。

L-アルギニン　　　　　　　　L-N-ヒドロキシアルギニン　　　　　　　L-シトルリン

問 106　図は、アセチルコリンエステラーゼ（AChE）によってアセチルコリンが加水分解される際の初期段階の反応機構と 2 種類の AChE 阻害剤 A、B の構造を示したものである。以下の記述のうち、正しいのはどれか。**2つ**選べ。

1　グルタミン酸－ヒスチジンの相互作用により、ヒスチジンのイミダゾリル基の塩基性が高くなる。
2　グルタミン酸－ヒスチジン－セリンの三つのアミノ酸残基間の相互作用によって、セリンのヒドロキシ基の求電子性が高くなる。
3　アセチルコリンはトリプトファンとイオン結合している。
4　AChE 阻害剤 A はセリンのヒドロキシ基を不可逆的にアミド化する。
5　AChE 阻害剤 B はセリンのヒドロキシ基を不可逆的にリン酸化する。

▌Approach▐　アセチルコリンエステラーゼの反応に関する問題

▌Explanation▐

1　○　グルタミン酸（陰イオン）が塩基として働き、ヒスチジンのイミダゾリル基の水素を引き抜き、塩基性を向上させている。

2　×　グルタミン酸（アスパラギン酸）－ヒスチジン－セリンの組合せは Catalytic Triad と呼ばれる。これらのアミノ酸残基の連携によってセリンエステラーゼ類などの加水分解酵素の活性基であるセリンの求核性を高めている。

セリンが陰イオンになり求核能が高まっている

3　×　トリプトファンは疎水的な芳香族化合物である。芳香族の π 電子（部分負電荷を持つ電子雲）でカチオンを安定化するカチオン－π 相互作用で、アンモニウムイオンと弱い相互作用をしている。イオン結合は塩化物イオンのような対イオンと形成する結合である。

イオン結合

カチオン-π
相互作用

π電子（負に帯電）

4　×　ネオスチグミン臭化物 A はセリンをカルバモイル化する。カルバモイル基の加水分解は非常に遅い。そのため、酵素の再生が遅くなり、アセチルコリンの分解が遅くなる。

　　　ネオスチグミンはフェノール性のカルバモイル基をもち、フェノラートイオンの脱離能は比較的高い。一方で、酵素のセリン残基は脂肪族アルコールのため、カルバモイル化酵素のセリンの脱離能が低く、酵素の再生が遅くなる。

5　○　サリン B はセリンをリン酸化し、イソプロピル基が外れると、酵素を不可逆的に不活性化する（Point 参照）。

Ans.　1、5

■Point■

　　アセチルコリンエステラーゼの反応機構を示す。水素結合部分は、電子移動の矢印に置き換えて示している。グルタミン酸塩がセリンの求核性を高めていることがわかる。この水素結合は、電荷のリレーとも呼ばれ、グルタミン酸塩の陰イオンがセリンの陰イオンに移動している。電気的中性のセリンが陰イオンと陽イオンに電離するのは、電気的に中性が安定であることを考えると不安定である。しかし、グルタミン酸の陰イオンがセリンにリレーされるこのメカニズムは、全体で 1 価の陰イオンであることに変わりがなく、無駄な分極をおさえることで、セリンが陰イオンになった構造を安定化し、セリンの求核能が高まっている。

問107 図は、ある化合物Aの¹H-NMRスペクトル（400 MHz、CDCl₃、基準物質はテトラメチルシラン）を示したものである。また、表は各シグナルの積分比を一覧にしたものである。化合物Aの加水分解反応によって得られた化合物Bについて、同様の条件下で¹H-NMRスペクトルの測定を行ったところ、アとウに相当するシグナルが消失し、11 ppm付近に線幅の広い新たなシグナルが観測された。化合物Aの構造式はどれか。1つ選べ。なお、×印のシグナルは水又はCDCl₃中に含まれるCHCl₃のプロトンに由来するシグナルである。

表

シグナル	積分比
ア	3
イ	3
ウ	2
エ	1
オ	1
カ	1
キ	1
ク	1

■ **Approach** ■ ¹H-NMRスペクトルを用いる構造解析に関する問題

■ **Explanation** ■

　問題文下表に示されている積分比は、化学構造中のプロトン（水素原子）の相対的な個数である。シグナル（ア）は、比較的高磁場側（低ppm側）の化学シフト 1.4 ppm付近に観察されていることからメチル基プロトン由来と推察され、三重線であることから隣接する（炭素）原子には2個のプロトンが存在していることが示唆される。また、4.4 ppm付近にプロトン2個分に相当する四重線のシグナル（ウ）が観察されていることから、化合物Aには、少なくともエチル基（-CH₂-CH₃）が存在していることがわかる。さらに、化合物Aを加水分解した後のスペクトルからシグナル（ア）および（ウ）が消失したことから、このエチル基が、エステルあるいはアミ

ドを形成している要素であることが類推される。以上のことから、エチル基がエステル構造に含まれている選択肢 2、3、および 5 の可能性を考慮するのが妥当となる。

次に、シグナル（**イ**）はメチル基プロトンのシグナルと推察されるが、比較的高磁場側の 3.8 ppm 付近に観察されていることからメトキシ基（−O−CH$_3$）である可能性が高い。このことを加味すると、選択肢 5 は除外される。選択肢 2 には芳香環に直結したメチル基が存在しているが、スペクトルには観察されていないことから、選択肢 2 も除外してよい。

残る選択肢 3 については、他の 7.0 〜 7.4 ppm 付近のプロトンシグナル（**エ**）〜（**キ**）がインドール環プロトンであることが類推でき、その積分値の合計が 4 個分のプロトンに相当していること、さらに、シグナル（**ク**）がインドール環に含まれる窒素結合水素原子のシグナルであることが類推されるなど、その構造由来のスペクトルである妥当性が極めて高い。

以上のことから、化合物 A は選択肢 3 の構造であると結論される。

Ans. 3

■ Point ■

化学構造の部分構造（特にアルキル基）由来のプロトンシグナルのスペクトル上の出現位置（化学シフト、およその ppm 値）をおさえておくことと、隣接する原子に結合したプロトンの数＋ 1 に各シグナルが分裂することを知っておくことは基本中の基本である。さらに、電子求引性基や電気陰性度の大きな原子に隣接したアルキル基のプロトンシグナルは比較的低磁場（高 ppm）側に出現する、芳香環プロトンのシグナルは 7 〜 8 ppm 付近に出現するなどを知っておけば国家試験に出題される構造解析の問題は比較的容易に解くことができる。なお、問題表にある積分値は、各シグナルの面積の相対的な比の値であり、シグナル強度（高さ）とは関係していない。

問 108　日本薬局方に収載された生薬 A の確認には、成分 B の検出を目的として、C に示す試薬や方法を用いた試験が行われる。A 〜 C の組合せのうち、正しいのはどれか。**2 つ選べ。**

	A	B	C
1	オウゴン	インドールアルカロイド	薄層クロマトグラフィー、紫外線照射
2	キキョウ	トリテルペンサポニン	無水酢酸と硫酸
3	ゴシュユ	ステロイドサポニン	4−ジメチルアミノベンズアルデヒド試液
4	チンピ	フラボノイド	バニリン・塩酸試液
5	ベラドンナコン	トロパンアルカロイド	薄層クロマトグラフィー、ドラーゲンドルフ試液

■ Approach ■　日本薬局方の確認試験に関する問題

■ Explanation ■

1　×　オウゴンの主要成分はフラボノイド配糖体のバイカリンであり、インドールアルカロイドではない。薄層クロマトグラフィーにより展開し、塩化鉄（Ⅲ）・メタノール溶液で暗緑色に呈色させ検出する。

2　○　キキョウの主要成分はトリテルペンサポニンのプラチコジン D などであり、無水酢酸抽出液に硫酸を加えることで境界面は赤色〜赤褐色、上層は青緑色〜緑色に呈色させ検出する（Liebermann−

Burchard 反応）。

3　×　ゴシュユの主要成分はインドールアルカロイドのエボジアミンであり、薄層クロマトグラフィーにより展開し、紫外線の照射、ドラーゲンドルフ試液により呈色させ検出する。

4　×　チンピの主要成分はフラボノイドのヘスペリジンなどであり、メタノール抽出液にマグネシウムと塩酸を加えることで赤紫色に呈色させ検出する。

5　○　ベラドンナコンの主要成分はトロパンアルカロイドのアトロピンであり、薄層クロマトグラフィーにより展開し、ドラーゲンドルフ試液により黄赤色に呈色させ検出する。

Ans.　2、5

Point

　生薬の主要成分は、名前だけではなく、その構造を理解し、さらにその構造に対する確認試験を理解しているかがポイントである。オウゴンやチンピの主要成分であるフラボノイドは、フェニルクロマン（C6-C3-C6）骨格を基本構造にもつ芳香族化合物である。キキョウの主要成分であるトリテルペンサポニンは、疎水性のトリテルペンに複数の糖が結合した界面活性作用を示す配糖体である。ゴシュユの主要成分のインドールアルカロイドは、トリプトファンを鍵化合物として生合成されるアルカロイドである。そのアルカロイドの一般的な呈色試薬は、ドラーゲンドルフ試液である。なお、バニリン－塩酸反応はカテキン類の確認試験として生薬アセンヤクで使用される。

問 109　以下のアルカロイドのうち、生合成前駆体となるアミノ酸がトリプトファンであるのはどれか。**2つ選べ**。

1　2　3

4　5

Approach　アルカロイドの生合成経路に関する問題

■ Explanation ■

1　×　チロシン由来のイソキノリンアルカロイドのノスカピンであり、生薬アヘンの成分である。

2　×　チロシン由来のイソキノリンアルカロイドのコデインであり、生薬アヘンの成分である。

3　○　トリプトファン由来のインドールアルカロイドのエルゴメトリンであり、生薬バッカクの成分である。

4　○　トリプトファン由来のキノリンアルカロイドのキニーネであり、生薬キナの成分である。

5　×　オルニチン由来のトロパンアルカロイドのスコポラミンであり、生薬ロートコン、ベラドンナコンの成分である。

Ans.　3、4

■ Point ■

　数多く存在するアルカロイドを名前だけではなく、その構造を生合成の観点から理解しているかがポイントである。複雑な構造のうち窒素部分の位置に着目すると構造を理解しやすいはずである。

問 110　骨の成長とリモデリングに関する記述のうち、正しいのはどれか。2つ選べ。

1　骨基質の生成に必要なコラーゲンは、主に骨細胞から分泌される。

2　骨芽細胞は、アルカリホスファターゼの作用により、石灰化に必要なリン酸の局所濃度を上昇させる。

3　破骨細胞は、骨基質を分解する働きをもつ。

4　エストロゲンは、思春期において骨芽細胞の働きを抑制する。

5　カルシトニンは、破骨細胞を活性化する。

■ Approach ■　骨代謝回転とそれに関与する細胞の機能に関する問題

■ Explanation ■

1　×　骨形成に必要なコラーゲンは、骨芽細胞が骨基質表面で分泌供給する。骨細胞は骨基質中に埋没しており、コラーゲン分泌には関与しない。

2　○　骨芽細胞は、骨基質の形成とともにその石灰化に必要なリン酸カルシウムおよび多種の生理活性物質を供給する。機序としては、細胞内にリン酸イオン、カルシウムイオンを含む基質小胞を形成し、これを分泌するのであるが、基質小胞の単位膜に存在するアルカリホスファターゼや Ca^{2+}-ATPase の作用によって、基質小胞内のリン酸イオン、カルシウムイオン濃度が局所的に上昇し、リン酸カルシウム析出が促進され、小胞外に石灰化球という形で分泌されていく。

3　○　破骨細胞は、陳旧化した、あるいは物性的に脆弱な石灰化基質を認識して分解吸収する。破骨細胞の波上縁によって形成される特異的環境において、コラーゲンなどの有機成分はカテプシンKやMMP-9などによって分解され、ハイドロキシアパタイトのリン酸カルシウムは、強い酸性環境のもとで脱灰される。

4　×　エストロゲンは、二次性徴発来期においては成長ホルモンの分泌を促進し、IGF-Iを増加させ、骨芽細胞の働きを促進することによって身長発育を促進させるが（身長スパート）、同時に長管骨に直接作用して、成長軟骨の骨化を促進することにより骨端線を閉鎖し，身長発育を停止させる。

5　×　カルシトニンは、総じて血清カルシウム濃度を低下させる作用をもつ。1つの機序は骨吸

収の抑制と骨形成の促進であり、もう1つの機序は尿中へのカルシウム、リン酸排泄の促進である。破骨細胞にはカルシトニン受容体が多く発現し、カルシトニンの作用によって、破骨細胞の波状縁が平坦化し、骨への吸着力が低下するため、骨吸収力が低下する現象が認められている。

Ans.　2、3

▌Point▌

- **骨代謝（リモデリング）に関係する細胞**：一般に骨のリモデリングは骨芽細胞と破骨細胞の機能的カップリングによってなされているが、骨基質中に埋没している骨細胞も両者に対する情報伝達を通して、その調節に預かっている。
- **骨のリモデリングに関与する因子**：エストロゲンは上記のように思春期における成長のほか、骨細胞の Sema3A 発現調節を介した骨芽細胞分化促進、破骨細胞分化抑制、また破骨細胞のアポトーシス誘導などに作用する。なお、骨細胞は、エストロゲン欠乏状態では、オステオポンチンの産生亢進などを通じて、破骨細胞を活性化するといわれる。

問 111　図は視床下部−下垂体系を模式的に示したものである。下垂体の部位 A 又は B におけるホルモンの分泌調節に関する記述のうち、正しいのはどれか。**2つ選べ**。

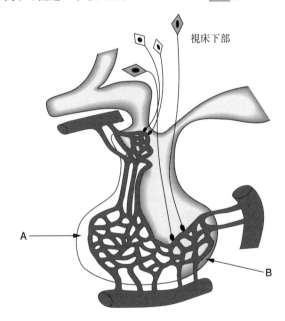

1　A から分泌されるホルモンは、視床下部ホルモンにより分泌調節される。
2　ソマトスタチンは、A からの成長ホルモンの分泌を促進する。
3　ゴナドトロピン放出ホルモンは、A からのオキシトシンの分泌を促進する。
4　バソプレシンは、視床下部で合成され、B から分泌される。
5　ドパミンは、B からのプロラクチンの分泌を抑制する。

▌Approach▌　視床下部−下垂体系ホルモンの分泌・調節機構に関する問題

■ Explanation ■

1　○　Aは下垂体前葉である。下垂体前葉ホルモンは前葉で生合成され、分泌される。図中に示されるように、視床下部の分泌神経からの分泌物は下垂体門脈に放出され、下垂体前葉ホルモンの分泌調節を行う。

2　×　視床下部－下垂体系におけるソマトスタチンは視床下部腹内側核の神経分泌細胞から分泌され、下垂体前葉の成長ホルモン分泌の主要な抑制因子であるとともに、甲状腺刺激ホルモン（TSH）分泌、プロラクチン（PRL）分泌にも抑制的に作用する。

3　×　ゴナドトロピンとは、卵胞刺激ホルモン（FSH）、黄体形成ホルモン（LH、ICSH）の総称であり、いずれも下垂体前葉ホルモンである。オキシトシンは下垂体後葉ホルモンであり、ゴナドトロピン放出ホルモンの影響を受けない。

4　○　Bは下垂体後葉であり、下垂体後葉から分泌されるホルモンはオキシトシン、バソプレシンの2種である。図のように、視床下部の神経分泌細胞は後葉まで軸索を伸ばしており、この2種のホルモンは視床下部で生合成され、下垂体後葉で蓄積・分泌される。

5　×　プロラクチン（PRL）は下垂体前葉ホルモンである。ドパミンはPRLの主要な分泌抑制因子である。なお、TSH分泌を促進するTRHは授乳刺激を受けて、PRL分泌を促進する因子として作用することが知られる。

Ans.　1、4

■ Point ■

● 下垂体前葉では多くのホルモンが生合成されている。その分泌については上位のホルモン（視床下部系）による調節を受ける。

● 下垂体後葉ではホルモンの生合成は行われず、視床下部で生合成されたオキシトシン、バソプレシンの蓄積と分泌が行われる。よく知られているオキシトシンの分泌刺激は、①妊娠最終期のエストロゲン上昇（子宮平滑筋収縮、分娩誘導作用）、および授乳行動（射乳作用）。

● ドパミンとPRL分泌：脳内ドパミンが欠乏するような慢性的病態やドパミン抑制作用を有する医薬品（主に向精神薬）の長期的曝露によって、PRL分泌抑制が解除され、いわゆる「女性化乳房」をきたすことがある。

問112　成人の赤血球及び造血に関する記述のうち、正しいのはどれか。**2つ選べ。**

1　成熟赤血球では、ヘモグロビン1分子に、通常2分子のヘムが結合している。

2　成熟赤血球のATP産生の大部分はミトコンドリアが担う。

3　造血は赤色骨髄で行われる。

4　造血過程におけるDNA合成には、葉酸及びビタミンB_{12}が必要である。

5　動脈血の酸素分圧が低下すると、腎臓でのエリスロポエチンの産生が抑制される。

■ Approach ■　ヒト成人における造血機構と赤血球に関する問題

■ Explanation ■

1　×　成人の成熟赤血球におけるヘモグロビンは主にHbAである。HbAは、αサブユニット2つとβサブユニット2つの4量体を形成し、各サブユニットは1分子のヘムとグロビン（ポリペプチド）鎖の結合体である。すなわち、1分子のヘモグロビンには4分子のヘムが含まれる。なお、ヘムはポルフィリン誘導体であり、中央にFe^{2+}が配位している。

2　×　成人の成熟赤血球には、核をはじめとして多くの細胞内小器官が欠落している。特にその酸素運搬機能から推して酸素を用いる反応を行うミトコンドリアは全く含まれない。した

がって赤血球のエネルギー代謝（ATP 産生）は主に細胞質の嫌気的解糖系で賄われる。

3 ○　成人では主に扁平骨、長管骨近位部の骨髄において造血が行われている。造血骨髄は大量の赤血球前駆体（赤芽球や前赤芽球）を含み、生成した血球を類洞に放出しているため赤く見え、赤色骨髄といわれる。造血を行わない骨髄は脂肪に置き換わり、黄色骨髄といわれる。

4 ○　赤血球分化のプロセスにおける赤芽球の増殖には、他の細胞同様に DNA 合成が必要であり、特に塩基合成に必要な葉酸、ビタミン B_{12} が供給されないと、巨赤芽球性貧血をきたす。

5 ×　エリスロポエチン（Epo）は、赤血球の分化増殖に係る因子であり、低酸素状態に応答して腎臓での産生分泌が増大する。

Ans.　3、4

▌Point▐

● ヘモグロビンは、サブユニットの違いによっていくつかのタイプが存在するが、一般に成人では α サブユニット 2 つ、β サブユニット 2 つの 4 量体からなる HbA が主体である。なお胎児にみられる HbF は、α サブユニット 2 つ、γ サブユニット 2 つの 4 量体である。

● 赤芽球レベルにおける葉酸またはビタミン B_{12} の不足によって、骨髄に巨大な赤芽球が出現し、正常の赤血球が生成されなくなる病態を巨赤芽球性貧血というが、不足するのが葉酸かビタミン B_{12} かで病態が異なり、また対処の方法も異なってくる。ビタミン B_{12} の不足による場合に、葉酸の投与を行うと、DNA 合成系が過負荷となり、ビタミン B_{12} の不足が際立つため、病状が悪化することがある。

● 低酸素状態では、低酸素応答性の転写因子である HIF（hypoxia inducible factors）が核内移行し、Epo の転写を促進する。また、糸球体のプロスタグランジン生成が亢進し、アデニル酸シクラーゼが活性化され、Epo 分泌が増大するとされる。

問 113　哺乳類細胞におけるコレステロール及びその代謝に関する記述のうち、正しいのはどれか。**2 つ**選べ。

1　コレステロールの 3 位のヒドロキシ基に脂肪酸が結合したコレステロールエステルは、コレステロールよりも親水性が高い。

2　コレステロール分子中の全ての炭素原子はアセチル CoA に由来する。

3　コレステロールの生合成過程において、メバロン酸 1 分子の合成には、4 分子のアセチル CoA が必要である。

4　細胞内のコレステロール量が増加すると、3-ヒドロキシ-3-メチルグルタリル CoA（HMG-CoA）還元酵素遺伝子の転写が促進される。

5　コレステロールは、ステロイドホルモンや胆汁酸の前駆体となる。

▌Approach▐　コレステロール及びその代謝に関する問題

▌Explanation▐

1　×　コレステロールの 3 位のヒドロキシ基とそのエステル体では、ヒドロキシ基の極性が高く、親水性が高い。

2　○　記述の通り。

3　×　メバロン酸の構造は $C_6H_{12}O_4$ で、炭素 6 個はアセチル CoA 3 分子に由来している。

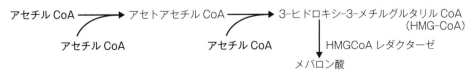

4　×　上記に図示したように、HMGCoA還元酵素はメバロン酸合成を促進する酵素であり、メバロン酸量が増加すればその後の代謝も促進されてコレステロール量は増加する。細胞内コレステロール量が増加したときには、当然その生合成は抑制されるので、メバロン酸を誘導するHMGCoA還元酵素量も低下するはずである。したがって、HMGCoA還元酵素遺伝子の転写が促進されることはない。

5　○　記述の通り。

Ans.　2、5

■Point■

　コレステロールの生合成は複雑で、図のように多くの酵素的段階が関与している。コレステロールの基本骨格はアセチルCoA（由来は酢酸分子）から組み立てられており、アセチルCoAとアセトアセチルCoAが縮合してヒドロキシメチルグルタリルCoAを生成し、続いてメバロン酸が生成される。炭素数6個のメバロン酸からCO_2の形で炭素1個が除去されて炭素数5個の3-イソペンテニルピロリン酸を生成する。このイソプレノイド単位（炭素数5個）からスクアレン（炭素数30個）を形成し、環状構造のラノステロールを経て、炭素数27個のコレステロールとなる。

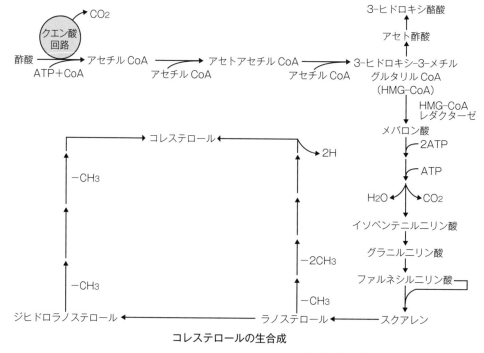

コレステロールの生合成

（参考『生化学辞典第4版』東京化学同人）

問 114　下図のヌクレオチドに関する記述のうち、正しいのはどれか。**2つ**選べ。

1　RNA の構成成分である。
2　デオキシウリジン 5′−一リン酸のメチル化により生成する。
3　塩基のメチル基の導入には、ピリドキサールリン酸が補酵素として必要である。
4　塩基部分の生合成には、アスパラギン酸及びグルタミンが利用される。
5　分解されて生じた塩基は酸化されて尿酸となる。

▌Approach▌　図示されたヌクレオチドに関する問題
▌Explanation▌

1　×　リボースの2位がデオキシ体であり、これは DNA の構成成分である。また、ヌクレオチドに含まれている塩基はチミンであり、明らかに DNA の構成成分といえる。

2　○　生体内で起きている反応であり、デオキシウリジン 5′−一リン酸（dUMP）にチミジル酸シンターゼが作用して N^5, N^{10}−メチレンテトラヒドロ葉酸からメチル基を受け取り、5′−チミジル酸（dTMP）を生成する。

3　×　メチル化の補酵素となるのは、N^5, N^{10}−メチレンテトラヒドロ葉酸である。2′−デオキシウリジル酸（dUMP）にチミジル酸シンターゼが作用してチミジル酸となる。

4　○　ピリミジン塩基の生合成は、グルタミン、炭酸および ATP を利用してカルバモイルリン酸が合成され、さらにアスパラギン酸が反応してカルバモイルアスパラギン酸、オロト酸を経てウリジル酸が合成される。

5　×　プリン塩基は酸化的分解を受けて尿酸となるが、ピリミジン塩基の場合は還元的に分解されて β−アラニンや β−アミノイソ酪酸として尿中排泄されるほか、一般の代謝経路でアセチル CoA、プロピオニル CoA などへ転換される。図中の塩基はピリミジン塩基のチミンである。

Ans.　2、4

▌Point▌
　図示された構造は、5′−チミジル酸（dTMP）である。核酸の構造について、塩基部分、糖部分の組合せ、ヌクレオチドの生合成と分解の特徴（違い）もまとめて整理しておこう。

問 115　ヒトの遺伝子多型に関する記述のうち、正しいのはどれか。**2つ**選べ。
1　イントロン部分の塩基配列の違いは、遺伝子多型とはみなされない。
2　遺伝子多型がタンパク質の発現量に影響を与えることはない。
3　酵素をコードする遺伝子の多型は、その酵素活性に影響を与えることがある。
4　数塩基の短い DNA 塩基配列の反復回数が、個体間で異なることを SNP（スニップ）という。
5　遺伝子の翻訳領域における遺伝子多型が存在しても、対応するタンパク質のアミノ酸配列に変化を生じないことがある。

▌Approach▌　ヒト遺伝子多型に関する問題

■ Explanation ■

1　×　遺伝子多型は、遺伝子の翻訳される部分（エキソン）だけでなく、遺伝子のプロモーター領域やイントロン（タンパク質のアミノ酸配列や遺伝子調整にあまり関与しない）部分にも存在している。

2　×　遺伝子多型がアミノ酸配列に変化を生じさせた場合、タンパク質の発現量の変化、タンパク質の機能低下や機能欠如、異常なタンパク質の出現など様々な影響が起こりうる。

3　○　記述の通り。

4　×　SNP（スニップ）とは一塩基多型のことで、1つの塩基置換によって起こる多型である。数塩基の塩基配列が反復した配列をマイクロサテライト配列、またはマイクロサテライトDNAと呼び、この反復数が個人によって異なるところから生じる多型のことをマイクロサテライト多型と呼ぶ。

5　○　アミノ酸をコードするコドンの数は各々のアミノ酸により異なる（縮重）ため、遺伝子多型が存在してもコドンから読み取るアミノ酸が変化しない場合もありうる。

Ans.　3、5

■ Point ■

　遺伝子多型の特徴について整理しておこう。遺伝子多型には塩基の変化が一塩基の場合（＝SNP）と複数の塩基に起こる場合がある。また、翻訳領域の塩基配列の違いはコドンの示すアミノ酸に変化をもたらす場合があり、その変化がタンパク質の発現量やタンパク質の機能低下や機能欠如、異常なタンパク質の出現など様々な影響を及ぼす場合もある。ただし、塩基配列が変化してもコドンの示すアミノ酸が変化しない場合もあり、コドン表の示すアミノ酸の特徴もあわせて整理しておきたい。

問 116　タンパク質 X は、細胞質内ではサブユニット A（分子量 60,000）とサブユニット B（分子量 30,000）がそれぞれ 1 つずつ非共有結合で会合したヘテロ二量体を形成している。タンパク質 X は、増殖因子 F の刺激によりサブユニット A のみチロシン残基がリン酸化され、サブユニット B と解離する。

　培養細胞を用いて以下の実験を行った。予想される結果として正しいのはどれか。1 つ選べ。

① 　F でこの細胞を刺激した。同時に未刺激の細胞も用意した。
② 　それぞれの細胞を破砕して細胞抽出液を得た。
③ 　各細胞抽出液に、サブユニット A に対する抗体（抗 A）を添加して免疫沈降(注1)を行った。
④ 　沈降物を三等分し、それぞれを SDS-ポリアクリルアミドゲル電気泳動により分離した。
⑤ 　分離したタンパク質をニトロセルロース膜に電気的に転写し、抗リン酸化チロシン抗体（抗 Pi-Tyr）(注2)、抗 A、サブユニット B に対する抗体（抗 B）をそれぞれ用いたウエスタンブロット法を行った。

　ただし、F による刺激で、A、B 両サブユニットの発現量に変化はなく、分解も起こらないこと、また、チロシン残基がリン酸化されても、電気泳動移動度、抗 A による免疫沈降及びウエスタンブロット法における認識には変化がないことを確認している。

注 1：抗体を添加後、生じた免疫複合体を不溶性担体に吸着させて遠心分離によって回収する方法。
注 2：タンパク質中のリン酸化されたチロシン残基を特異的に認識する抗体。

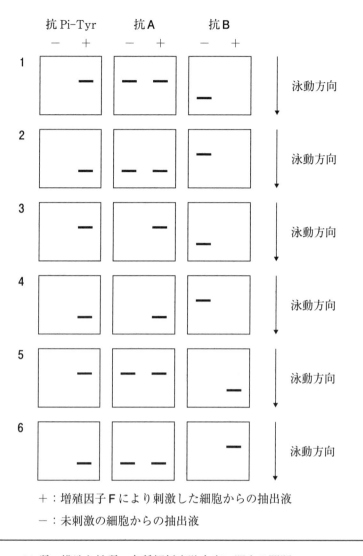

■**Approach**■ タンパク質の構造と性質、各種解析実験内容に関する問題

■**Explanation**■

　ウエスタンブロット法の結果が3枚、各々の選択肢に示されている。そこで、左から順に正しい番号を選択していく。

〈ウエスタンブロットの抗 Pi‐Tyr 〉

　増殖因子Fの刺激でチロシン残基がリン酸化されたサブユニットAのみが検出される。サブユニットAは分子量 60,000 で、分子量 30,000 のサブユニットBよりバンドは上に位置する。

　⇒これらの情報から、正しいのは、1、3、5。

〈ウエスタンブロットの抗A〉

　増殖因子Fの刺激で分離したサブユニットAが免疫沈降で回収されている。未刺激の細胞からはタンパク質X（サブユニットAとBが結合した状態）が回収され、次の SDS‐ポリアクリルアミド電気泳動により、タンパク質XはサブユニットAとBに分離される。よって、サブユニットAはウエスタンブロットで刺激、未刺激両方から検出される。

　⇒3は未刺激のレーンにバンドが検出されていないので誤り。正しいのは、1、5。

〈ウエスタンブロットの抗B〉

増殖因子Fで刺激した細胞ではサブユニットAとBは解離するため、免疫沈降でサブユニットBは回収されず、その後の実験で検出されてこない。未刺激の細胞のみサブユニットBは検出される。

⇒5は+のレーンにバンドが検出されているので誤り。正しいのは、最終的に1となる。

Ans. 1

■ Point ■

タンパク質の構造と性質を正確に理解することが求められる。また各種実験方法（増殖因子Fの刺激、免疫沈降、SDSポリアクリルアミド電気泳動、ウエスタンブロット法の実験手法）から導かれる結果情報についても、設問文に示されている情報に照らして正確に読み解き、段階的に正しく解析できることが求められる。

問117　補体の活性化と機能に関する記述のうち、正しいのはどれか。2つ選べ。
1　補体の3つの活性化経路には、いずれもキナーゼ（リン酸化酵素）の連鎖反応が関わっている。
2　補体活性化の古典経路は、レクチンが微生物表面のマンノースやマンナンを認識することで始まる。
3　C3aやC5aは、過剰な炎症反応を抑制する。
4　病原体の表面にC3bが結合すると、C3b受容体を介して食細胞による病原体の貪食が促される。
5　C5bの生成は、膜侵襲複合体（MAC）形成の引き金となり、病原体が破壊される。

■ Approach ■　補体の活性化と機能に関する問題

■ Explanation ■

1　×　補体の活性化とは補体成分同士の関わりによるカスケード（連鎖）反応であり、上位の補体成分が下位の補体成分を分解したり、複合体を形成したりする。すなわち、上位の補体成分が酵素活性を発揮することで起きる。このとき、上位補体成分の酵素活性は主にプロテアーゼ（ペプチダーゼ）であることが多い。

2　×　レクチン経路の記述である。古典経路は補体C1が活性化されることによって、また、副経路は直接補体C3が分解されることによって反応が開始する。

3　×　肥満細胞を刺激することによってヒスタミンなどの化学伝達物質を放出し、アナフィラキシー反応を起こす。

4　○　病原体などの抗原に抗体や補体が結合して食細胞による貪食が促進される現象をオプソニン作用という。オプソニンとして働く抗体はIgGである。

5　○　C5bはC6、C7、C8、C9と結合して複合体（MAC）を形成し、細胞膜に埋め込まれて細胞膜に穴を開け、細胞溶解（細菌の場合、溶菌現象）を引き起こす。

Ans. 4、5

■ Point ■

補体に関する問題は頻繁に出題されている。補体はC1〜C9まで9つの成分があり、代表的な補体の働きと3つの反応経路について覚えておくことは重要である。

補体	働き
C3a、C5a	アナフィラトキシンとして肥満細胞を刺激し、ヒスタミンなどを放出させる
C3b	オプソニン作用により食細胞の貪食能を促進する
C5a	ケモカインの一種で、好中球を炎症部位に遊走させる
C5b6789	膜侵襲複合体（MAC）と呼ばれ、細胞を溶解する

問 118　主要組織適合遺伝子複合体（MHC）に関する記述のうち、誤っているのはどれか。1つ選べ。
1　MHC が同一個体内で遺伝子再編成することにより、多様な免疫応答が可能となる。
2　MHC 分子は、移植片拒絶反応を引き起こす抗原として発見されたものである。
3　MHC 分子は、父親と母親に由来する MHC の両方から発現する。
4　MHC クラスⅡ分子は、主に活性化マクロファージ、樹状細胞、B 細胞において発現している。
5　T 細胞抗原受容体（TCR）は、自己の MHC 分子と抗原ペプチド断片の複合体を認識する。

┃Approach┃　主要組織適合遺伝子複合体（MHC）に関する問題
┃Explanation┃
1　×　MHC の抗原結合部位は非常に多くの形があり、個体間で異なるため、移植片に対して免疫系がこれを攻撃する場合がある。しかし、同一個体内では基本的に同じである。
2　○　MHC はスネルらによるマウスの解析から移植抗原として発見され、ドーセットはヒトの MHC 遺伝子群の存在を明らかにした。
3　○　ヒトの MHC 遺伝子群は 6 番染色体上に存在している。常染色体は細胞内に 1 対あり、それぞれ両親から受精の際に 1 本ずつ受け継いでいる。
4　○　MHC クラスⅡ分子は抗原提示細胞が外因性抗原を提示する際に用いるのに対して、MHC クラスⅠ分子はほとんどすべての有核細胞と血小板に発現しており、内因性抗原を提示している。
5　○　TCR は α 鎖と β 鎖、または γ 鎖と δ 鎖からなる二量体で抗体と類似の構造をしており、可変領域と定常領域がある。可変領域の遺伝子再編成により多様な抗原を認識できる。

Ans.　1

┃Point┃
　ヒトの MHC 分子はヒト白血球型抗原（Human Leukocyte Antigen；HLA）と呼ばれ、個人差（多型）があるため、臓器移植の際の拒絶反応に関与している。
　MHC クラスⅠ分子は、細胞内で生成されたタンパク質が分解されてできるペプチドと複合体を形成し、細胞膜上に発現する。その細胞がウイルス感染細胞や癌細胞の場合、**細胞傷害性 T 細胞（CD8 陽性 T 細胞）**の TCR によって認識され傷害を受ける。一方、MHC クラスⅡ分子は、抗原提示細胞がエンドサイトーシスにより取り込んだ外来性因子の分解産物（ペプチド）と複合体を形成し、細胞膜上に抗原提示する。これを**ヘルパー T 細胞（CD4 陽性 T 細胞）**が TCR によって認識し、活性化される。

一般問題（薬学理論問題）【物理・化学・生物／衛生】

問 119-121 健康な成人における糖質の消化・吸収過程について、消化管における糖質の消化のプロセス（図1）、小腸粘膜上皮細胞におけるグルコースの輸送過程（図2）及び糖尿病治療薬アカルボースの構造式（問121の図3）を示した。以下の問いに答えよ。

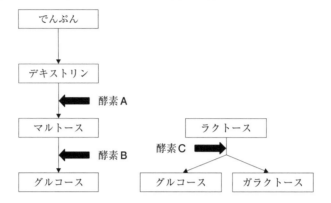

図1　消化管における糖質の消化のプロセス

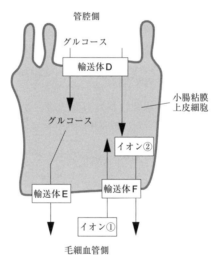

図2　小腸粘膜上皮細胞におけるグルコースの輸送過程

問 119（衛生）
　消化管における糖質の消化・吸収に関する記述のうち、正しいのはどれか。**2つ選べ。**
1　酵素 A は膵臓ランゲルハンス島 B 細胞で合成・分泌される。
2　酵素 B は小腸粘膜上皮細胞の管腔側の膜に存在する。
3　ラクトースは、グルコースとガラクトースが α1 → 4 結合で結合している。
4　マルトースやラクトースは小腸で直接吸収されない。
5　アカルボースは、酵素 B と酵素 C の活性を阻害する。

■**Approach**■　栄養素の消化吸収機構に関する問題

■ Explanation ■

1 × **酵素 A はアミラーゼである。**アミラーゼは唾液腺、膵臓実質で合成・分泌される。膵臓ランゲルハンス島は内分泌物質の生合成を行う場所であり、B 細胞ではインスリンが合成される。

2 ○ 管腔消化で管腔内に消化酵素を分泌して対象を大まかに分解し、続く膜消化で小腸上皮細胞膜上の消化酵素が対象をモノマーにまで分解して吸収する。

3 × ラクトースは、ガラクトースとグルコースが $\beta 1 \rightarrow 4$ 結合で結合している。

4 ○ マルトースやラクトースは二糖なのでそのままでは吸収されず、マルターゼやラクターゼの作用によって単糖に分解されてから吸収される。

5 × **酵素 B (マルターゼ)** は α-グルコシダーゼの一種であるのでアカルボースに阻害される。**酵素 C (ラクターゼ)** は β-ガラクトシダーゼの一種であるのでアカルボースに阻害されない。

Ans. 2、4

■ Point ■

〈主な二糖類の構造と対応する二糖分解酵素〉

	名前	組成
二糖	マルトース (麦芽糖)	α-グルコース + グルコース (α-グルコシル$(1 \rightarrow 4)$グルコース)
	スクロース (ショ糖、サッカロース)	α-グルコース + β-フルクトース (β-フルクトシル$(2 \leftrightarrow 1)\alpha$-グルコシド) ($\alpha$-グルコシル$(1 \leftrightarrow 2)\beta$-フルクトシド)
	ラクトース (乳糖)	β-ラクトース + グルコース (β-ガラクトシル$(1 \rightarrow 4)$グルコース)

注) 一般的な構造式では折れ曲がり部分に-CH$_2$-が省略されている約束だが、糖をハワース式で書く場合は例外で、糖と糖の間の繋ぎ目を折り曲げて書き (図中*印)、ここに-CH$_2$-はない。

	管腔内消化	膜消化
	消化酵素を分泌して大雑把に消化	小腸上皮細胞の膜上で最終的な消化をして、すぐに吸収
デンプン	アミラーゼ	マルターゼ
スクロース	(二糖なので管腔内消化はない)	スクラーゼ
ラクトース	(二糖なので管腔内消化はない)	ラクターゼ

物理・化学・生物

衛生

薬理

薬剤

病態・薬物 治療

法規・制度・倫理

実務

問 120（物理・化学・生物）

小腸粘膜上皮細胞における糖の輸送過程に関する記述のうち、正しいのはどれか。<u>2 つ</u>選べ。

1 ガラクトースは、単純拡散により細胞膜を通過して細胞内に取り込まれる。

2 輸送体 D は、細胞内外の Na^+ の濃度勾配を利用して、グルコースを細胞内に取り込む。

3 輸送体 D は、マルトースの輸送体としても働く。

4 輸送体 E は、ATP の加水分解により得られたエネルギーを利用して、グルコースを毛細血管側に輸送する。

5 輸送体 F は、ATP の加水分解により得られたエネルギーを利用して、K^+（イオン①）を細胞内に、Na^+（イオン②）を細胞外に輸送する。

■ Approach ■ 小腸粘膜上皮細胞における糖輸送の分子生物学的機構に関する問題

■ Explanation ■

1 × 小腸管腔に遊離しているガラクトースは、ほぼ 100%、Na^+ 勾配を利用した二次能動輸送系である sodium-dependent glucose transporter 1 : SGLT1 によって小腸粘膜上皮細胞に取り込まれる。

2 ○ 図によれば、輸送体 D は、刷子縁膜側においてイオンとグルコースの共輸送を行っていると解されるので、SGLT1 である。SGLT1 は、主にグルコース、ガラクトースの取り込みに関与する。

3 × SGLT は、単糖の輸送系であり、マルトースなどの二糖の輸送には関わらない。

4 × 小腸粘膜上皮細胞の門脈系毛細血管側には細胞内のグルコースを分泌する機構が存在する。その分子種は促進拡散に係るグルコーストランスポーター 2（GLUT2）である。

5 ○ 小腸粘膜上皮細胞の毛細血管側には一次能動輸送系である Na^+-K^+-ATPase があって、管腔側の SGLT1 によって増大した細胞内 Na^+ 濃度を緩衝し、さらに SGLT1 が機能できるような細胞内条件を調整している。すなわち、糖の吸収と分泌において SGLT1 と Na^+-K^+-ATPase は共役系を構築している。

Ans. 2、5

■ Point ■

● **栄養学的な糖質の吸収**：経口摂取された多糖類は唾液や膵液に含まれる α アミラーゼによって断片化され、最終的に小腸粘膜上皮細胞刷子縁膜にある二糖分解酵素（マルターゼ、ラクターゼ、スクラーゼなど）で加水分解されて、遊離したグルコース、ガラクトース、フルクトースが細胞内に取り込まれる。

● **単糖の細胞内取込機構**：グルコースおよびガラクトースの刷子縁膜での吸収は二次能動輸送系 Na^+/グルコース共輸送坦体（SGLT1）により、またフルクトースは促進拡散系の小腸型グルコース輸送坦体（GLUT5）により行われる。さらに経細胞内輸送を経て基底膜に運ばれた単糖は広い基質特異性をもつ肝型グルコース輸送坦体（GLUT2）により毛細管へ輸送される。

● 二次能動輸送系である SGLT1 は、Na^+ の細胞内濃度を増大させ、放置すれば Na^+ の細胞内外濃度勾配の消失、SGLT1 の機能低下ということになる。これに対して一次能動輸送系である Na^+-K^+-ATPase は、ATP 分解エネルギーを直接に用いて Na^+ の細胞内濃度を低下させるため、糖の吸収・血管方向への分泌において両者は共役関係があるといえる。

問 121（物理・化学・生物）

α-グルコシダーゼ阻害薬であるアカルボースに関する記述のうち、<u>誤っている</u>のはどれか。1つ選べ。

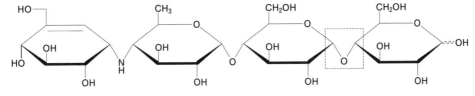

図3　アカルボース

1　マルトース型の部分構造が含まれる。

2　破線で囲んだ部分の結合様式はβ1→4結合である。

3　水に溶けやすい。

4　ヘミアセタール構造をもつため、フェーリング試液による沈殿反応を示す。

5　p-ベンゾキノン試液による呈色反応を示す。

■ Approach ■　アカルボースに関する問題

■ Explanation ■

1　○　図3右側2つの糖はグルコースで、α1→4結合しているのでマルトース型の部分構造。

2　×　図3の右から2つ目の1位（アノマー位）は下向きなので、α結合である。

3　○　アカルボースは13個のヒドロキシ基と1個のアミノ基を持つため、極性が高く水に溶けやすい。

4　○　図3の右側のアルコール部分（還元末端）が、ヘミアセタール構造である。平衡反応で、ヘミアセタール結合が開環した形になるとアルデヒドとヒドロキシ基を持ち、アルデヒドはフェーリング溶液を還元し黄赤色の沈殿を生じる。

5　○　p-ベンゾキノン試液は脂肪族第一級、第二級アミンの呈色反応である。アカルボースには第二級アミンがあり、赤褐色を呈する。

Ans.　2

■ Point ■

図のアカルボースの［　］で囲まれた部分はマルトース構造である。代表的な二糖、α1→4結合のマルトースとβ1→4結合したラクトースを以下に示す。一般的な糖では、下向き1位の酸素が下向きのものをα結合、上向きをβ結合と呼ぶ。波線はα結合とβ結合が混合していることを示す。

一般問題（薬学理論問題）【衛生】

> **問 122** ビタミン及びミネラルの欠乏症に関する記述のうち、正しいのはどれか。**2つ**選べ。
> 1 妊娠初期における葉酸欠乏は、胎児の神経管閉鎖障害の原因となる。
> 2 過剰なアルコール摂取によるビタミン B_6 欠乏は、ウェルニッケ脳症の原因となる。
> 3 マグネシウム欠乏は、下痢の原因となる。
> 4 ナイアシン欠乏は、壊血病の原因となる。
> 5 亜鉛欠乏は、味覚障害の原因となる。

■Approach■ 栄養素の欠乏症と過剰症に関する問題

■Explanation■
1 ○ 妊娠初期（受精から2週目ごろ）に葉酸が欠乏すると、胚の神経管の生成が障害を受ける。
2 × 過剰なアルコール摂取はビタミン B_1 欠乏症を生じ、ウェルニッケ脳症の原因となる。
3 × マグネシウム過剰は、下痢の原因となる。
4 × ナイアシン欠乏は皮膚障害（ペラグラ）の原因となる。壊血病の原因はビタミンC欠乏である。
5 ○ 亜鉛欠乏は味覚障害の原因となる。

Ans. 1、5

■Point■
〈主なビタミン・ミネラルの欠乏症と過剰症〉

		欠乏症	過剰症
脂溶性ビタミン	ビタミンA（レチノール、レチナール、レチノイン酸）	夜盲症	頭痛、吐き気、催奇形性
	ビタミンD（コレカルシフェロール、エルゴカルシフェロール）	くる病、骨軟化症	高カルシウム血症
	ビタミンK（フィロキノン、メナキノン）	血液凝固障害	
水溶性ビタミン	ビタミン B_1（チアミン）	脚気、ウェルニッケ脳症、乳酸アシドーシス（輸液の場合）	
	ビタミン B_2（リボフラビン）	皮膚障害	
	ビタミン B_6（ピリドキサール、ピリドキシン、ピリドキサミン）	神経症状	
	ビタミン B_{12}（シアノコバラミン）	葉酸欠乏症状（悪性貧血、巨赤芽球性貧血）	
	葉酸	巨赤芽球性貧血、神経管閉鎖障害	
	ナイアシン（ニコチン酸、ニコチン酸アミド）	皮膚障害（ペラグラ）	
	ビタミンC（アスコルビン酸）	壊血病	
ミネラル	鉄	貧血	亜鉛の吸収阻害、消化器障害
	亜鉛	成長低下、皮膚炎、味覚障害	銅の吸収阻害による貧血
	銅	鉄不応性貧血	嘔吐、下痢、溶血性貧血、腎機能不全
	マンガン	骨の発育不全、糖尿病、肥満	マンガン狂気病（パーキンソン病様）
	ヨウ素	甲状腺腫、クレチン症	甲状腺機能亢進症
	セレン	心筋症、発がん	下痢、嘔吐、皮膚がん、脱毛
	クロム	糖尿病、高血圧	発がん
	モリブデン	貧血、発育不全	高尿酸血症、痛風
	コバルト	貧血	甲状腺腫

右側タブ：

問 123 食品の腐敗とその防止方法に関する記述のうち、正しいのはどれか。**2つ選べ。**

1 魚に含まれるトリメチルアミンが空気に触れて酸化されることにより、魚臭さの原因物質であるトリメチルアミン *N*-オキシドが生成する。
2 塩辛などの塩蔵品は、水分活性を低くすることで腐敗しにくくしている。
3 カビは、食品の水分活性の値が 1.0 のときに最も増殖しやすくなる。
4 食品添加物のソルビン酸は、食品中の細菌の増殖を抑制する目的で用いられる。
5 ヒスタミンによるアレルギー様食中毒は、IgE 抗体を産生しやすい体質の人にしか起こらない。

▌Approach▌ 食品の変質と保存に関する問題
▌Explanation▌

1 × 魚に含まれるトリメチルアミンが細菌の働きで酸化されることにより、トリメチルアミン *N*-オキシドが生成する。
2 ○ 塩蔵は水分活性を低くする保存法の1つである。
3 × カビは水分活性が 0.8 付近のときに最も増殖しやすくなる。1.0 付近ではカビよりも細菌のほうが増殖しやすくなる。
4 ○ ソルビン酸は保存料であり、細菌の増殖を抑制する。殺菌作用はない。
5 × 食品中でヒスチジンから生じたヒスタミンは、マスト細胞から分泌されるヒスタミンと同様に働いて、アレルギー様食中毒を起こす。IgE 抗体を介さない仕組みである。

Ans. 2、4

▌Point▌

食品の腐敗で生じる化学反応のうちアミノ酸の脱炭酸反応で生じる物質は、薬理学で学ぶシグナル伝達物質と類似または同一のものがある。

分類	元になる物質	腐敗で生じる物質	備考
アミノ酸の脱炭酸反応	アルギニン	アグマチン	悪臭物質
	リジン	カダベリン	悪臭物質
	チロシン	チラミン	チーズやワインに多い。ノルアドレナリンの遊離を促進し、血圧を上昇させる。モノアミンオキシダーゼ阻害薬に代謝が阻害され、作用が増強される
	トリプトファン	トリプタミン	さらに反応して、悪臭物質のスカトールやインドールを生じる
	ヒスチジン	ヒスタミン	アレルギー様食中毒の原因となる
酸化反応	トリメチルアミン	トリメチルアミン *N*-オキシド	魚の腐敗臭

食品を保存するには、殺菌、低温貯蔵、水分活性低下（塩蔵、糖蔵）、pH 低下（酢漬け）がある。また、食品の保存にかかわる食品添加物については**問 124** の Point を参照のこと。

問124 食品添加物 A ～ D に関する記述のうち、正しいのはどれか。**2つ**選べ。

A

B

C

D

1 A ～ D のいずれかを含む食品にその物質名を表示する場合、用途名も必ず併記しなければならない。
2 A は酸型の保存料である。
3 B は海外でポストハーベスト農薬として使用されているが、我が国では食品添加物の防かび剤に指定されている。
4 C は脂溶性の酸化防止剤である。
5 D は pH によって効果が変化しない保存料である。

▌Approach▐ 食品添加物に関する問題

▌Explanation▐

　　食品添加物 A は没食子酸プロピル（酸化防止剤）、B はチアベンダゾール（防カビ剤）、C はアセスルファムカリウム（甘味料）、D はデヒドロ酢酸（保存料）である。

1 ○ 保存料、酸化防止剤、防カビ剤、着色料、甘味料などは用途名併記が必要である。
2 × A は酸化防止剤である。酸型の保存料はデヒドロ酢酸を除いて基本的にカルボキシ基がついている。非酸型保存料のプロピルパラベン（パラオキシ安息香酸プロピル）と似ているが、フェノール性ヒドロキシ基が 3 つあることから、没食子酸とわかる。
3 ○ 栽培中ではなく収穫後（ポスト・ハーベスト）に使用する農薬をポストハーベスト農薬という。日本では規制が異なり、農薬ではなく食品添加物に分類されている。
4 × 甘味料である。
5 × 酸型保存料は pH によって効果が変化し、酸性のときに効果を発揮する。デヒドロ酢酸は酸型保存料の中でも pH による効果の変化が小さく、幅広い pH で有効である。

Ans. 1、3

■ Point ■
〈食品の保存に関わる食品添加物〉

保存料 (細菌の増殖を抑制する)	酸型保存料 (pHが酸性の とき作用する)	ソルビン酸　　　　　プロピオン酸 安息香酸　　　　デヒドロ酢酸ナトリウム
	非酸型保存料 (pHの影響を 受けにくい)	パラベン（パラオキシ安息香酸エステル類） R：エチル、プロピル、イソプロピル、ブチル、イソブチル
殺菌料（細菌を殺す）		過酸化水素（H_2O_2）、次亜塩素酸ナトリウム（NaClO）、高度さらし粉（$CaCl(ClO)$、$Ca(ClO)_2$）
防かび剤 (カビの増殖を抑制する)		ジフェニル　　オルトフェニルフェノール　　イマザリル チアベンダゾール
酸化防止剤 (油脂の変敗を防止する)	ラジカル捕捉剤	α-トコフェロール 没食子酸プロピル　　ブチルヒドロキシアニソール（BHA） ジブチルヒドロキシトルエン（BHT）
	金属封鎖剤	エチレンジアミン四酢酸カルシウム・二ナトリウム（エデト酸カルシウム・二ナトリウム）　　クエン酸イソプロピル

> **問 125** 我が国における遺伝子組換え食品の取扱いに関する記述のうち、正しいのはどれか。**2つ**選べ。
>
> 1 遺伝子組換え大豆を原材料として製造した醤油や大豆油は、挿入遺伝子及びその遺伝子産物が検出されなければ、遺伝子組換え食品としての表示義務はない。
> 2 安全性の評価には、挿入遺伝子の遺伝子産物によるアレルギー誘発性に関する知見が必要である。
> 3 遺伝子組換え農作物の商業的栽培は許可されていない。
> 4 輸出国で安全性に関する審査を受けた遺伝子組換え食品は、日本国内で審査を受けることなく流通・販売が可能である。
> 5 IP ハンドリング（分別生産流通管理）された非遺伝子組換え農産物を原料とする食品には、「遺伝子組換えではない」の表示義務がある。

▌Approach▐ 遺伝子組換え食品に関する問題

▌Explanation▐

1 ○ 挿入遺伝子およびその遺伝子産物が存在しなければ、遺伝子組換え食品であることの表示義務はない。醤油は発酵により DNA やタンパク質が壊れていると考えられる。大豆油は油脂を抽出するため、DNA やタンパク質を含有していないと考えられる。

2 ○ 挿入遺伝子の遺伝子産物であるタンパク質について、アレルギー誘発性に関する知見が特に求められている。

3 × 観賞用の遺伝子組換えバラの商業栽培は行われており、遺伝子組換え農作物の商業栽培は法的に禁止されているわけではない。2018 年の時点で、食用および飼料用の遺伝子組換え農作物の栽培は禁止されていないが、行われていないのが実情である。

4 × 海外で許可されていても、日本で独自に審査を受けることが必要である。

5 × 「遺伝子組換え」と「遺伝子組換え不分別」の表示は義務であるが、「遺伝子組換えではない」の表示は義務ではなく、任意である。

Ans. 1、2

▌Point▐

2019 年の時点で安全性審査の手続きを経た遺伝子組換え食品は次の通り。

じゃがいも（害虫抵抗性・ウイルス抵抗性、アクリルアミド産生低減など）、大豆（除草剤耐性、高オレイン酸形質、低飽和脂肪酸、害虫抵抗性など）、てんさい（除草剤耐性）、とうもろこし（害虫抵抗性、除草剤耐性、高リシン形質など）、なたね（除草剤耐性、雄性不稔性など）、わた（除草剤耐性、害虫抵抗性など）、アルファルファ（除草剤耐性など）、パパイヤ（ウイルス抵抗性）

問126　表は、2005 年と 2018 年の食中毒統計に示された主な食中毒原因物質による食中毒の発生状況である。このうち、B～D に当てはまる原因物質の組合せとして正しいのはどれか。1 つ選べ。

表　主な食中毒原因物質による食中毒発生状況

原因物質	2005 年			2018 年		
	患者数	件数	患者数／件数	患者数	件数	患者数／件数
A	3700	144	25.7	640	18	35.6
B	2301	113	20.4	222	22	10.1
C	2643	27	97.9	2319	32	72.5
D	3439	645	5.3	1995	319	6.3
E	8727	274	31.9	8475	256	33.1

厚生労働省食中毒統計より

	B	C	D
1	カンピロバクター・ジェジュニ／コリ	ウェルシュ菌	腸炎ビブリオ
2	カンピロバクター・ジェジュニ／コリ	腸炎ビブリオ	ウェルシュ菌
3	ウェルシュ菌	カンピロバクター・ジェジュニ／コリ	腸炎ビブリオ
4	ウェルシュ菌	腸炎ビブリオ	カンピロバクター・ジェジュニ／コリ
5	腸炎ビブリオ	ウェルシュ菌	カンピロバクター・ジェジュニ／コリ
6	腸炎ビブリオ	カンピロバクター・ジェジュニ／コリ	ウェルシュ菌

Approach　細菌性食中毒の動向に関する問題

Explanation

E は患者数が最も多いことから、ノロウイルスと考えられる。D は件数が多いわりに患者数が少ないことから、カンピロバクター・ジェジュニ／コリと考えられる。A および B は 2005 年に比べて 2018 年の件数が減少していることから、サルモネラ属菌あるいは腸炎ビブリオと考えられる。

Ans.　5

Point

近年日本の食中毒の約半分をノロウイルスが占め、残りのうちの大半が細菌性食中毒である。かつてはサルモネラ属菌および腸炎ビブリオによる食中毒が多かったが、サルモネラ属菌は 1999 年から、腸炎ビブリオは 2001 年から、対策が強化されて次第に減少し、近年は低い水準で推移している。現在、細菌性食中毒の事件数ではカンピロバクター・ジェジュニ／コリが最も多い。

ウイルス性食中毒および細菌性食中毒は、件数に比べて患者数が多く、外食産業や弁当店で生じている傾向にある。カンピロバクター・ジェジュニ／コリは例外的に、事件数のわりに患者数が少ない。自然毒食中毒（フグやキノコや、山菜と誤認した毒草など）は、件数に比べて患者数が少なく、家庭で生じている傾向にある。

> **問127** 食品に含まれる金属に関する記述のうち、<u>誤っている</u>のはどれか。1つ選べ。
> 1 カドミウム及び無機ヒ素は、国際がん研究機関（IARC）において、グループ1（ヒトに対する発がん性が認められる）に分類されている。
> 2 我が国における無機ヒ素の主な曝露源となる食品は、米とヒジキである。
> 3 我が国におけるカドミウムの主な曝露源となる食品は、米である。
> 4 メチル水銀は、生物濃縮されるため、マグロなどの大型魚類に蓄積されやすい。
> 5 カドミウム及び無機水銀の消化管からの吸収率は、いずれも90％以上である。

▌Approach▌ 食品中の金属に関する問題

▌Explanation▌

1 ○ IARCでグループ1に分類される金属は、ヒ素及び無機ヒ素化合物、カドミウム及びその化合物の他、六価クロム化合物、ニッケル化合物などがある。

2 ○ 我が国における食品からの無機ヒ素の摂取量は米が約62％、海藻類（主にヒジキ）が約28％と、米とヒジキが食品からの主要な曝露源となっている。

3 ○ 我が国における食品からのカドミウムの摂取量は米が約42％、魚類が約16％、野菜・海藻が約15％、雑穀・芋が約10％となっている。

4 ○ マグロなどの大型魚類は海水中濃度の約3000倍の水銀化合物を含み、そのほとんどがメチル水銀であることがわかっている。

5 × カドミウムおよび無機水銀の消化管吸収率は数％程度である。一方、メチル水銀を経口摂取した場合は約95％が消化管から吸収される。

Ans. 5

▌Point▌

金属の毒性に関して、化学形態すなわち無機・有機および金属の価数で変化するものがある。以下に代表的な化学形態と毒性の関係をまとめる。

	金属	化学形態の違い（例）	毒性の特徴
価数で毒性が異なるもの	無機ヒ素	3価：亜ヒ酸 $As(OH)_3$ 5価：ヒ酸 $AsO(OH)_3$	毒性：3価＞5価
	クロム化合物	3価：酸化クロム（III）Cr_2O_3 6価：ニクロム酸カリウム $K_2Cr_2O_7$	毒性：3価＜6価
無機・有機で毒性が異なるもの	ヒ素化合物	無機：亜ヒ酸、ヒ酸 有機：アルセノベタイン（エビに含有）、アルセノシュガー（ヒジキに含有）	毒性：無機＞有機
	鉛化合物	無機：$Pb(CH_3COO)_2$ 有機：四アルキル鉛	無機：ヘム合成阻害（貧血） 有機：中枢毒性
	水銀化合物	無機：$HgCl_2$ 有機：メチル水銀	無機：腎近位尿細管障害 有機：中枢毒性（ハンターラッセル症候群）
	スズ化合物	無機：$Sn(NO_3)_2$ 有機：ビス（トリブチルスズ）＝オキシド	毒性：無機＜有機（中枢毒性、環境毒性（巻貝のオス化））

問128　表は、我が国における男女別の死亡統計（人口千対）の推移を示したものである。この表及び我が国の死亡統計に関する記述のうち、正しいのはどれか。**2つ選べ。**

年	男（人口千対）		女（人口千対）	
	粗死亡率	年齢調整死亡率	粗死亡率	年齢調整死亡率
昭和25（1950）	11.4	18.6	10.3	14.6
35（1960）	8.2	14.8	6.9	10.4
45（1970）	7.7	12.3	6.2	8.2
55（1980）	6.8	9.2	5.6	5.8
平成2（1990）	7.4	7.5	6.0	4.2
12（2000）	8.6	6.3	6.8	3.2
22（2010）	10.3	5.4	8.7	2.7
27（2015）	10.9	4.9	9.7	2.5
28（2016）	11.1	4.8	9.9	2.5

1　1950年から1980年までの間、粗死亡率が低下しているのは、この期間に出生率が上昇したためである。
2　1990年から2016年まで粗死亡率が上昇しているのは、この期間に健康水準が低下したためである。
3　1990年から2016年まで、粗死亡率は上昇しているにもかかわらず年齢調整死亡率が低下しているのは、この期間の人口の高齢化を反映している。
4　年齢調整死亡率は、1985年の年齢別死亡率を基準にして、対象集団の年齢別人口構成で補正したものである。
5　2016年における年齢調整死亡率の性差が、粗死亡率の性差より顕著であるのは、その年の年齢別人口構成の性差が顕著であることを反映している。

Approach　人口動態統計と死亡統計に関する問題

Explanation

1　×　健康水準の向上による平均寿命の伸長によるものと考えられる。
2　×　一般に健康水準が高くなれば（平均寿命が長くなれば）死亡率は低くなるが、近年の粗死亡率の上昇傾向は人口構成の高齢化（老年人口割合の上昇）によるものであり、死亡する確率の高い高齢者の人口が増えていることが要因である。
3　○　年齢調整死亡率は、人口の年齢構成による影響をなくために基準人口（1985年の人口年齢構成）に置き換えて算出するもので、基準人口の年齢構成に比べて老年人口割合が高い地域では、一般に粗死亡率は年齢調整死亡率よりも大きい値を示す。したがって、1990年から2016年の間に、粗死亡率が上昇傾向であるにもかかわらず年齢調整死亡率が低下しているのは、1985年の年齢構成よりも、人口の高齢化が進んでいることを反映していることを示す。
4　×　年齢調整死亡率は、1985年の年齢別人口構成を基準にして、対象集団の年齢別死亡率を補正したものである。

5 ○ 2016（平成28年）のわが国の人口性比（男／女）は94.8であり、女性がやや多い人口構成である。しかしながら、年齢別に見ると、40歳代までは人口性比が100より大きく、50〜55歳ではほぼ100、56歳以上では100より小さくなっている。すなわち、56歳以上で高齢になるにつれて女性の割合が多くなっている。このことは平均寿命および年齢調整死亡率に性差があることに関連している。

Ans. 3、5

▌Point▐

粗死亡率と年齢調整死亡率の定義（違い）を理解しておくことが必要である。直接法によって年齢調整死亡率を算出できるようになると、これらの年次推移の違いも理解しやすい。

問129 表1は、年齢区分別人口割合の将来推計である。表2は、全国の保険薬局での処方調査から明らかになった同一の保険薬局で調剤された薬剤種類数の年齢区分別のデータである。これらの表に関する記述のうち、正しいのはどれか。**2つ**選べ。

表1 年齢区分別人口割合（％）の将来推計

年齢区分	2015年	2025年	2035年
0〜14歳	12.7	11.0	10.1
15〜64歳	60.0	58.7	56.6
65〜74歳	13.8	12.3	13.3
75歳〜	12.9	18.1	20.0
合計	100	100	100

高齢社会白書（内閣府 平成28年度版）より

表2 同一の保険薬局で調剤された1ヶ月あたりの薬剤種類の割合（％）

年齢区分	薬剤種類数／月				
	1〜2	3〜4	5〜6	7〜	合計
0〜14歳	39.0	32.2	18.3	10.5	100
15〜39歳	45.4	32.6	14.6	7.4	100
40〜64歳	46.6	30.0	13.5	10.0	100
65〜74歳	43.5	28.6	14.4	13.6	100
75歳〜	34.1	24.8	16.3	24.8	100

社会医療診療行為別統計（平成28年）より

1 表1から、2035年における老年化指数は約200％になると予測される。
2 2015年から2035年までにおける老年人口割合の増加には、75歳以上人口割合の増加が大きく寄与している。
3 表2から、75歳以上の患者のうち、ほぼ4人に1人が7種類以上／月の薬剤を処方されていることがわかる。
4 7種類以上／月の割合が、65〜74歳に比べて75歳以上で約2倍であることは、65〜74歳に比べて75歳以上の患者の医療機関受診率が約2倍であることを示している。
5 人口割合の将来推計は、将来にわたって総人口が変化しないものとして計算されている。

▌Approach▐ 人口静態統計と将来人口推計に関する問題

Explanation

1 ×　表1より、2035年の将来推計人口における年齢3区分別人口割合は、それぞれ年少人口（15歳未満）10.1%、生産年齢人口（15歳〜64歳）56.6%、老年人口（65歳以上）33.3%である。したがって、この年の老年化指数は、（33.3 ÷ 10.1）× 100 = 329.7である。なお、この計算式の× 100は百分率パーセント（%）を表すための100ではなく、年少人口100人当たりの老年人口を示すものであり、単位（%）はつかないので注意すること（選択肢1の文中に約200%と書かれていること自体が間違いである）。

2 ○　表1より、2015年から2035年における人口増加の程度は、65〜74歳ではほぼ横ばいであるのに対して、75歳以上は12.9%から20.0%まで増加していることがわかる。

3 ○　表2より、75歳以上の患者のうち、24.8%の患者が1カ月に7種類以上の薬剤を処方されていることがわかる。

4 ×　表1および表2から、医療機関受診率と多薬剤処方との関連性は考察できない。

5 ×　将来人口推計は、国立社会保障・人口問題研究所の推計によるもので、総人口、年少人口、生産年齢人口、老年人口の各年次推移が予測されているものである。

Ans.　2、3

Point

将来推計人口〔出生中位（死亡中位）推計〕

	人口（千人）		年齢3区分割合（%）			指数		
	総数	うち65歳以上	0〜14歳	15〜64歳	65歳以上	年少人口	老年人口	従属人口
2015（平27）年	127,095	33,868	12.5	60.8	26.6	20.6	43.8	64.5
2025（令 9）年	122,544	36,771	11.5	58.5	30.0	19.6	51.3	70.9
2035（令19）年	115,216	37,817	10.8	56.4	32.8	19.2	58.2	77.4
2045（令29）年	106,421	39,192	10.7	52.5	36.8	20.4	70.2	90.6
2055（令39）年	97,441	37,042	10.4	51.6	38.0	20.1	73.7	93.8
2065（令49）年	88,077	33,810	10.2	51.4	38.4	19.8	74.6	94.5

各年10月1日現在の総人口（外国人を含む）。2015年（平成27）年は、総務省統計局「平成27年国勢調査　年齢・国籍不祥をあん分した人口（参考表）」による。

（出所：『衛生薬学 改訂第2版 − 基礎・予防・臨床』南江堂　2018）

年齢3区分別人口構成割合の推移〔出生中位（死亡中位）推計〕

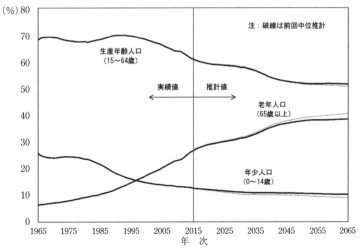

（出所：国立社会保障・人口問題研究所資料より）

問130　図は、我が国のある新興・再興感染症の発生動向調査に基づく患者数の年次推移を示したものである。この図に該当する感染症はどれか。1つ選べ。

1　結核
2　中東呼吸器症候群（MERS）
3　クリプトスポリジウム症
4　重症急性呼吸器症候群（SARS）
5　劇症型溶血性レンサ球菌感染症

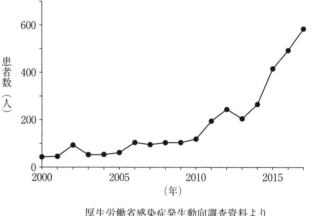

厚生労働省感染症発生動向調査資料より

▋Approach▋　新興・再興感染症の種類と発生動向に関する問題

▋Explanation▋

1　×　結核は、わが国の感染症法では二類感染症に分類されている。BCG予防接種、胸部X線撮影、抗生物質などの開発によって結核死亡率は急激に減少したが、1980年代からその減少度は鈍化している。その原因として世界的なHIV感染拡大による宿主の免疫低下によって結核感染者が再び増加してきたためと考えられており、結核は再興感染症に分類されている。わが国の平成29年の新登録患者数は16,789人で、罹患率は13.3（人口10万対）となっており、先進諸国に比べて罹患率は高い状況が続いている。したがって、図に示す感染症ではない。

2　×　中東呼吸器症候群（病原体がベータコロナウイルス属MERSコロナウイルスであるものに限る）は、新興感染症に分類されている。わが国の感染症法では2015（平成27）年1月に指定感染症から二類感染症に変更された。同年、韓国において感染者186人、死者38人の発生が報告されたが、わが国での感染例は報告されていない。したがって、図に示す感染症ではない。

3　×　クリプトスポリジウム症は、腸管寄生性原虫であるクリプトスポリジウム原虫がオーシスト（嚢胞体）として家畜や動物の糞便とともに排泄されて感染源となる。原虫のオーシストは塩素消毒では死滅しないため、水道水汚染による感染を起こすことがある。わが国では1996（平成8）年に埼玉県越生町の水道水汚染により約9,000人の集団感染が発生した。クリプトスポリジウム症報告数は、年間10例程度である。したがって、図に示す感染症ではない。

4　×　重症急性呼吸器症候群（病原体がコロナウイルス属SARSコロナウイルスであるものに限る）は、新興感染症に分類されている。わが国の感染症法では二類感染症に分類されている。2002（平成14）年に中国広東省で患者が報告されて以降、アジアとカナダを中心に32の地域や国々に拡大した。報告症例数は、2002年11月〜2003年8月までに中国を中心に8,096人で、そのうち774人が死亡している。わが国での感染例は報告されていない。したがって、図に示す感染症ではない。

5　○　劇症型溶血性レンサ球菌感染症は、いわゆる人食いバクテリアと呼ばれるA群溶血性レ

ンサ球菌による感染症であり、病態が進行すると数十時間以内に軟部組織壊死、多臓器不全、呼吸不全、播種性血管内凝固症候群（DIC）を起こし、ショック状態から死に至る場合が多い。2000〜2005 年は、50 例ほどであったが、2011 年から増加しはじめ、2015 年には400 例以上の症例報告があり、最近は増加傾向にある。

Ans. 5

■Point■

代表的な新興感染症と再興感染症の種類と発生動向を整理しておこう。

問 131　予防接種法に定める定期予防接種に関する記述のうち、正しいのはどれか。**2 つ**選べ。
1　B 型肝炎の予防接種は、生後 12 ヶ月までの間に 1 回のみ接種する。
2　4 種混合ワクチンである DPT−IPV は、ジフテリア、百日咳、破傷風及びポリオ（急性灰白髄炎）の予防に用いられる。
3　2019 年以降、風しんワクチン接種の公費助成の対象者を拡大したのは、近年の風しんの流行及び先天性風しん症候群の報告数の増加によるものである。
4　水痘の予防接種を受けた場合、日本脳炎の予防接種は翌日であれば受けることができる。
5　肺炎球菌感染症は、小児及び高齢者の個人予防を主な目的とする B 類疾病に位置付けられている。

■Approach■　予防接種法に関する問題
■Explanation■

1　×　B 型肝炎の予防接種には、組換え沈降 B 型肝炎ワクチンが使用されている。これは不活化ワクチンである。予防接種法では定期接種（A 類疾病）に指定されており、生後 2 カ月〜1 歳未満の間に 3 回接種することが勧奨されている。

2　○　DPT−IPV は、ジフテリア（Diphtheria）、百日咳（Pertussis）、破傷風（Tetanus）、ポリオ（Acute poliomyelitis）の四種疾患に対する予防接種として使用されている。

3　○　近年の風しん流行および先天性風しん症候群の増加を受けて、2014 年に風しんに関する特定感染症予防指針が策定された。また、2019 年から 2021 年度までの約 3 年間にかけて、抗体保有率が他の世代に比べて低い 1967 年 4 月 2 日から 1979 年 4 月 1 日までの間に生まれた男性に対して、予防接種・抗体検査が実施されるようになった。

4　×　弱毒生ワクチンを接種した後、異なる種類のワクチンを接種する場合には、弱毒生ワクチンであれば 4 週間以上、不活化ワクチン（トキソイドを含む）であれば 1 週間以上の間隔をあけることになっている。水痘ワクチンは弱毒生ワクチンであり、日本脳炎ワクチンは不活化ワクチンであるため、水痘ワクチン接種後、1 週間以上の間隔をあける。

5　×　予防接種法において、肺炎球菌感染症は主に集団感染を目的とする A 類疾病と主に個人予防を目的とする B 類疾病に指定されている。A 類疾病に指定されているのは小児が罹患する肺炎球菌感染症に対するもので、小児用肺炎球菌ワクチンが使用され、集団感染を予防するとともに、感染後の髄膜炎による死亡や後遺症を予防することを目的としている。一方、B 類疾病に指定されている肺炎球菌感染症の予防接種は、高齢者の感染予防（個人予防）および感染後の重症化予防を目的としている。

Ans. 2、3

■Point■

〈ワクチンの分類〉

種類	例
弱毒生ワクチン	結核、麻しん、風しん、水痘、おたふくかぜ（流行性耳下腺炎）、ロタウイルス、天然痘
不活化ワクチン	ポリオ（急性灰白髄炎）、百日咳、日本脳炎、ヒトパピローマウイルス感染症（子宮頸がん）、Hib（ヒブ）感染症、肺炎球菌感染症、インフルエンザ、B型肝炎
トキソイド	ジフテリア、破傷風

（出所：『衛生薬学 改訂第2版－基礎・予防・臨床』南江堂　2018）

〈法令による予防接種の対象年齢と実施方法〉

2018年4月1日現在

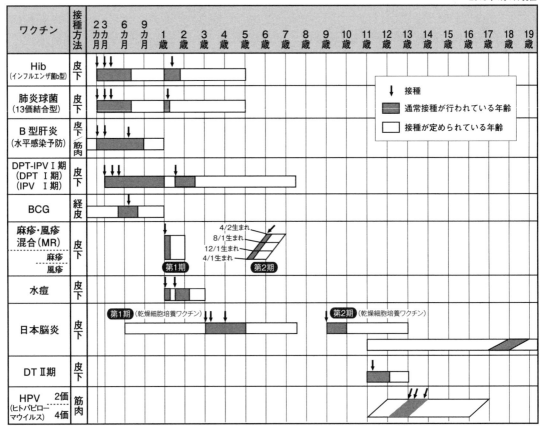

D：ジフテリア、P：百日咳、T：破傷風、IPV：不活化ポリオ

（出所：感染症疫学センター　予防接種スケジュール）

> **問 132** モルヒネ及びその類似化合物が、生体内で受ける代謝に関する記述のうち、正しいのはど
> れか。**2つ選べ。**
> 1 コデインは、*O*-脱メチル化されてモルヒネになる。
> 2 モルヒネは、アセチル化されてヘロインになる。
> 3 モルヒネは、メチル化されてコデインになる。
> 4 ヘロインは、加水分解されてモルヒネになる。
> 5 コデインは、還元されてジヒドロコデインになる。
>
>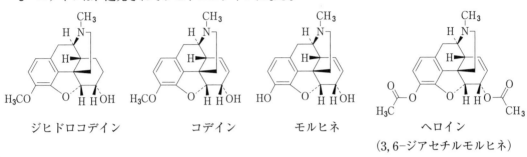
>
> ジヒドロコデイン　　　　　コデイン　　　　　モルヒネ　　　　　　ヘロイン
> （3,6-ジアセチルモルヒネ）

■ **Approach** ■　モルヒネおよび関連化合物に関する問題

■ **Explanation** ■

1　○　コデインは、主に肝臓において CYP2D6 による *O*-脱メチル化を受けてモルヒネに変換され
　　　鎮痛作用を示す。

2　×　けしから抽出されたモルヒネは、人為的にアセチル化されジアセチルモルヒネ（ヘロイン）
　　　として乱用される。生体内でモルヒネからヘロインへのアセチル化は起こらない。

3　×　生体内で、モルヒネからコデインへの代謝（メチル化）は起こらない。

4　○　ヘロインは、生体内のエステラーゼの作用により急速に加水分解され、6-アセチルモルヒネ
　　　さらにはモルヒネとなり、その後グルクロン酸抱合を受けて排泄される。

5　×　生体内において、コデインからジヒドロコデインへの還元は起こらない。

Ans.　1、4

■ **Point** ■

　　モルヒネ、コデイン、ジアセチルモルヒネ（ヘロイン）の代謝経路を整理する。

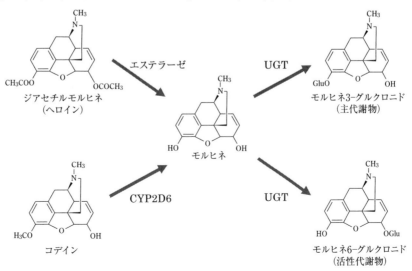

問 133　化学物質 A ～ E の代謝に関する記述のうち、正しいのはどれか。2つ選べ。

A

$F_3C-\overset{\displaystyle Cl}{\underset{\displaystyle Br}{C}}-H$

B

H_3C
N$-$N$=$O
H_3C

C

D

O_2N-〇$-O-\overset{\displaystyle S}{P}-OC_2H_5$
OC_2H_5

E

OCH$_2$CH$_3$
〇
NHCOCH$_3$

1　A はシトクロム P450 による還元的脱ハロゲン化によりトリフルオロ酢酸に代謝される。
2　B はシトクロム P450 により N–脱メチル化された後、DNA 付加体を形成する。
3　C は代謝的活性化を受けずに、直接 DNA 付加体を形成する。
4　D はシトクロム P450 による酸化的脱硫反応によりオクソン体に代謝される。
5　E はシトクロム P450 により還元され、アセトアミノフェンとアセトアルデヒドを生成する。

▌Approach▌　毒性物質の代謝的活性化に関する問題
▌Explanation▌

1　✕　ハロタン（A）は CYP2E1 による還元的脱ブロム化によりラジカル代謝物になり、高頻度に中毒性の肝障害を引き起こす。この場合の肝障害は可逆的で比較的軽度である。一方、CYP2E1 による酸化的代謝（アルキル基水酸化）ではトリフルオロ酢酸が生成し、比較的頻度は低い（1％程度）ものの、重篤なアレルギー性肝障害である劇症肝炎を引き起こす。

2　○　ジメチルニトロソアミン（B）は吸収された後、CYP2E1 により N–脱メチル化を受けてメチルジアゾヒドロキシドになり、さらに非酵素的に分解してメチルカチオンとなり DNA に付加する。

3　✕　トリプトファンの熱分解物である Trp-P-2（C）は、発がん性芳香族アミンの一種で、CYP1A2 による N–水酸化と引き続く N–および O–アセチル抱合または硫酸抱合を受けて、さらにこれが非酵素的に分解することによりニトレニウムイオンが生成し、DNA に付加する。

4　○　パラチオン（D）は、CYP3A4 による酸化的脱硫化反応により S → O の変換が起こり、アセチルコリンエステラーゼ阻害作用が強いオクソン型（パラオクソン）となる。

5　✕　フェナセチン（E）は、CYP1A2 による O–脱エチル化（酸化反応）を受けてアセトアミノフェンとアセトアルデヒドとなる。

Ans.　2、4

▌Point▌
代表的な代謝の活性化を受ける薬物・化学物質を整理する。

	化学物質	反応名	触媒する主な酵素	生成物	代謝物の代表的毒性・薬効
薬物	コデイン	O-脱メチル化	CYP2D6	モルヒネ	鎮痛作用・呼吸抑制
	フェナセチン	O-脱エチル化	CYP1A2	アセトアミノフェン	解熱鎮痛作用
	メタンフェタミン	N-脱メチル化	CYP2D6	アンフェタミン	中枢興奮作用
	モルヒネ	グルクロン酸抱合	UGT2B7	モルヒネ6-グルクロニド	呼吸抑制
農薬	パラチオン（有機リン剤）	酸化的脱硫化	CYP3A4	オクソン体（パラオクソン）	神経毒性
揮発性薬物・化学物質	ハロタン	水酸化	CYP2E1	トリフルオロ酢酸	劇症肝炎
		還元的脱臭素化	CYP2E1	ハロタンラジカル	中毒性肝障害
	四塩化炭素	還元的脱塩素化	CYP2E1	トリクロロメチルラジカル	中毒性肝障害
発がん性物質	ジメチルニトロソアミン	N-脱メチル化	CYP2E1	メチルカチオン	発がん性（肝、腎など）
	アフラトキシンB₁	エポキシ化	CYP3A4	エポキシド	発がん性（肝がん）
	塩化ビニルモノマー	エポキシ化	CYP2E1	エポキシド	肝血管肉腫
	ベンゾ[a]ピレン	エポキシ化 エポキシドの加水分解	CYP1A1 エポキシドヒドロラーゼ	ジオールエポキシド	発がん（皮膚、肺）
	ジブロモエタン	グルクロン酸抱合	GST	エピスルホニウムイオン	呼吸器がんなど
発がん性芳香族アミン	2-ナフチルアミン	N-水酸化 N-アセチル化 O-アセチル化 N-硫酸化 O-硫酸化	CYP1A2 NAT SULT	ニトレニウムイオン	発がん（膀胱）
	o-トルイジン				発がん（膀胱）
	ベンジジン				発がん（膀胱、肝）
	アミノフルオレン				発がん（肝）
	Trp-P-1などヘテロサイクリックアミン				発がん（肝）

物理・化学・生物

衛生

薬理

薬剤

病態・薬物治療

法規・制度・倫理

実務

101

問 134　化学物質のグルクロン酸抱合に関する記述のうち、正しいのはどれか。**2つ**選べ。

1　グルクロン酸抱合を受ける化合物は、必ず OH 基又は NH_2 基を有している。
2　グルクロン酸抱合は、UDP-α-D-グルクロン酸を補酵素とする。
3　UDP-グルクロン酸転移酵素に酵素誘導は起こらない。
4　グルクロン酸抱合により、化学物質が代謝的活性化を受けることはない。
5　UDP-グルクロン酸転移酵素は、小胞体膜に存在する。

▌Approach▐　グルクロン酸抱合に関する問題

▌Explanation▐

1　×　グルクロン酸抱合では、ヒドロキシ基、アミノ基の他、カルボキシル基やチオール基を
　　持つ化合物も基質となる場合がある。
2　○　グルクロン酸抱合は、UDP-グルクロノシルトランスフェラーゼ（UGT）が酵素、また
　　UDP-α-D-グルクロン酸（UDPGA）が補酵素となる。
3　×　UGT はフェノバルビタールやリファンピシンなどにより誘導される。
4　×　UGT によりモルヒネから生成するモルヒネ 6-グルクロニドは、モルヒネより強い鎮痛作
　　用をもつ。
5　○　UGT は小胞体に局在している。

Ans.　2、5

▌Point▐

第 2 相反応に関わる薬物代謝酵素の特徴について以下にまとめる。

反応名	酵素	細胞内局在	補酵素	基質（官能基）	誘導性
グルクロン酸抱合	UDP-グルクロノシルトランスフェラーゼ	小胞体	UDP-α-D-グルクロン酸（UDPGA）	ヒドロキシ基、アミノ基、カルボキシル基、チオール基	+
硫酸抱合	スルホトランスフェラーゼ	細胞質	3'-ホスホアデノシン-5'-ホスホ硫酸（活性硫酸）	ヒドロキシ基、アミノ基、ヒドロキシルアミン	−
グルタチオン抱合	グルタチオン S-トランスフェラーゼ	細胞質	還元型グルタチオン	電子求引性のニトロ基、ハロゲン基、エポキシ環、α, β-不飽和カルボニル基	+
アセチル抱合	N-アセチルトランスフェラーゼ	細胞質	アセチル CoA	芳香族アミン、ヒドラジン（N-アセチル化）芳香族ヒドロキシルアミン（O-アセチル化）	−
アミノ酸抱合	酸：CoA リガーゼ	ミトコンドリア	CoA	カルボキシル基	−
	アシル CoA：アミノ酸 N-アシルトランスフェラーゼ				

生物・物理・化学

衛生

薬理

薬剤

治療 病態・薬物

倫理 法規・制度・

実務

問 135 化学物質の毒性評価とその試験法に関する記述のうち、正しいのはどれか。**2つ選べ。**

1 食品添加物や農薬などの安全性を調べるための毒性試験には、good laboratory practice（GLP）に基づいた試験法ガイドラインが設けられている。
2 無毒性量は、一般毒性試験の単回投与毒性試験により求められる。
3 発がん性試験では、遺伝子突然変異や染色体異常、DNA損傷を指標とする複数の試験法を組み合わせて、発がん性の評価を行う。
4 農薬の毒性評価には、急性毒性試験は必要ない。
5 催奇形性には動物種差が存在するため、催奇形性試験はラットなどのげっ歯類及び非げっ歯類で行われる。

▌Approach▐ 化学物質の毒性試験に関する問題

▌Explanation▐

1 ○ 食品添加物や農薬だけでなく、医薬品、一般化学物質を含め毒性試験は必ずGLP適合施設において、GLPに準拠した試験法ガイドラインに従って実施しなければならない。
2 × 無毒性量（NOAEL）は、一般毒性試験の反復投与毒性試験（慢性毒性試験）により求められる。
3 × 発がん性試験は、ラットなどの実験動物に長期にわたって化学物質を投与し、発がん性の有無を調べる試験である。遺伝子突然変異や染色体異常、DNA損傷を指標とする試験は遺伝毒性試験で、発がん性試験を実施するための予備的スクリーニング試験である。
4 × 農薬の毒性試験において必須で行われる試験は、一般毒性試験では急性毒性試験および慢性毒性試験、また特殊毒性試験では催奇形性試験・繁殖毒性試験（生殖発生毒性試験）、変異原性試験（遺伝毒性試験）、抗原性試験、局所刺激性試験および感作性試験となっている。特に農薬では、急性毒性試験などの結果から急性参照用量（ARfD）を求めて、急性曝露の毒性指標を示す取り組みが広がってきている。
5 ○ 催奇形性試験（生殖発生毒性試験）に関して、以前はげっ歯類だけで行われていた。しかし、げっ歯類ではサリドマイドの催奇形性が検出できなかったことにより薬害が発生したため、これを契機としてげっ歯類に加えてウサギなど非げっ歯類でも行うことが義務付けられた。

Ans. 1、5

▌Point▐

単回投与毒性試験では、おおよそのLD$_{50}$を求める。農薬においては24時間以内に見られる毒性指標としてARfDを求める場合もある。ARfDは動物を用いる試験の結果をもとに、安全係数で除すことにより、1日当たり、体重当たりの曝露量（μg/kg体重/日）として求める。

反復投与毒性試験試験では、NOAELを求め、安全係数で除して1日許容摂取量（ADI）を求める。ADIもARfDと同様、1日当たり、体重当たりの曝露量（μg/kg体重/日）として求める。

問 136　放射性物質を取り扱う際の放射線被ばくの防護に関する記述のうち、誤っているのはどれか。1つ選べ。
1　γ 線の遮へいには鉛遮へい用具が適している。
2　γ 線による被ばく量は、被ばく時間が同じ場合、線源からの距離を 20 cm から 40 cm にすると、1/4 になる。
3　α 線は透過性が強いので、外部被ばくを防護する必要がある。
4　内部被ばくを防ぐには、放射性物質の経口摂取、吸入摂取、経皮吸収を防ぐことが重要である。
5　体内に取り込まれた放射性核種の放射線による内部被ばくを防ぐことは困難である。

▌Approach▌　電離放射線を防御する方法に関する問題

▌Explanation▌
1　○　γ 線は透過性が高いので、遮へいには鉛板が必要である。
2　○　放射線の被ばく量は、線源からの距離の二乗に反比例するため、距離を 2 倍にすると 1/4 になる。
3　×　α 線は透過性が低く、紙 1 枚で遮へいできる。
4　○　内部被ばくには、経口摂取、吸入摂取、経皮吸収、および創傷侵入という主に 4 つの経路がある。
5　○　4 の経路で放射性物質が体内に取り込まれた後では、内部被ばくを防ぐことは困難である。

Ans.　3

▌Point▌
　衛生の領域では、毎年 1 問以上電離放射線に関する内容が出題されている。α 線・β 線・γ 線の透過性、外部・内部被ばくにおける影響、防御方法とともに、確定的影響と確率的影響、急性障害と晩発性障害などの生体影響に関係した内容をよく学習しておくこと。

問 137　水の浄化法に関する記述のうち、正しいのはどれか。2つ選べ。
1　緩速ろ過では、原水を極めて遅い速度で通水してろ過することにより、主に嫌気性微生物によるろ過膜が形成される。
2　緩速ろ過による水中の有機物の除去能は、急速ろ過より劣る。
3　水道法では、緩速ろ過、急速ろ過のいずれの場合も、塩素剤による消毒が義務付けられている。
4　薬品凝集沈殿では、凝集剤のポリ塩化アルミニウムの添加により、正電荷を持つ汚濁粒子を電気的に中和し、凝集塊として沈殿させる。
5　薬品凝集沈殿−急速ろ過は、我が国で最も多く利用されている浄化法である。

▌Approach▌　水の浄化法に関する問題

▌Explanation▌
1　×　緩速ろ過では、主に好気性微生物によるろ過膜が形成される。
2　×　緩速ろ過による有機物のろ過能は、急速ろ過よりも優れている。
3　○　緩速ろ過、急速ろ過、あるいはいずれも行わない場合でも、塩素消毒が義務付けられている。
4　×　薬品凝集沈殿では、正の電荷をもつアルミニウムヒドロキソ錯体が、負電荷をもつコロ

イド状の汚濁物質を電気的に中和する。負電荷により反発していたコロイド粒子が分子間力により結合することで、沈殿が促進される。

5　○　薬品凝集沈殿－急速ろ過は、大都市では広く採用され、我が国で最も利用されている。

Ans. 3、5

Point

　水の浄化工程では、大きな粒子を除いた後、普通沈殿－緩速ろ過、または薬品沈殿－急速ろ過の処理を行い、塩素消毒を施す。緩速ろ過では、緩やかな速度でろ過池の砂層に水を通し、砂層の表層部に繁殖している微生物（生物ろ過膜）の浄化作用で水をきれいにする。広い敷地面積を必要とし、ろ過時間が長くなる。急速ろ過では、水中の汚濁物質を薬品で凝集、沈殿させた後の上澄みを、ろ過池の砂層に通し、水をきれいにする。比較的狭い敷地面積で多量の水をろ過できるため、大都市の処理場でよく用いられている。いずれの場合でも、水道法では塩素消毒が義務付けられている。

問138　図は、公共用水域の環境基準（BOD 又は COD）達成率の年次推移を示したものである。BOD、COD 及び図に関する記述のうち、<u>誤っている</u>のはどれか。1 つ選べ。

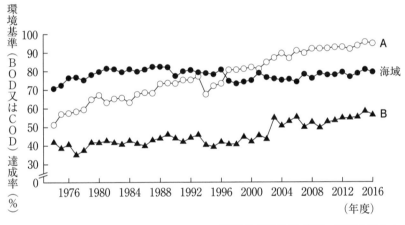

環境省「平成 30 年版　環境白書」より

1　BOD 及び COD は、水中に含まれる有機物などの被酸化物を、それぞれ生物化学的及び化学的に酸化分解するときに消費される酸素量である。
2　図中の A は湖沼、B は河川を示している。
3　海域では、海水中の塩分が BOD 測定に影響するため、環境基準として COD が採用されている。
4　湖沼では、植物プランクトンによる酸素の産生の影響を避けるため、環境基準として COD が採用されている。
5　海域や湖沼の閉鎖系水域では、水や有機物の外部交換が行われにくく、自浄能力を超えると深刻な水質汚濁が起こりやすい。

Approach　生活環境の保全に関する環境基準に関する問題
Explanation
1　○　記述の通り。
2　×　A は河川、B は湖沼である。湖沼は水が滞留しやすいため、環境基準達成率は低い。

3　○　BOD は、水中の有機物などの水質汚濁物質を、微生物が酸化分解する際に消費される酸素の量で表したものである。塩分が高いと微生物の活性に影響を与えるため、海域ではCOD が採用されている。

4　○　湖沼では窒素、リンが滞留して植物プランクトンが増殖しやすい。日中は植物プランクトンが光合成により酸素を産生するため、溶存酸素濃度をもとに算出する BOD では影響を受けやすい。このため COD が採用されている。

5　○　海域や湖沼の閉鎖性水域では、水が滞留しやすい。窒素やリン濃度が高くなり、植物プランクトンが増殖して富栄養化が起こる。

Ans.　2

▌Point▐

　　BOD、COD、全窒素、全リンなど、「生活環境の保全に関する環境基準」が設定されている項目の意義、水域(河川、湖沼、海域)は繰り返し出題されているので、内容をよく学習しておくこと。植物プランクトンの制限因子は窒素とリンであるため、全窒素及び全リンについて、湖沼および海域に環境基準が定められており、富栄養化対策として下水処理の三次処理が実施される。

問 139　大気汚染物質の測定方法に関する記述のうち、正しいのはどれか。**2 つ選べ。**
1　トリエタノールアミン・パラロザニリン法は、大気中の硫酸ミストを測定する方法である。
2　一酸化炭素の自動連続測定には、溶液導電率法が用いられる。
3　ザルツマン法による窒素酸化物の測定では、NO_2 はザルツマン試薬と直接反応しないため、NO に還元してから測定する。
4　中性ヨウ化カリウム法で I_2 を遊離する大気汚染物質は、オゾンなどの酸化性物質である。
5　浮遊粒子状物質の測定には、$10 \mu m$ より大きい粒子を除去する分粒装置が用いられる。

▌Approach▐　大気汚染物質の濃度測定に関する問題

▌Explanation▐

1　×　硫黄酸化物の測定法として、溶液導電率法、トリエタノールアミン・パラロザリン法がある。溶液導電率法は、硫黄酸化物を分別せずに定量する。トリエタノールアミン・パラロザリン法は二酸化硫黄を測定する。

2　×　一酸化炭素は、非分散型赤外分析計を用いる方法が使用される。

3　×　ザルツマン法では、NO はザルツマン試薬と直接反応しないため、NO_2 に酸化してから測定する。

4　○　光化学オキシダントの測定では、中性ヨウ化カリウム法が用いられる。わが国では光化学オキシダントの 90％以上がオゾンである。

5　○　浮遊粒子状物質は粒径 $10 \mu m$ 以下のものが対象となる。エアーサンプラーにより粒径サイズを分別して粒子を捕集する。

Ans.　4、5

▌Point▐

　　大気の汚染に係る環境基準が設定されている二酸化硫黄、一酸化炭素、二酸化窒素、光化学オキシダント、浮遊粒子状物質、微小粒子状物質については、その性状、発生源、生体影響、測定方法の原理、環境基準達成率は繰り返し出題されているため、よく学習しておくこと。

■Approach■ でもありますが続く。

問140 「化学物質の審査及び製造等の規制に関する法律」（化審法）及び「特定化学物質の環境への排出量の把握等及び管理の改善の促進に関する法律」（化管法）に関する記述のうち、誤っているのはどれか。1つ選べ。

1 化審法は、PCB（ポリ塩化ビフェニル）による環境汚染及び人での健康被害の発生を契機として制定された。
2 化審法では、新規化学物質を製造又は輸入するにあたって、事前に安全性の審査を受けることが義務付けられている。
3 化審法で定められている第二種特定化学物質は、難分解性で高蓄積性であり、人又は高次捕食動物への長期毒性を有する。
4 化管法では、指定された化学物質について、安全データシート（SDS）による事業者への情報提供が義務付けられている。
5 化管法において、PRTR制度の対象事業者は、指定された化学物質について、環境中への排出量及び廃棄物としての事業所外への移動量を国に届け出なければならない。

■Approach■ 化審法及び化管法に関する問題
■Explanation■

1 ○　PCBの急性毒性は強くないが、蓄積性が高く慢性毒性を有する。カネミ油症が大きな社会問題となり、それまで慢性毒性を有する化学物質を規制する法律がなかったことから、PCB類似の物理化学的性質（高蓄積性、難分解性）をもち、長期毒性を示す化学物質を規制する法律として1973年に化審法が制定された。

2 ○　新たに製造又は輸入される工業用化学物質について、その製造又は輸入するにあたって、事前に蓄積性、分解性、ヒトへの長期毒性および生態毒性のデータを提出して安全性の審査を受けることが義務付けられている（事前審査制度）。

3 ×　化審法の第二種特定化学物質は、人への長期毒性または環境毒性があって、環境排出量が多く、広範囲である物質である。難分解性、高蓄積性で人または高次捕食動物への長期毒性をもつのは第一種特定化学物質である。

4 ○　化管法は、PRTR制度とSDS制度から成り立っている。このうちSDS制度は、第一種指定化学物質及び第二種指定化学物質を含む製品等を事業者間で取引する際に、その性状及び取扱いに関する情報（SDS）の提供を義務付ける制度である。

5 ○　PRTR制度は、第一種指定化学物質を取り扱う事業者のうち、従業員数や年間取扱量が多い一部の事業者が自ら化学物質の環境への排出量及び移動量を把握・届出し、国や県がその集計結果を公表する仕組みである。

Ans.　3

■Point■
　化審法の対象となる化学物質は、人為的に化学合成された化合物で、元素や天然物は除かれる。また、①放射性物質、②毒劇法で規定する特定毒物、③覚せい剤・覚せい剤原料、④麻薬については、それぞれ規制する法律があるため化審法の対象にはならない。さらに、食品や添加物など、医薬品、農薬などは対応する法律があり、化審法の対象から除外されている。
　化管法第一種指定化学物質は、人や生態系への有害性（オゾン層破壊性を含む）があり、環境中に広く排出される物質で、そのうち発がん性、生殖細胞変異原性及び生殖発生毒性が認められる物質は特定第一種指定化学物質として指定されている。第二種指定化学物質は、第一種指定化学物質と同じ有害性を示し、環境中への排出量が現段階ではそれほど多くないものの、将来製造量の増加に伴って広く排出された場合第一種指定化学物質の要件を満たすことになるものである。

一般問題（薬学理論問題）【法規・制度・倫理】

> **問 141** 薬剤師法に関する記述のうち、正しいのはどれか。1 つ選べ。
> 1 薬剤師の任務は、「医療及び保健指導をつかさどることによって、公衆衛生の向上及び増進に寄与し、もって国民の健康な生活を確保する。」と定められている。
> 2 薬剤師でなければ、薬剤師又はこれにまぎらわしい名称を用いてはならない。
> 3 薬剤師免許は、薬剤師国家試験の合格によって発行される。
> 4 薬剤師は罪を犯しても、免許を取り消されることはない。
> 5 調剤に従事する薬剤師に限り、資格を確認できるよう氏名が公表される。

▌Approach▐ 薬剤師法における免許、職責等に関する問題

▌Explanation▐

1 × 薬剤師は、調剤、医薬品の供給その他薬事衛生をつかさどることによって、公衆衛生の向上及び増進に寄与し、もって国民の健康な生活を確保するものとする（薬剤師法第 1 条：薬剤師の任務）。「医療及び保健指導を掌ること」は医師法第 1 条の規定である。

2 ○ 薬剤師でなければ、薬剤師又はこれにまぎらわしい名称を用いてはならない（薬剤師法第 20 条：名称の使用制限）。薬剤師に対する法的保護の 1 つであり、「薬剤師」のみならず「薬剤士」、「薬師」など誤解を誘う表現も許されない。

3 × 薬剤師免許の要件は大きく 2 つあり、その 1 つが薬剤師国家試験受験・合格、もう 1 つが国家試験合格後に行われる欠格事由非該当の審査である。薬剤師の免許は国家試験合格のみでは発効しないし、免許証も発行されない。

4 × 薬剤師であることを認め得ない要件を**欠格事由**という。薬剤師法第 4 条（絶対的欠格事由）には未成年には薬剤師免許を与えない旨が規定され、同法第 5 条（相対的欠格事由）では、「免許を与えないことがある」とするいくつかの要件が提示されている。薬剤師法第 8 条には、すでに薬剤師免許を有するものがいずれかの相対的欠格事由要件に該当するに至った場合、厚生労働大臣（免許権者）は免許に係る行政処分（戒告、業務停止、免許取消）を行うことができる旨規定されている。薬剤師法第 5 条（相対的欠格事由）に、「三 罰金以上の刑に処せられた者、四 前号に該当する者を除くほか、薬事に関し犯罪又は不正の行為があった者」が規定され、薬剤師が罪を犯した場合、行政処分の対象となるのは明らかである。

5 × 薬剤師法第 28 条の 2「厚生労働大臣は、医療を受ける者その他国民による薬剤師の資格の確認及び医療に関する適切な選択に資するよう、薬剤師の氏名その他の政令で定める事項を公表するものとする。」と規定され、調剤に従事する薬剤師に限定された制度ではない。平成 20 年 4 月 1 日より、薬剤師名簿登録事項のうち、「薬剤師の氏名及び性別」、「薬剤師名簿の登録年月日」、「処分に関する事項」について、厚生労働省から公表されている。

Ans. 2

▌Point▐

　薬剤師免許には国家試験合格とその後の欠格事由非該当審査という 2 つの関門があり、それをクリアした者について、薬剤師名簿登録が行われ、もって薬剤師免許効力が発効する。免許の発効と免許証の発行の間には時間的にずれが生じるが、免許証がなくても薬剤師名簿登録がなされていれば、薬剤師業務に就くことができる。

　薬剤師免許は 2020 年現在、更新制ではないので、逆に免許の維持には十分の倫理性をもって臨む必要がある。第 5 条に規定する相対的欠格事由に主体的かつ日常的に注意を払い、生活・業務を規律し、「高い水準で薬剤師であること」が期待されている。

問 142 薬局に関する記述のうち、正しいのはどれか。1つ選べ。
1 病院に調剤所を置く場合には、開設者が薬局の開設の許可を受ける必要がある。
2 医療法において、調剤を行う薬局は医療提供施設と規定されている。
3 薬局開設者の判断で健康サポート薬局と表示することができる。
4 一般用医薬品を販売する場合には、薬局であっても店舗販売業の許可が必要である。
5 薬局開設者は、薬剤師でなければならない。

■ **Approach** ■ 医薬品医療機器等法、医療法に規定する『薬局』の位置づけに関する問題
■ **Explanation** ■
1 × 医薬品医療機器等法の定義において「薬局」とは、薬剤師が販売又は授与の目的で調剤の業務を行う場所（その開設者が医薬品の販売業を併せ行う場合には、その販売業に必要な場所を含む。）をいう。ただし、病院若しくは診療所又は飼育動物診療施設の調剤所を除く。（医薬品医療機器等法第2条第12項（定義））

　病院等の調剤所は、機能的には薬局と類似するところも多いが、独立的機関である薬局とは異なり、当該病院等の付属施設であるので別途薬局の開設許可を得る必要はない。また、一般用医薬品の販売や、別の医療機関の発行する処方箋の調剤を行うことはできない。
2 ○ 医療は、…… 病院、診療所、介護老人保健施設、介護医療院、調剤を実施する薬局その他の医療を提供する施設（「医療提供施設」）、医療を受ける者の居宅等において、医療提供施設の機能に応じ効率的に、かつ、福祉サービスその他の関連するサービスとの有機的な連携を図りつつ提供されなければならない。〔医療法第1条の2(医療提供の理念)第2項(患者参加の医療)概要〕

　薬局は、（歯科）医師が診療を行う場所ではないので、いわゆる医療機関ではないが、診療上の付託を受けて医療措置である調剤・交付を行うので、医療を提供する機能をもつ。
3 × 「健康サポート薬局」は、「患者が継続して利用するために必要な機能及び個人の主体的な健康の保持増進への取組を積極的に支援する機能を有する薬局」（医薬品医療機器等法施行規則第1条第2項第6号）と定義され、法令上位置付けられているもので、同法施行規則第1条第5項第10号に基づく基準を満足し、各基準に係る添付書類を添えて所定の様式をもって都道府県知事等へ届出を行うことが必要とされている。
4 × 1の解説の通り、薬局の開設許可があれば一般用医薬品等の販売を併せ行うことができる。
5 × 医薬品医療機器等法第5条第三号に開設者の欠格事由が定められているが、その中に「薬剤師でないこと」は含まれない。また、同法第7条第2項（薬局の管理）においては、開設者が薬剤師でない場合は、当該薬局の管理者を勤務薬剤師から選任すべきことが規定され、消極的にではあるが、薬剤師でない個人による薬局開設を認めている。

Ans. 2

■ **Point** ■
　「薬局」の社会的成立根拠は医薬品医療機器等法にある。一方、「病院・診療所等」の社会的成立根拠を与えているのは医療法である。また、医療法は医療提供の在り方も規律しているので、医療の一部を担当する薬局は、医療法においては「医療提供施設」と定義される。医療法において、薬局が病院・診療所や介護系の施設と並んで包括的に「医療提供施設」とされているのは、医療法第1条の2第1項（患者中心の医療）において、「医療は、……医師、歯科医師、薬剤師、看護師その他の医療の担い手と医療を受ける者との信頼関係に基づき……」にみるように、医療従事者・関係者が包括的水平的に「医療の担い手」とされていることに対応する。

問 143 平成 29 年度の国民医療費の内訳に関する記述のうち、正しいのはどれか。1 つ選べ。

1 制度区分別では、後期高齢者医療給付分が医療保険等給付分を上回っている。
2 財源別では、保険料の占める割合が最も高い。
3 診療種類別では、薬局調剤医療費の占める割合が最も高い。
4 傷病分類別では、新生物（腫瘍）の占める割合が最も高い。
5 年齢階級別では、全体の約 8 割が 65 歳以上の高齢者に使われている。

■ Approach ■ 国民医療費の内訳（制度区分、財源別、診療種類別、医科診療医療費の傷病分類別、年齢階級別）に関する問題

■ Explanation ■

1 × 国民医療費の制度区分別では、医療保険等給付分の構成割合は 45.8％（19 兆 7,402 億円）であり、後期高齢者医療給付分の構成割合 34.3％（14 兆 7,805 億円）を上回っている。また、公費負担医療給付分は 7.4％、患者等負担分は 12.2％であった。

2 ○ 記述の通り。構成割合は保険料 49.4％、そのうち被保険者 28.3％、事業主 21.1％である。

3 × 国民医療費の診療種類別では、医科診療医療費の占める割合が最も高く、構成割合 71.6％（30 兆 8,335 億円）、薬局調剤医療費は構成割合 18.1％（7 兆 8,108 億円）であった（Point 参照）。

4 × 国民医療費の医科診療医療費を傷病分類別に見ると、「循環器系の疾患」の占める割合が最も高く、構成割合 19.7％（6 兆 782 億円）、次いで「新生物〈腫瘍〉」構成割合 14.2％（4 兆 3,766 億円）となっている。

5 × 年齢階級別の国民医療費の内訳では、65 歳以上の構成割合は全体の 60.3％（25 兆 9,515 億円）と最も高かった。なお、0 ～ 14 歳は 5.9％（2 兆 5,392 億円）、15 ～ 44 歳は 12.2％（5 兆 2,690 億円）、45 ～ 64 歳は 21.6％（9 兆 3,112 億円）であった。

Ans. 2

■ Point ■

　平成 29 年度の国民医療費総額は 43 兆 710 億円、前年度に比べ 2.2％の増加であった。国民 1 人当たりの国民医療費は約 33 万 9,900 円、前年度に比べ 2.4％の増加であった。医療費の伸び率は国民所得額の伸び率を上回っている年が多い。医療費の増加が国民所得の増加の範囲外の増加となると、相対的な国民の負担は増すことになる。

参考：診療種類別国民医療費構成割合（平成 29 年度）

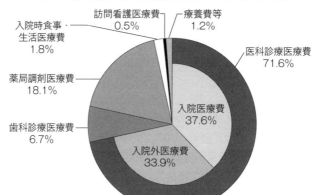

出所：平成 29 年厚生労働白書

生物理・化学・
衛生
薬理
薬剤
治療 病態・薬物
倫理 法規・制度・
実務

問 144 医薬分業に関する記述のうち、適切なのはどれか。**2つ**選べ。

1 薬剤師法の施行を契機に、急速に普及した。
2 処方箋受取率は、都道府県の間ではとんど差がない。
3 処方箋を患者に交付する医師が、調剤を受ける薬局を指定することが望ましい。
4 複数の医療機関を受診しても、患者が特定の薬局を利用することで、薬剤服用歴を薬局で一元的に管理できる。
5 交付された処方箋により、患者自身が服用している薬の名称について知ることができる。

▌Approach▐ 医薬分業の成り立ちと意義に関する問題
▌Explanation▐

1 × 医薬分業に法的根拠を与えたのは、戦後占領軍総司令部指令により導入された「医師法、歯科医師法及び薬事法の一部を改正する法律」（いわゆる「医薬分業法」）であるが、度重なる改定で実質的な医薬分業の進展はなかった。急速な普及のきっかけとなったのは昭和49年の診療報酬改定である。診療報酬改定で処方箋料が6点（昭和47）であったものが、10点（昭和49）さらに50点（昭和49・10）に引き上げられたことが医薬分業に向けて医師側の背を押すことになった。

2 × 処方箋受取率の推計「全保険（社保＋国保＋後期高齢者）」（平成30年度調剤分）によれば全国平均処方箋受取率は74.0％、最も高い県で88.2％、最も低い県で52.0％と相当の開きがある。なお、80％を超える自治体は9県、50％台が4府県、60％台が12府県である。

3 × 医薬分業の主旨から、診療を受けた場合、どの薬局を選択するかの権利は患者が持つ。病院・診療所あるいは薬局による過度の誘導は行うべきではない。『昭和51年版厚生白書』に医薬分業の患者及び医師からみたメリット・デメリットについての記載があり、患者側については、「薬局を自由に選択出来るため、調剤の待ち時間が短縮されることなどがあげられる。」としており、生活状況やコンディションに合わせて薬局を選択することで利便性のみならず治療管理という点でも有益性があると考えられる。

4 ○ 3の解説文に示す通り、1人の患者の状態を部分的にしか管理できないのであれば、トータルな状態改善には益しないことは明らかであり、近時医療保険における「かかりつけ薬剤師制度」の導入を皮切りに、さまざまの法改正によりかかりつけの推進が図られるとともに、地域住民に対しては薬局機能情報の開示などを通じて適正な選択が行われるようなシステム整備が進んでいる。

5 ○ 前出の『昭和51年版厚生白書』各論第1編健康の確保と増進 第2章医療制度 第3節医療施設5「薬局等における医薬分業の患者及び医師からみたメリット・デメリットについて」には、期待されるメリットとして、「2）処方内容が明らかにされるため、自己の疾病治療に対する自覚と責任が高まること」が挙げられている。

Ans. 4、5

▌Point▐

超高齢・人口減少社会における持続可能な医療体制の構築に向けた議論の1つの焦点が「医薬分業のありかた」である。地域住民の高齢化に伴う地域・居宅での療養体制にとっては本質的で高度な医薬分業に基づく管理が欠かせない。かかりつけ薬剤師・薬局という考え方も健康サポートや地域連携、高度専門医療機関連携といった薬局機能分化に関する議論もそこに収束するものである。すでに保険の報酬改定を含めて徐々に法的整備や制度整備が進行しているが、薬剤師

はその立ち位置を含めて自らの持つべき機能とその発揮のための方法論を確立していく必要がある。医薬分業の本旨は「専門技術による分離が行われ、医師と薬剤師の協調により、医療の充実が期待できること」であり、必ずしも薬剤師の機能発揮の場面は調剤だけではないかもしれないことを念頭に置いて制度理解を図る必要がある。

問145 患者とのコミュニケーションギャップを防ぐための医療従事者の対応として、<u>適切でない</u>のはどれか。1つ選べ。

1 患者が質問しやすいように、双方向のコミュニケーションを心がける。
2 一般に知られていない専門用語は、わかりやすい日常用語に言い換える。
3 患者の年齢や理解度に合わせて、話すスピードや声の大きさに配慮する。
4 患者が落ち着いて話せるように、プライバシーが守られる場所を用意する。
5 医療従事者の都合で、一度に全ての情報を伝える。

▌**Approach**▌　患者とのコミュニケーションギャップの解消に関する問題

▌**Explanation**▌

1　○　医療は医療従事者と患者の協働によるものであるから、どのような方法によって、どのような結果をもたらし得るのかについての合意形成には患者の思いや関心が適切に反映されることが必要である。一方的に情報を提供し、それを理解できているかどうかを探る（いわゆる閉じたコミュニケーションスタイル）だけでは不十分である。

2　○　医療従事者が患者に情報提供する場合、誤解を避けるためにも相互の知識・生活文化における相違を意識し、難解な専門用語をかみ砕いた表現に改めることが必要である。

3　○　同様に、聞き逃しや注意の逸れを防ぐためにも、年齢や成熟度に合わせた声の大きさ、抑揚、スピードにも注意を払うべきである。

4　○　一般に医療コミュニケーションの場は、患者にとってはアウェイである。過度の緊張を和らげ、落ち着いて話せるように、プライバシーが保てること、相互の人数構成なども考慮するべきである。

5　×　医療職種と患者の間には、情報や知識のギャップが存在すること、患者心理として悪い知らせを積極的に理解したいはずはないことを前提として、一度に受容できる情報には意識のうえでも、量的にも限界があることをわきまえておく必要がある。

Ans.　5

▌**Point**▌

コミュニケーションギャップを構成するものは、単に知識・情報のギャップだけではなく、心理的ギャップ、医療職－患者の立場の違いによるギャップ、社会・生活文化の違いによるギャップなど多くの因子が関係する。双方向性のコミュニケーションは、医療職にとっては患者の理解・知識の程度のみならず、自分の現状をどのように考えているか（解釈モデル）を知るために絶対的に必要なプロセスである。

> 問 146　患者の自己決定に関する医療従事者の対応として、適切なのはどれか。**2つ**選べ。
> 1　患者が自己決定をした場合、その決定がもたらす結果を説明する。
> 2　患者の性格やそのときの心理状態に配慮し、意思決定しやすい環境を確保する。
> 3　患者は医療に関する知識が乏しいので、患者の意向を聞かず、医療従事者のみの判断で全ての方針を決定する。
> 4　患者の家族が同居していれば、患者本人の意向にかかわらず家族の意向を優先する。
> 5　患者と医療従事者の関係性を強化するためにパターナリズムの原則に従う。

▌Approach▌　医療職による患者の自己決定の支援・支持のありかたに関する問題

▌Explanation▌

1　○　1人の患者の1つの疾患・障害においても取りうる医療措置は複数あり、当然に予想される経過や予後も異なってくる。患者は、これらについて適正な情報を得たうえで、自らの医療に関する決定を行っていく（インフォームド・コンセント：IC）のであるから、ある医療措置を選択した場合の結果・予後についても適正に知らされていなければならない。

2　○　前問の選択肢4にみるように、患者が適正に自己決定するためには十分な情報とその理解に加えて、精神の安定を図り、不要な圧力を排除しなければならない。

3　×　わが国の医療を規律する医療法においても、「第1条の2第2項　医療は、国民自らの健康の保持増進のための努力を基礎として、医療を受ける者の意向を十分に尊重し、…」と規定され、医療が医療職種の一方的な判断によって方針決定されるべきものではないことは明らかである。

4　×　家族は、患者の生きる環境や条件を構成するいわば患者の一部ではあるが、医療を必要としているのは患者自身であるので、家族の意向が患者の意向以上に不合理に優先されるされるのは本末転倒である。

5　×　医療法第1条の2には「医療は、生命の尊重と個人の尊厳の保持を旨とし、医師、歯科医師、薬剤師、看護師その他の医療の担い手と医療を受ける者との信頼関係に基づき…」と規定し、医療職種と患者の間の信頼関係を重視する。信頼関係は一方的な盲信や権威に対する従属ではなく、適切な情報共有、相互の人間的理解に基づくものでなければならない。

Ans.　1、2

▌Point▌

医療法第1条の2　医療は、生命の尊重と個人の尊厳の保持を旨とし[1]、…医療の担い手と医療を受ける者との信頼関係に基づき[2]、及び医療を受ける者の心身の状況に応じて行われる[3]　以下略。

　①医療の主体は、医療を受ける者である。　②信頼関係とは一方的なものではない。

　③医療を受ける者の心身の状況を無視した方法を用いるべきではない。

医療法第1条の2第2項　医療は、国民自らの健康の保持増進のための努力を基礎として[1]、医療を受ける者の意向を十分に尊重し[2]、以下略。

　①患者には自分の状態に適正な関心を持ち、健康保持のために努力すべき義務がある。

　②①のような存在である患者には自律性を持った者として十分に尊重される権利がある。

医療法第1条の4第2項　医師、歯科医師、薬剤師、看護師その他の医療の担い手は[1]、医療を提供するに当たり、適切な説明を行い、医療を受ける者の理解を得るよう努めなければならない[2]。

　①医療に携わるすべての職種がインフォームド・コンセント確保の責を負う。

　②パターナリズムによらない信頼関係確保のためのインフォームド・コンセント確保が医療に必要とされている。

> **問 147** 医薬品の製造販売の承認拒否事由として、<u>適切でない</u>のはどれか。1 つ選べ。
> 1 申請に係る医薬品が、その申請に係る効能、効果を有すると認められないとき。
> 2 申請に係る医薬品が、その効能、効果に比して著しく高価格であるとき。
> 3 申請に係る医薬品が、その効能、効果に比して著しく有害な作用を有することにより、医薬品
> としての使用価値がないと認められるとき。
> 4 申請に係る医薬品の性状又は品質が、保健衛生上著しく不適当なとき。
> 5 申請者が、申請に係る医薬品に関する製造販売業の許可を受けていないとき。

▌**Approach**▌ 医薬品の製造販売の承認の拒否事由に関する問題

▌**Explanation**▌

1 ○ 「申請に係る医薬品が、その申請に係る効能、効果を有すると認められないとき」は、医薬品の製造販売の承認の拒否事由の 1 つである（Point 参照）。

2 × 価格については、製造販売の承認の拒否事由には含まれない。

3 ○ 「申請に係る医薬品が、その効能、効果に比して著しく有害な作用を有することにより、医薬品としての使用価値がないと認められるとき」は、医薬品の製造販売の承認の拒否事由の 1 つである（Point 参照）。

4 ○ 「申請に係る医薬品の性状又は品質が、保健衛生上著しく不適当なとき」は、医薬品の製造販売の承認の拒否事由の 1 つである（Point 参照）。

5 ○ 申請者が医薬品の製造販売業許可を受けていないことは、製造販売の承認の拒否事由となっている。医薬品の製造販売承認申請は製造販売業者のみが行え、製造販売業者のみが製造販売承認を受けることができる（Point 参照）。

Ans. 2

▌**Point**▌

医薬品の製造販売の承認の拒否事由は、医薬品医療機器等法第 14 条第 2 項に示されている。また、医薬品の製造販売業の許可要件、医薬品製造業の許可要件も整理しておこう。

参考：第 14 条第 2 項

次の各号のいずれかに該当するときは、前項の承認は、与えない。

一 申請者が、第 12 条第 1 項の許可（申請をした品目の種類に応じた許可に限る。）を受けていないとき。〔⇒申請者が申請医薬品の種類に応じた製造販売業の許可を取得していないとき。〕

二 申請に係る医薬品、医薬部外品又は化粧品を製造する製造所が、第 13 条第 1 項の許可（申請をした品目について製造ができる区分に係るものに限る。）又は前条第 1 項の認定（申請をした品目について製造ができる区分に係るものに限る。）を受けていないとき。〔⇒申請医薬品の製造所が、区分に応じた製造業の許可を取得していないとき。〕

三 申請に係る医薬品、医薬部外品又は化粧品の名称、成分、分量、用法、用量、効能、効果、副作用その他の品質、有効性及び安全性に関する事項の審査の結果、その物が次のイからハまでのいずれかに該当するとき。

　イ 申請に係る医薬品又は医薬部外品が、その申請に係る効能又は効果を有すると認められないとき。

　ロ 申請に係る医薬品又は医薬部外品が、その効能又は効果に比して著しく有害な作用を有することにより、医薬品又は医薬部外品として使用価値がないと認められるとき。

　ハ イ又はロに掲げる場合のほか、医薬品、医薬部外品又は化粧品として不適当なものとし

て厚生労働省令で定める場合（注：選択肢4等）に該当するとき。

四　申請に係る医薬品、医薬部外品又は化粧品が政令で定めるものであるときは、その物の製造所における製造管理又は品質管理の方法が、厚生労働省令で定める基準に適合していると認められないとき。

問 148 医療法に基づき、医療機関の管理者に求められる医療安全の確保に関する記述のうち、適切なのはどれか。**2つ選べ**。

1　医療に係る安全管理のための指針を整備しなければならない。
2　医薬品安全管理責任者を配置しなければならない。
3　医療事故が発生した場合、第三者委員会による調査を実施しなければならない。
4　医薬品の安全使用のために、患者を対象とした研修を実施しなければならない。
5　医療事故が発生した場合、当該医療事故の日時、場所、状況等を公表しなければならない。

▌**Approach**▌　医療法に規定する医療機関の管理者の医療安全確保義務に関する問題

▌**Explanation**▌

1　○　病院等の管理者は、…厚生労働省令で定めるところにより、医療の安全を確保するための指針の策定、従業者に対する研修の実施その他の当該病院等における医療の安全を確保するための措置を講じなければならない。（医療法第6条の12）

2　○　病院等の管理者は、前項各号に掲げる体制の確保にあたっては、次に掲げる措置を講じなければならない。
　　二　医薬品に係る安全管理のための体制の確保に係る措置として次に掲げるもの
　　　⇒医薬品安全管理責任者の配置（同法施行規則第1条の11第2項）

3　×　病院等の管理者は、医療事故が発生した場合には、厚生労働省令で定めるところにより、速やかにその原因を明らかにするために必要な調査（以下「医療事故調査」という。）を行わなければならない。2 病院等の管理者は、…厚生労働大臣が定める団体（「医療事故調査等支援団体」という。）に対し、医療事故調査を行うために必要な支援を求めるものとする（同法第6条の11）。第三者委員会による調査は義務付けていない。

4　×　医療法施行規則第1条の11に規定される医療安全確保体制には、「医療安全に関する職員研修」体制の確保が掲げられている。

5　×　医療法第6条の10、同法第6条の11に規定される医療事故調査制度においては、医療機関の管理者に①医療事故発生報告、②医療事故調査の実施、③医療事故調査報告を求めており、①医療事故発生報告は、「当該医療事故の日時、場所及び状況その他厚生労働省令で定める事項を医療事故調査・支援センターに報告しなければならない。（同法6条の10）」と定めており、公表を求めていない。

Ans.　1、2

▌**Point**▌
院内医療安全管理体制　医療法第6条の12、医療法施行規則第1条の11（選択肢1、2、4）
〈安全管理のための体制確保〉
　一　医療安全管理のための指針整備
　二　医療安全管理のための委員会設置
　三　医療安全管理のための職員研修実施
　四　医療安全確保を目的とした改善方策を講ずる

生物・物理・化学・
衛生
薬理
薬剤
治療・病態・薬物
法規・制度・倫理
実務

〈医療安全確保体制確保のための措置〉
　一　院内感染対策のための体制の確保に係る措置
　二　医薬品に係る安全管理のための体制の確保に係る措置⇒医薬品安全管理責任者の配置など
　三　医療機器に係る安全管理のための体制の確保に係る措置⇒医療機器安全使用責任者の配置など
　四　高難度新規医療技術又は未承認新規医薬品等を用いた医療を提供するに当たっては、第9条の23第1項第7号又は第8号の規定に準じ、必要な措置を講ずるよう努めること。

医療事故調査制度　医療法第6条の10、第6条の11（選択肢3、5）
〈医療事故の定義〉　当該病院等に勤務する医療従事者が提供した医療に起因し、又は起因すると疑われる死亡又は死産であって、当該管理者が当該死亡又は死産を予期しなかったもの
〈医療事故調査〉　管理者責任による　①医療事故発生報告　②院内調査実施　③調査報告
　報告は医療事故調査・支援センターに行う。調査は医療事故調査等支援団体の支援を受ける。
※医療事故調査制度は、特定機能病院等における医療事故等報告制度とは異なる制度である。

問149　我が国の医療保険制度に関する記述のうち、正しいのはどれか。**2つ選べ。**
1　国民はいずれかの公的医療保険に加入する。
2　自らが将来使用する医療費を予め積み立てておく自助の原則による。
3　被用者保険と国民健康保険とでは、現物給付される医療の内容は異なる。
4　医療保険制度による医療の財源に、公費は含まれていない。
5　後期高齢者医療制度の被保険者には、75歳以上の者及び65歳以上75歳未満の寝たきり状態にある者が含まれる。

▌**Approach**▌　我が国の医療保険制度の特徴に関する問題
▌**Explanation**▌
1　○　我が国の医療保険制度は、保険対象を国民全体としているので、国民は社会的立場や年齢に応じていずれかの公的医療保険に加入する（社会保険）。加入の是否、加入すべき医療保険の種類について国民の選択権はなく、強制加入方式となっている。
2　×　国民全体が共通にさらされる危難に備えるため、危難の危険度や頻度、他の要件から合理的に算出した金銭を醵出して共同資金をつくり、実際に事故にあった加入者（国民）にその資金から給付を行うものであり、個人の財蓄性よりは、扶助原理に則るものである。
3　×　2020年現在、異なる法によって規律される被用者保険、国民健康保険（地域保険）の間で医療給付内容の格差や相違はない。なお、我が国の公的医療保険の保険給付〈現物給付（医療給付）、現金給付〉のうち現物給付（医療給付）を問うものであることに注意。
4　×　健康保険法第153条、第154条、第154条の2に国庫補助の規定があり、国民健康保険法においても第69条～第75条の2において、国庫補助、都道府県・市区町村における会計措置等について規定しており、保険医療の財源には少なからぬ公費が投入されている。
5　○　次の各号のいずれかに該当する者は、後期高齢者医療広域連合が行う後期高齢者医療の被保険者とする。
　一　後期高齢者医療広域連合の区域内に住所を有する75歳以上の者
　二　後期高齢者医療広域連合の区域内に住所を有する65歳以上75歳未満の者であって、厚生労働省令で定めるところにより、政令で定める程度の障害の状態にある旨の当該後期高齢者医療広域連合の認定を受けたもの（高齢者の医療の確保に関する法律第50条）

Ans.　1、5

■ Point ■

我が国の公的医療保険制度：社会保険方式による

①強制加入　全国民が保険対象となるので、一定の国内居住外国人を含め、全員が加入。また、立場や年齢によって加入すべき保険が決められ、選択性はない。

②目　　的　個々人に偶発的に起きる健康上の危難に対して、集団的に保障を行うリスク分散型リスクマネージメント。個人の将来的財蓄は目的とされない。

③保険給付　医療給付（現物給付）：個人の一部負担金が発生する。
　　　　　　現金給付：被保険者の出産や死亡などで発生する経済的困窮に対する一時的保障

④公費投入　公的医療保険制度であり、国、地方自治体のコントロールを受ける。また、法的に相当の公費の投入が規定されている。

問 150　薬価基準制度に関する記述のうち、正しいのはどれか。**2つ選べ**。
1　薬価基準は、保険医療で使用できる医薬品の品目表と価格表の2つの性格を持つ。
2　新医薬品は、製造販売の承認から遅くとも30日以内に薬価基準に収載される。
3　新医薬品の薬価は、類似薬がある場合は、その薬価を参考に決められる。
4　既収載品の薬価は、年間販売量が多いものに限り定期的に見直される。
5　後発医薬品の薬価は、製造販売業者が自由に決められる。

■ Approach ■　薬価基準制度に関する問題

■ Explanation ■

1　○　薬価基準は、保険医療において使用できる医薬品の品目表及び当該医薬品を使用した場合における薬剤費算定の基礎となる価格表という2つの役割がある。

2　×　新医薬品（新薬）については原則として承認後60日以内（通常年4回）、その他の医薬品については6カ月毎に薬価基準に収載される。

3　○　新医薬品の薬価は、新医薬品と効能・効果、主要な薬理作用等が類似している医薬品（比較対照薬）を既収載医薬品から選定できる場合は、類似薬効比較方式により、1日薬価を合わせることにより算定される。比較対照薬を選定できない場合は、原価計算方式で薬価が算定される。

4　×　既収載品の薬価は、概ね2年ごとに実際に市場で販売されている実勢価格を調査（薬価調査）し、その調査結果に基づき、一定の算定方式（市場実勢価格加重平均値調整幅方式）を用いて新しい薬価が算出される（薬価の全面改正）。

5　×　後発医薬品（ジェネリック医薬品）についても薬価算定の原則が定められているため、製造販売業者が自由に決めることはできない。原則は、①初めての後発医薬品の場合は同一有効成分・同一規格の先発医薬品の5割（内服薬で収載品目が11品目以上の場合は4割）及び②他社の後発医薬品が既に存在する場合は、同一有効成分・同一規格の既存後発医薬品の薬価で最も低いものと同価格（内服薬については初めて11品目以上となる場合で、既収載の他社の後発医薬品が薬価改定を受けていないときは、先発医薬品の4割）、③バイオ後続品については、初めてバイオ後続品が薬価収載される場合、同一有効成分・同一規格の先発医薬品の7割（収載品目が11品目以上の場合は6割。承認申請の際の臨床試験の充実度に応じ10％まで薬価が加算）とされている。

Ans.　1、3

■Point■

薬価基準制度の仕組み

　新医薬品の薬価収載については、中央社会保険医療協議会（中医協）の下部組織である薬価算定組織における算定案を中医協が承認して決める。2020年4月1日現在、医療機関等で保険診療に用いられる医療用医薬品（先発医薬品及び後発医薬品）として官報に告示されている（薬価基準に収載されている）品目は、約1万4千程度である。2021年度から2年ごとの薬価の全面改正の間の年も改正が行われる予定である（対象品目の範囲は未定）。

　新医薬品の薬価算定には、以下の3つの方法がある。

①類似薬効比較方式Ⅰ：新医薬品の薬価算定における原則的な算定方式。選択肢3の解説参照。

②類似薬効比較方式Ⅱ：新規性に乏しい新医薬品の薬価は、類似薬効比較方式Ⅰで算定される額を上回ることのないように定められた算定方式により算定される。

③原価計算方式：類似薬が存在しない場合の算定方式。薬価算定単位当たりの製造又は販売に要する原価に、販売費及び一般管理費、営業利益、流通経費並びに消費税相当額を加算し算定される。

【薬理、薬剤、病態・薬物治療】

◎指示があるまで開いてはいけません。

注　意　事　項

1　試験問題の数は、**問１５１**から**問１９５**までの**４５問**。
　　１５時５０分から**１７時４５分**までの**１１５分**以内で解答すること。

2　解答方法は次のとおりである。

(1)　一般問題（薬学理論問題）の各問題の正答数は、**問題文中に指示されている**。
　　問題の選択肢の中から答えを選び、次の例にならって答案用紙に記入すること。
　　なお、問題文中に指示された正答数と**異なる数を解答すると、誤りになる**から
　　注意すること。

　（例）**問500**　次の物質中、常温かつ常圧下で液体のものはどれか。**２つ**選べ。

　　　　1　塩化ナトリウム　　　2　プロパン　　　　　　3　ベンゼン
　　　　4　エタノール　　　　　5　炭酸カルシウム

　　正しい答えは「**3**」と「**4**」であるから、答案用紙の

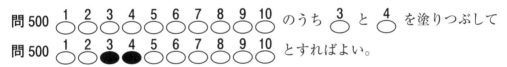

(2)　解答は、○の中全体をＨＢの鉛筆で濃く塗りつぶすこと。塗りつぶしが薄い
　　場合は、解答したことにならないから注意すること。

悪い解答例 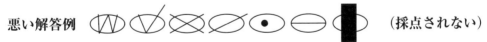　　　　　　（採点されない）

(3)　解答を修正する場合は、必ず「消しゴム」で跡が残らないように完全に消すこと。
　　鉛筆の跡が残ったり、「　」のような消し方などをした場合は、修正又は解
　　答したことにならないから注意すること。

(4)　答案用紙は、折り曲げたり汚したりしないよう、特に注意すること。

3　設問中の科学用語そのものやその外国語表示（化合物名、人名、学名など）には
　誤りはないものとして解答すること。ただし、設問が科学用語そのもの又は外国語
　の意味の正誤の判断を求めている場合を除く。

4　問題の内容については質問しないこと。

一般問題（薬学理論問題）【薬理】

問 151　受容体と細胞内情報伝達に関する記述のうち、正しいのはどれか。**2つ選べ。**
1　イオンチャネル内蔵型受容体には、陽イオンを細胞内に流入させるグリシン受容体が含まれる。
2　Gタンパク質共役型受容体（GPCR）には、アデニル酸シクラーゼ活性化能を持つものがあり、ドパミン D_2 受容体が含まれる。
3　GPCRには、ホスホリパーゼC活性化能を持つものがあり、アドレナリン α_1 受容体が含まれる。
4　酵素共役内蔵型受容体には、細胞膜を1回貫通し細胞内に酵素活性を持つか、酵素に直接結合するものがあり、インスリン受容体が含まれる。
5　核内受容体には、細胞質においてリガンドと結合したのち核内に移行し、遺伝子の転写を調節するものがあり、バソプレシン V_1 受容体が含まれる。

■ Approach ■　受容体と細胞内情報伝達に関する問題

■ Explanation ■

1　×　イオンチャネル内蔵型受容体には、陽イオンを細胞内に流入させるニコチン受容体などが含まれる。グリシン受容体はストリキニーネ感受性と非感受性に分けられるが、一般によく知られているグリシン受容体は前者である。ストリキニーネ感受性グリシン受容体はイオンチャネル内蔵型で、Cl^-（陰イオン）を細胞内に流入させる。

2　×　Gタンパク質共役型受容体（GPCR）には、アデニル酸シクラーゼを活性化させるアドレナリン β_1 受容体などが含まれる。ドパミン D_2 受容体はGiタンパク質共役型で、アデニル酸シクラーゼの活性化を抑制する。

3　○　GPCRには、ホスホリパーゼCを活性化させるアドレナリン α_1 受容体やヒスタミン H_1 受容体などが含まれる。ホスホリパーゼCはイノシトール三リン酸を産生させて細胞内 Ca^{2+} を増加させるとともに、ジアシルグリセロールを産生させてプロテインキナーゼCを活性化させる。

4　○　酵素共役内蔵型受容体は1回膜貫通型の受容体で、細胞内に酵素活性を有するか、酵素と直接結合する部位を有する。インスリン受容体や心房性ナトリウム利尿ペプチド受容体などが含まれる。

5　×　バソプレシン V_1 受容体はGqタンパク質共役型である。受容体が核内に存在するもの（活性化ビタミン D_3 受容体など）だけを核内受容体と扱うこともあるが、本問に記されたように、受容体が細胞質に存在するもの（ステロイドホルモン受容体など）も含めて核内受容体と分類されることもある。ステロイドホルモンは細胞膜を通過し、細胞質の受容体と結合した後、核内に移行して遺伝子転写を調節する。

Ans.　3、4

■ Point ■

　代表的な神経伝達物質（アセチルコリン、ノルアドレナリン、グルタミン酸、グリシン、ドパミン）、ホルモン（インスリン、糖質コルチコイド）、オータコイド（ヒスタミン、セロトニン）、サイトカインなどの受容体の細胞内情報伝達機構について、表にまとめて覚えておく。
　グリシン受容体には、ストリキニーネ感受性と非感受性がある。ストリキニーネ感受性受容体については、選択肢1の解説を参照のこと。一方、ストリキニーネ非感受性グリシン受容体とは、グルタミン酸NMDA受容体のグリシン結合部位のことで、イオンチャネル内蔵型である。グリシンは共アゴニストとして作用し、NMDA受容体を介した Ca^{2+}（陽イオン）流入を引き起こす。

問 152 副交感神経系に作用する薬物に関する記述のうち、正しいのはどれか。**2つ**選べ。
1 ピロカルピンは、アセチルコリン M_3 受容体を刺激して瞳孔散大筋を収縮させる。
2 アンベノニウムは、コリンエステラーゼを不可逆的に阻害して重症筋無力症を改善する。
3 チオトロピウムは、アセチルコリン M_3 受容体を遮断して気管支平滑筋を弛緩させる。
4 トロピカミドは、アセチルコリン M_3 受容体を刺激して毛様体筋を収縮させる。
5 オキシブチニンは、アセチルコリン M_3 受容体を遮断して排尿筋を弛緩させる。

▌Approach▐ 副交感神経系に作用する薬物に関する問題

▌Explanation▐
1 × ピロカルピンは、瞳孔括約筋に存在するアセチルコリン M_3 受容体を刺激して瞳孔括約筋を収縮させ、縮瞳を起こす。瞳孔散大筋に存在するアドレナリン α_1 受容体を刺激して瞳孔散大筋を収縮させ、散瞳を起こす薬物には、フェニレフリンがある。

2 × アンベノニウムは、可逆的にコリンエステラーゼを阻害し、アセチルコリン（ACh）の分解を抑制する。ACh が増加した結果、骨格筋の終板に存在するニコチン性 ACh 受容体（N_M 受容体）が刺激され、重症筋無力症における骨格筋機能低下を改善する。

3 ○ チオトロピウムは、気管支平滑筋に存在するムスカリン M_3 受容体を遮断することにより、気管支の収縮を抑制する。M_3 受容体からの解離が極めて遅いため、長時間作用型気管支拡張薬として用いられる。

4 × トロピカミドは、毛様体筋に存在する M_3 受容体を遮断して毛様体筋の収縮を抑制する。なお、トロピカミドは、診断・治療を目的とした散瞳薬に用いられるが、その機序は瞳孔括約筋の M_3 受容体遮断によるものである。

5 ○ オキシブチニンは、膀胱排尿筋に存在する M_3 受容体を遮断して膀胱排尿筋の収縮を抑制するとともに、膀胱括約筋の M_3 受容体を遮断して膀胱括約筋の拡張を抑制して、排尿を抑制する。

Ans. 3、5

▌Point▐
　副交感神経系の各器官に対する効果（瞳孔括約筋、毛様体筋、気管支平滑筋、膀胱排尿筋、膀胱括約筋の収縮・弛緩）、各器官における受容体サブタイプの分布（N_M、M_3 など）について、表にまとめて整理したうえで、各薬物の作用機序を覚える。

> **問 153** 自律神経節遮断薬の効果とその説明に関する記述のうち、正しいのはどれか。**2つ選べ。**
> 1 唾液腺は副交感神経の支配が優位なため、口渇が起こる。
> 2 心臓は交感神経の支配が優位なため、心拍数が増加する。
> 3 消化管は副交感神経の支配が優位なため、消化管の緊張低下や便秘が生じる。
> 4 汗腺は交感神経の支配が優位なため、汗の分泌が増加する。
> 5 瞳孔は副交感神経の支配が優位なため、縮瞳が起こる。

▌**Approach**▌ 自律神経節遮断薬に関する問題

▌**Explanation**▌

　　神経節は交感神経と副交感神経に存在するので、節遮断は交感神経と副交感神経の両者を抑制する。そのため、各器官において優位な神経の興奮効果が遮断される。

1 ○ 唾液腺は副交感神経支配が優位である。よって、副交感神経興奮による唾液分泌の促進が遮断された効果が強く現れ、口渇が生じる。

2 × 心臓は副交感神経が優位である。よって、副交感神経興奮による心抑制が遮断された効果が強く現れ、心興奮（心拍数増加など）が起こる。

3 ○ 消化管は副交感神経が優位である。よって、副交感神経興奮による消化管の緊張や運動が遮断された効果が強く現れ、便秘が起こる。

4 × 汗腺は交感神経のみに支配されている（副交感神経支配がない）。よって、交感神経興奮による発汗作用が遮断され、汗の分泌が抑制される。

5 × 瞳孔は副交感神経が優位である。よって、副交感神経興奮による瞳孔括約筋収縮（縮瞳）が遮断された効果が強く現れ、散瞳が起こる。

Ans. 1、3

▌**Point**▌

　　自律神経節遮断薬の効果は複雑で難しいと思われがちだが、実は単純である。交感神経と副交感神経の二重支配を受けている器官では、すべて副交感神経優位と覚えればよい。すなわち、抗コリン薬と同じである。一方、血管と汗腺では、副交感神経支配がほとんどないので、自律神経節遮断薬の効果が交感神経遮断と同じになる。

> **問 154** 催眠・鎮静作用をもつ薬物に関する記述のうち、正しいのはどれか。**2つ選べ。**
> 1 ミダゾラムは、γ-アミノ酪酸 $GABA_A$ 受容体の GABA 結合部位に結合し、Cl^- チャネルの開口を促進することで鎮静・催眠作用を示す。
> 2 ジフェンヒドラミンは、中枢神経系のヒスタミン H_1 受容体を遮断し、眠気を誘発する。
> 3 ラメルテオンは、メラトニン受容体を遮断し、睡眠覚醒リズムを調節する。
> 4 デクスメデトミジンは、アドレナリン α_2 受容体を刺激し、ノルアドレナリン放出を抑制することで鎮静作用を示す。
> 5 スボレキサントは、ドパミン D_2 受容体を遮断し、覚醒状態から睡眠状態へと移行させる。

▌**Approach**▌ 催眠・鎮静作用を持つ薬物の作用機序に関する問題

▌**Explanation**▌

1 × ミダゾラムはベンゾジアゼピン系薬物で、GABA 結合部位には直接結合しない。$GABA_A$

受容体複合体のベンゾジアゼピン結合部位に結合し、GABA の作用を増強することにより、Cl^- チャネル開口を促進させ、鎮静・催眠効果を発揮する。

2 ○ ジフェンヒドラミンはヒスタミン H_1 受容体を遮断することにより、末梢および中枢作用を発揮する。末梢においてはアレルギー性反応（血管拡張、気管支収縮、痒み）を抑制し、中枢においてはヒスタミン神経系を抑制して鎮静・催眠作用を示す。

3 × ラメルテオンは、視交叉上核のメラトニン受容体（MT_1/MT_2 受容体）を特異的に**刺激**し、催眠と覚醒のリズムを正常化することにより、不眠症における入眠困難を改善する。

4 ○ 脳の青斑核のノルアドレナリン作動性神経に高密度に存在する α_{2A} 受容体は、睡眠・覚醒の機能調節に関与している。デクスメデトミジンは青斑核のノルアドレナリン作動性神経終末に存在する α_{2A} 受容体を刺激してノルアドレナリン放出を抑制することにより、鎮静作用を示す。

5 × スボレキサントは、オレキシン受容体（OX_1/OX_2 受容体）を遮断し、オレキシン作動性神経の支配を受けている覚醒神経核を抑制することにより、催眠を誘導する。

Ans. 2、4

■ Point ■

　不眠症の第一選択薬であるベンゾジアゼピン系薬物の作用機序および特徴について、バルビツール酸系薬物と比較しながら覚えること。① GABA 受容体を単独で開口する作用をもつか、② REM 睡眠を短縮する作用をもつか、③依存や耐性を生じやすいかなどは、必ずおさえておく。

　デクスメデトミジンは、①ミダゾラムやプロポフォールなどと異なり $GABA_A$ 受容体複合体に作用しないので、認知機能を維持した鎮静を行うことができる、②呼吸抑制の副作用が少ないなどの利点をもつ。

問 155 パーキンソン病治療薬に関する記述のうち、正しいのはどれか。**2つ選べ。**
1 エンタカポンは、B 型モノアミンオキシダーゼ（MAO-B）を阻害することで、脳内のドパミン代謝を抑制する。
2 ビペリデンは、ムスカリン性アセチルコリン受容体を遮断することで、線条体におけるアセチルコリン神経系とドパミン神経系のアンバランスを改善する。
3 セレギリンは、線条体におけるドパミン神経終末からのドパミン遊離を促進することで、ドパミンの神経伝達を回復させる。
4 イストラデフィリンは、アデノシン A_{2A} 受容体を遮断することで、運動機能を回復させる。
5 ゾニサミドは、線条体のドパミン D_2 受容体を刺激することで、ドパミン神経系を活性化する。

■ Approach ■ パーキンソン病治療薬の作用機序に関する問題
■ Explanation ■

1 × エンタカポンは末梢において COMT（Catechol-O-Methyl-Transferase）を阻害することにより、末梢でのレボドパの分解を抑制し、脳へのレボドパ移行を増加させる。モノアミン酸化酵素 B（MAO_B）を阻害することにより、ドパミン代謝を抑制する薬物には、セレギリンがある。

2 ○ パーキンソン病では、黒質−線条体のドパミン作動性神経の脱落が生じることにより、コリン作動性神経系の機能が亢進する。ビペリデンはムスカリン性アセチルコリン受容体を遮断することにより、線条体のコリン作動性神経の過剰な興奮を抑える。

3 ×　セレギリンは、ドパミンの分解を担うMAO_Bを非可逆的に阻害することにより、脳内ドパミン量を増大させる。線条体におけるドパミン神経終末からドパミンの遊離を促進させる薬物には、アマンタジンがある。

4 ○　大脳基底核回路内の線条体－淡蒼球（間接経路）を構成するGABA/エンケファリン含有ニューロンは、D_2受容体によって抑制されている。パーキンソン病ではドパミンが欠乏するため、D_2受容体による抑制が低下し、間接経路でのGABA遊離が過剰となって運動障害を生じる。アデノシンA_{2A}受容体は間接経路のGABA/エンケファリン含有ニューロンに特異的に発現して、その興奮性を調節しており、イストラデフィリンはA_{2A}受容体を遮断することにより、過剰に亢進したGABA遊離を減少させて運動機能を改善させる。

5 ×　ゾニサミドは、レボドパ生成を担う酵素であるチロシン水酸化酵素を増加させることにより、ドパミンを増加させる。線条体のドパミンD_2受容体を刺激することにより、ドパミン神経系を活性化する薬物には、ブロモクリプチンなどがある。

Ans.　2、4

■Point■

　パーキンソン病治療薬を作用機序別に整理し、各薬物の特徴を覚える。レボドパの脳内移行性を高める目的で併用される①芳香族L－アミノ酸脱炭酸酵素阻害薬カルビドパ、ベンセラジド、②COMT阻害薬エンタカポンも国家試験には頻出なので、ドパミンの合成や代謝に関わる基礎知識について復習しておこう。

　イストラデフィリンはアデノシンA_{2A}受容体遮断薬で、ドパミン受容体やドパミン代謝酵素に作用しない。そのため、レボドパ含有製剤との併用で相加的効果を示すことから、パーキンソン病治療で問題となるwearing-off改善に有望と注目されている。

問156　貧血の治療薬に関する記述のうち、正しいのはどれか。2つ選べ。
1　クエン酸第一鉄は、体内で欠乏した鉄を補充し、ヘモグロビンを増加させることで、鉄欠乏性貧血を改善する。
2　ガベキサートは、セリンプロテアーゼを阻害することで、自己免疫性溶血性貧血を改善する。
3　ダルベポエチンアルファは、エリスロポエチン受容体を刺激し、赤芽球前駆細胞から赤血球への分化を促進することで、腎性貧血を改善する。
4　ピリドキシンは、体内で欠乏したビタミンB_{12}を補充し、DNA合成を促進することで、巨赤芽球性貧血を改善する。
5　コバマミドは、低下したヘモグロビン合成を促進することで、鉄芽球性貧血を改善する。

■Approach■　貧血治療薬の作用機序に関する問題
■Explanation■

1 ○　鉄欠乏性貧血は、ヘムの構成成分である鉄が欠乏し、骨髄におけるヘモグロビン合成が低下した状態であるため、不足した鉄を補充する必要がある。クエン酸第一鉄などの2価鉄を経口投与することが第一選択で、経口が困難なときにはシデフェロンなどの3価鉄を静注する。

2 ×　自己免疫性の溶血性貧血には、プレドニゾロンなどの副腎皮質ステロイドやシクロスポリンなどの免疫抑制薬が用いられる。ガベキサートはセリンプロテアーゼを阻害することにより、トロンビン、血液凝固第Xa因子、トリプシン、プラスミン、カリクレインなどの活性を阻害する。トロンビンおよびXa因子阻害によってもたらされる抗凝固作用は、DIC

（播種性血管内凝固症候群）の治療に有効であり、トリプシン阻害作用は急性膵炎の治療に有効と考えられている。

3 ○ 腎性貧血は、慢性腎炎や腎不全に伴い、腎臓からのエリスロポエチン分泌が低下するために生じるので、エリスロポエチンの補充が必要である。ダルベポエチンアルファは遺伝子組換え型のヒトエリスロポエチン製剤で、赤芽球前駆細胞に存在するエリスロポエチン受容体を刺激して、赤血球への分化・成熟を促進する。

4 × 巨赤芽球性貧血は、ビタミン B_{12} や葉酸の欠乏によって生じる。ビタミン B_{12} 不足による巨赤芽球性貧血には、コバマミドやシアノコバラミンなどのビタミン B_{12} 製剤を投与する。葉酸不足による巨赤芽球性貧血には、葉酸や活性葉酸（ホリナート）を投与する。ビタミン B_6 製剤のピリドキシンは、巨赤芽球性貧血には無効である。

5 × 鉄が不足していないにも関わらず、鉄を利用したヘモグロビン合成に異常がある場合、鉄芽球（ヘムタンパク質と結合していない鉄が細胞内に沈着した赤芽球のこと）性貧血を起こす。赤芽球におけるヘモグロビン合成に関わる δ-アミノレブリン酸合成酵素の補酵素であるピリドキシンの補充が行われる。

Ans. 1、3

▌Point▌

赤血球の造血機序を理解しながら、赤血球への分化・成熟に関わるサイトカイン（エリスロポエチン）や補酵素（ビタミン B_{12}）を覚えよう。

貧血の種類（鉄欠乏性、溶血性、腎性、巨赤芽球性、鉄芽球性）および貧血の成因について理解し、各貧血治療薬の機序と特徴を覚える。

問 157 インドメタシンの副作用である消化性潰瘍の発症機序として正しいのはどれか。**2つ選べ。**
1 ガストリン受容体の刺激
2 ムスカリン性アセチルコリン受容体の刺激
3 胃蠕動運動の抑制
4 胃粘膜血流の低下
5 胃粘液分泌の抑制

▌Approach▌ インドメタシンの消化性潰瘍発症機序に関する問題
▌Explanation▌

インドメタシンなどの非ステロイド性抗炎症薬（NSAIDs）は、シクロオキシゲナーゼ（COX）を阻害することにより、痛みや炎症に関わるプロスタノイドの産生を抑制するが、胃粘膜保護作用を有するプロスタグランジン（PG）E_2、PGI_2 の産生も抑制してしまう。そのため、NSAIDs 共通の副作用として、消化性潰瘍の発症・悪化がある。

1 × 胃の ECL 細胞や壁細胞に存在するガストリン受容体が刺激されると、胃酸分泌が促進され、消化性潰瘍の悪化につながるが、PGE_2 および PGI_2 にガストリン受容体刺激作用は報告されていない。

2 × 胃の M_3 受容体が刺激されると胃運動が亢進し、副交感神経節や ECL 細胞の M_1 受容体が刺激されると胃酸分泌が亢進するが、PGE_2 および PGI_2 にムスカリン受容体刺激作用は報告されていない。

3 × 胃の蠕動運動が抑制されると胃内容物が停滞し、消化性潰瘍の悪化につながるが、PGE_2 および PGI_2 にそのような作用は報告されていない。

4 ○ PGE$_2$ および PGI$_2$ には、①胃粘膜血流を促進させる、②胃粘液分泌を亢進させるなどの作用が報告されており、これらが胃粘膜保護に重要な役割を担うと考えられている。インドメタシンなどの COX 阻害薬により、PGE$_2$ や PGI$_2$ 産生が低下すると、胃粘膜血流の低下や胃粘液分泌の抑制が現れ、消化性潰瘍を引き起こす。

5 ○ 選択肢4の解説参照。

Ans. 4、5

Point

炎症に関わるのは COX-2 で、胃粘膜保護に関わるのは COX-1 であると考えられていたため、選択的 COX-2 阻害薬（ピロキシカム、セレコキシブなど）は、胃腸障害の少ない NSAIDs として開発され、使用されている。国家試験対策としては覚えておくとよいが、実際には COX-2 由来の PGE$_2$、PGI$_2$ は胃粘膜血流を促進させ、胃粘液分泌を高めることにより、胃粘膜保護に関わっている。そのため、COX-2 阻害は胃腸障害を起こしにくいという説は疑問視され始めている。

問 158 下部消化管に作用する薬物に関する記述のうち、正しいのはどれか。**2つ選べ。**

1 ピコスルファートは、腸内細菌の作用でレインアンスロンを生成し、アウエルバッハ神経叢を刺激することで、大腸運動を促進する。

2 ラクツロースは、界面活性作用により腸内容物の表面張力を低下させ、水分を浸潤させることで、硬便を軟化させる。

3 ルビプロストンは、小腸上皮に存在する Cl$^-$ チャネル2（ClC-2）を活性化することで、腸管腔内への水分分泌を促進する。

4 リナクロチドは、グアニル酸シクラーゼC受容体を活性化し、サイクリック GMP（cGMP）濃度を増加させることで、腸管分泌及び腸管運動を促進する。

5 センノシドは、管腔内で水分を吸収して膨張し、腸壁を刺激することで、蠕動運動を促進する。

Approach 下部消化器系に作用する薬物の作用機序に関する問題

Explanation

1 × ピコスルファートは、胃や小腸ではほとんど作用せず、大腸の細菌叢由来の酵素であるアリルスルファターゼによって加水分解され、活性型のジフェノール体となる。ジフェノール体は、大腸において蠕動運動を亢進させる作用と水分吸収阻害作用を発揮することにより、瀉下作用を示す。なお、腸内細菌の作用でレインアンスロンを生成し、大腸運動を促進する薬物には、センノシドがある。

2 × ラクツロースは、フルクトースとガラクトース各1分子から合成された人工二糖類で、ヒト消化管粘膜にはラクツロースを分解する酵素が存在しないため、消化・吸収されることなく下部消化管に達し、浸透圧を上昇させて、緩下作用を発揮する。また、下部消化管では、ビフィズス菌や乳酸菌によって利用・分解され、乳酸・酢酸などの有機酸を産生して腸内 pH を低下させる。その結果、酸性側で生育する乳酸菌を増加させ、アンモニア産生菌の発育を抑制するので、高アンモニア血症治療薬としても用いられる。なお、界面活性作用により便を軟化させる薬物には、ジオクチルソジウムスルホサクシネートがある。

3 ○ ルビプロストンは、小腸上皮（腸管内腔側）に存在する Cl$^-$ チャネル2（ClC-2）を活性化して腸管内へ Cl$^-$ を分泌させる。Cl$^-$ 分泌に伴い、浸透圧性に水分が腸管内腔へと分泌されるので、便が軟化して排便促進を起こす。

4 ○ リナクロチドは、腸管上皮に存在するグアニル酸シクラーゼC受容体を刺激して細胞

内 cGMP を増加させる。cGMP は、プロテインキナーゼ GII（PKGII）活性化を介して嚢胞性線維症膜貫通調節因子（CFTR）を活性化させ、腸管内へ Cl⁻ や HCO₃⁻ を分泌させることにより、浸透圧性に水分を腸管内腔へ分泌させる。また、リナクロチドによる細胞内 cGMP 増加は、大腸の痛覚過敏を伝達する求心性神経の興奮を抑制し、腹痛の改善にも寄与する。

5　×　カルメロースナトリウムは、消化管でほとんど消化吸収されず、腸管内で水分を吸収して膨張し、ゼラチン様の塊となって 腸管壁を物理的に刺激することにより、大腸の蠕動運動を促進する。

Ans.　3、4

Point

　従来の慢性便秘症の改善には、塩類下剤である酸化マグネシウムや刺激性下剤であるセンノシドなどが汎用されていたが、2012 年にルビプロストン、2017 年にリナクロチド、2018 年にエロビキシバットが新たな作用機序を持つ慢性便秘症の治療薬として発売された。

　従来の便秘治療薬と比較しながら、ルビプロストン、リナクロチド、エロビキシバットの作用機序と特徴を覚える。エロビキシバットについては、国家試験の薬理分野ではまだ出題されておらず、今後の出題が予想される。

問 159　図はステロイドホルモン様の薬理作用をもつ薬物の化学構造を示したものである。この薬物の構造と薬理活性に関する記述のうち、正しいのはどれか。**2つ**選べ。

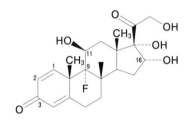

1　1 位と 2 位の炭素原子間が二重結合となっているため、鉱質コルチコイド作用が弱められ、糖質コルチコイド作用が強められる。
2　3 位に C＝O をもつため卵胞ホルモン作用を有する。
3　9 位の炭素原子に F 原子が結合しているため、ほかの置換基の場合よりも鉱質コルチコイド作用が弱い。
4　11 位の炭素上の OH 基は糖質コルチコイド作用に必須である。
5　16 位の炭素上の OH 基は糖質コルチコイド及び鉱質コルチコイド作用に必須である。

Approach　合成糖質コルチコイドの構造と薬理活性に関する問題
Explanation

　天然の糖質コルチコイドは、鉱質コルチコイド作用である Na⁺ 貯留作用を有するので、浮腫や高血圧などの副作用が現れる。このような作用を減らし、抗アレルギー、抗炎症、免疫抑制作用などを強めたものが、合成糖質コルチコイドである。以下に示すような構造活性相関が知られている。

1　○　1 位と 2 位の炭素原子間が二重結合だと、糖質コルチコイド作用が強くなり、鉱質コルチコイド作用が弱くなる。

2　×　3位のC=Oは、副腎皮質ホルモン（糖質コルチコイドおよび鉱質コルチコイド）活性の発現に必要である。また、4位と5位の炭素原子間の二重結合も、副腎皮質ホルモン活性の発現に必要である。

3　×　9位の炭素原子にF原子が結合すると、糖質および鉱質コルチコイド活性の両方が増強される。

4　○　11位の炭素上のOH基は糖質コルチコイド作用に必須で、17位のOH基は糖質コルチコイド作用を増強する。

5　×　16位の炭素上にOH基またはメチル（CH_3）基を導入すると、鉱質コルチコイド作用が減弱する。

Ans.　1、4

■Point■

　　天然の糖質コルチコイドの構造を参考にして、多数の合成糖質コルチコイドが作られた結果、化学構造と薬理活性の関係（構造活性相関）が明らかとなった。ステロイドのほかに、交感神経興奮薬（アドレナリン、ノルアドレナリン、イソプレナリンなど）、合成コリンエステル類（ベタネコール、カルバコール、メタコリンなど）、モルヒネ類（モルヒネ、コデイン、オキシコドンなど）の構造活性相関は有名なので、復習しておくこと。

問160　ホルモン関連薬に関する記述のうち、正しいのはどれか。**2つ選べ。**
1　フルベストラントは、アロマターゼを阻害し、エストロゲンの産生抑制作用を示す。
2　アナストロゾールは、エストロゲン受容体を遮断し、排卵誘発作用を示す。
3　プロピルチオウラシルは、甲状腺ホルモン受容体を遮断し、甲状腺機能抑制作用を示す。
4　エプレレノンは、アルドステロン受容体を遮断し、利尿作用を示す。
5　トルバプタンは、バソプレシン V_2 受容体を遮断し、利尿作用を示す。

■Approach■　ホルモン関連薬の作用機序に関する問題

■Explanation■

1　×　フルベストラントは、7α位にアルキルスルフィニル側鎖を有するエストラジオールのステロイド性類縁体である。タモキシフェンなどの従来の非ステロイド性抗エストロゲン薬とは異なり、エストロゲン受容体に対する部分アゴニスト活性を示さないため、強力なエストロゲン受容体拮抗作用を示す。乳がん細胞のエストロゲン受容体をダウンレギュレーションさせ、受容体数を減少させる作用を有する。

2　×　アナストロゾールは、アロマターゼを阻害し、エストロゲンの産生抑制作用を示す。エストロゲン受容体を遮断し、排卵誘発作用を示す薬物として、クロミフェンが知られる。クロミフェンによって、視床下部のエストロゲン受容体が遮断されると、卵胞刺激ホルモン（FSH）および黄体形成ホルモン（LH）の分泌のネガティブフィードバックがかからなくなり、その結果、下垂体からのFSHやLHの分泌が促進され、排卵誘発を起こす。

3　×　プロピルチオウラシルは、甲状腺のペルオキシダーゼを阻害することにより、チロシンヨウ素化を抑制して甲状腺ホルモンの生成を抑える。

4　○　エプレレノンは、腎集合管細胞内に存在する鉱質コルチコイド受容体（アルドステロン受容体）を競合的に遮断し、アルドステロンによる抗利尿作用を抑制することにより、利尿作用を示す。

5　○　抗利尿ホルモンの1つバソプレシンは、腎集合管に存在するバソプレシン V_2 受容体（Gs

共役型）を刺激して、アデニル酸シクラーゼを活性化させ、細胞内 cAMP を増加させることにより、水チャンネルであるアクアポリン−2（AQP2）の発現を亢進させるとともに AQP2 を管腔側へ移行させ、水の再吸収を促進している。トルバプタンは、腎集合管の V_2 受容体を遮断することにより、集合管での水再吸収をし、電解質排泄の増加を伴わない利尿作用（水利尿作用）を示す。

Ans. 4、5

Point

代表的なホルモン（エストロゲン、アルドステロン、バソプレシン、甲状腺ホルモンなど）の産生・分泌機構、生理作用、関連疾患（乳がんやバセドウ病など）について理解したうえで、各薬物の作用機序と特徴を覚える。

問 161 1型糖尿病の治療に用いられる下図の構造の薬物に関する記述のうち、正しいのはどれか。**2つ選べ**。

1 高血糖時にのみ作用を示すので、低血糖を起こしにくい。
2 チロシンキナーゼ内蔵型受容体に作用し、ホスファチジルイノシトール 3−キナーゼを阻害する。
3 マルチヘキサマーを形成し、作用が持続する。
4 膵 β 細胞からのインスリン分泌を促進する。
5 骨格筋細胞において、グルコーストランスポーター 4（GLUT4）を含む小胞の細胞膜への移行を促進する。

Approach
1型糖尿病治療薬インスリン デグルデクの作用機序に関する問題

Explanation

図示された構造の薬物は、インスリン デグルデクで、ヒトインスリンの B 鎖 30 位のスレオニンが除かれ、B 鎖 29 位のリジン側鎖にグルタミン酸をスペーサーとして、ヘキサデカン二酸が付加されたインスリン誘導体である。

1 × インスリン デグルデクを含むインスリン製剤は、血糖値とは無関係に作用を発揮する。高血糖時にのみ作用を示し、低血糖を起こしにくい薬物には、インクレチン関連薬（GLP-1 受容体刺激薬と DPP-4 阻害薬）がある。インクレチンの作用はグルコース濃度依存的であり、血糖値が高い場合には β 細胞からインスリン分泌を促進するが、血糖値が正常または低い場合にはインスリン分泌を促進させないので、低血糖を起こしにくい。

2 × インスリン受容体はチロシンキナーゼ内蔵型である。インスリン デグルデクなどのインスリン製剤がインスリン受容体を刺激すると、受容体に内蔵されたチロシンキナーゼが活性化され、インスリン受容体基質（insulin receptor substrate；IRS）をリン酸化する。活性

物理・化学・生物
衛生
薬理
薬剤
病態・薬物 治療
法規・制度・倫理
実務

化された IRS は、ホスファチジルイノシトール-3-キナーゼ（PI-3 キナーゼ）を活性化して
プロテインキナーゼ B を活性化させることにより、グルコーストランスポーター 4（GLUT4）
を含む小胞を細胞膜に移行させ、グルコースの細胞内への取り込みを促進する。

3　○　インスリン デグルデクは、皮下投与後にマルチヘキサマーを形成し、徐々にモノマーが
解離して血中へ移行するため、作用が持続する。

4　×　1 型糖尿病では、自己免疫的機序等により膵臓の β 細胞が破壊され、β 細胞からのインス
リン分泌が低下または消失する。したがって、1 型糖尿病の治療にはインスリンを補充する
必要がある。2 型糖尿病の治療薬で、膵 β 細胞のスルホニル尿素受容体に結合し、インスリ
ン分泌を促進する薬物には、トルブタミドなどがある。また、膵 β 細胞上の GLP-1 受容体
を刺激し、グルコース濃度依存的にインスリンを分泌させる薬物には、リラグルチドなど
がある。

5　○　骨格筋は、血糖を取り込む主要な器官の 1 つで、インスリン製剤がインスリン受容体を
刺激すると、選択肢 2 の解説に記した機序で GLUT4 の細胞膜への移行が起こる。

Ans.　3、5

■Point■

糖尿病の約 5% 程度を占める 1 型糖尿病では、インスリンの補充が必須である。問題で図示さ
れた薬物の構造がインスリン デグルデクであるとわからなくても、インスリンや糖尿病に関連す
る基礎知識から正解を導くことができる。

薬剤師国家試験では 2 型糖尿病に関する問題が頻出であるので、2 型糖尿病および糖尿病合併
症治療薬の作用機序と特徴についてもよく復習しておくこと。

問 162　抗ヒト免疫不全ウイルス（HIV）薬に関する記述のうち、正しいのはどれか。**2 つ**選べ。
1　アタザナビルは、非ヌクレオシド系薬であり、逆転写酵素を阻害する。
2　アバカビルは、HIV プロテアーゼを阻害する。
3　ドルテグラビルは、HIV インテグラーゼを阻害する。
4　マラビロクは、C-C Chemokine Receptor 5（CCR 5）を遮断する。
5　リルピビリンは、RNA ポリメラーゼを阻害する。

■Approach■　抗ヒト免疫不全ウイルス（HIV）薬の作用機序に関する問題
■Explanation■

1　×　アタザナビルは、HIV に感染した細胞内でウイルスの HIV-1 プロテアーゼを阻害するこ
とにより、成熟ウイルスの産生を抑制する。逆転写酵素の阻害作用を有する非ヌクレオシ
ド系薬には、リルピビリン（選択肢 5）などがある。

2　×　アバカビルはヌクレオシド系薬で、ウイルス感染細胞内で細胞性酵素によって活性体（ヌ
クレオシド誘導体）へと変換された後、dGTP と競合してウイルス DNA に取り込まれるこ
とによって HIV-1 逆転写酵素を阻害する。取り込まれたヌクレオシド誘導体には 3'-OH 基
が存在しないため、DNA 鎖の伸長に不可欠な 5'-3' ホスホジエステル結合の形成が阻害され、
ウイルスの DNA 複製が停止する。

3　○　宿主感染細胞の染色体にウイルス DNA が組み込まれる過程を触媒する酵素がインテグ
ラーゼである。ドルテグラビルは、HIV ウイルスのインテグラーゼの活性部位に結合して
酵素活性を阻害し、ウイルス DNA の宿主 DNA への組み込みを阻害することにより、ウイ
ルスの複製を妨げる。

4 ○ C-C Chemokine Receptor 5（CCR5）は、HIVウイルスが宿主細胞内に侵入する際に利用する補助受容体である。マラビロクは、宿主細胞膜上のCCR5に選択的に結合し、ウイルスのHIV-1エンベロープ糖タンパク質gp 120とCCR5との相互作用を遮断することにより、HIVの細胞内への侵入を阻害する。

5 × リルピビリンについては、選択肢1の解説参照。なお、ウイルスRNA依存性RNAポリメラーゼを阻害することにより抗ウイルス効果を発揮する薬物には、ファビピラビルがある。ファビピラビルは、新型・再興型インフルエンザウイルス（A、B、C型すべて）に有効であるが、他の抗インフルエンザウイルス薬が無効または効果不十分なとき、国が本剤を使用すると判断した場合にのみ用いることができる。

Ans. 3、4

■ Point ■

　HIVウイルスの宿主への侵入、複製、成熟に関わる因子（CCR5、HIV逆転写酵素、インテグラーゼ、HIVプロテアーゼ）について理解したうえで、各薬物の作用機序を覚える。「HIVウイルスの問題は苦手」という先入観を持つ学生が多いようだが、抗HIV薬は、覚えるべき機序の少ない、取り組みやすい分野である。「苦手」という先入観を捨てて学習すれば、確実に得点できる分野であることを理解し、取り組んでみること。

　ファビピラビル（アビガン®錠）は、インフルエンザウイルスと同種のRNAウイルスである新型コロナウイルス（COVID-19）に対する有効性が期待されており、臨床研究や観察研究の枠組みの中で、COVID-19患者に対するファビピラビルの投与が開始されている。

一般問題（薬学理論問題）【薬理／病態】

問 163-164　58歳男性。5年前より健康診断にて高血圧症を指摘されていたが放置していた。1年前には心肥大も指摘され、その頃から労作時に呼吸が苦しくなるようになった。ある日、発作性夜間呼吸困難のため、緊急入院した。入院時に浮腫が認められ、胸部レントゲンで、心肥大の増悪と肺うっ血像が認められた。

問 163 （病態）

　　この患者に関する記述のうち、正しいのはどれか。**2つ**選べ。
1　浮腫は気管支喘息に特有の症状である。
2　脳性ナトリウム利尿ペプチド（BNP）が増加している。
3　重症度分類には NYHA 分類や AHA/ACC 分類が有用である。
4　心電図において ST 上昇が認められる。
5　心胸郭比は 35% 以下である。

■ Approach ■　慢性心不全の病態・検査・治療に関する問題

■ Explanation ■

1　×　浮腫とは、細胞間質液の異常な増加により軟部組織がむくむことである。うっ血性心不全、急性糸球体腎炎、アナフィラキシー、壊死性筋膜炎などでは致死的浮腫を起こすことがある。気管支喘息では、気道狭窄の一因として気道粘膜浮腫が挙げられるが、気管支喘息特有の症状ではない。

2　○　BNP は、心臓に負担がかかると主に心室部分から分泌されるホルモンで、心不全の重症度に応じて上昇し、治療により低下するため、心不全の診断および重症度判定、治療効果判定に有用な指標である。BNP 値は後述の NYHA 分類重症度と非常によく相関し、軽症・無症状の心不全や狭心症も検出可能だが、具体的に心臓のどこに異常があるのかまでは特定できない。

3　○　慢性心不全における収縮不全に対する薬物療法は重症度に応じて行われるが、その際の指針となるのが、自覚症状による NYHA *New York Heart Association*（ニューヨーク心臓協会）分類や心不全のステージ分類である AHA/ACC *American Heart Association /American College of Cardiology*（アメリカ心臓協会／アメリカ心臓病学会）分類である。

4　×　心電図上の ST 変化は心筋虚血を中心に生じる。ST 上昇は貫壁性心筋虚血（急性心筋梗塞、異型狭心症；上に凸型）、急性心膜炎（下に凸型）、ブルガダ症候群などでみられ、ST 下降は急性心筋梗塞、労作性狭心症、冠れん縮性狭心症、ジギタリス投与、心室肥大などでみられる。患者には心肥大が認められているため、ST は低下していると考えられる。

5　×　胸部 X 線検査において、「（正中線右側最大水平幅＋左側最大水平幅）／胸郭最大内径」の値を心胸郭比（CTR）といい、正常値は成人で 0.5（50%）以下、小児で 0.55（55%）以下である。0.5 を超えると心拡大と診断され、心不全、弁膜症、先天性心疾患、拡張型心筋症などが疑われる。患者には心肥大が認められているため、0.5 を超えていると考えられる。

Ans.　2、3

■ Point ■

　　心不全は、病態・症状を考える場合には左心不全と右心不全、治療を考える場合には急性心不全と慢性心不全に分類して整理する必要がある。

問 164（薬理）

この患者に対して、症状の改善や心臓への負荷を軽減するため、作用機序の異なる2つの薬物が治療薬の候補となった。それぞれの主な作用点と作用、主な細胞内の反応、前負荷及び後負荷に及ぼす影響の組合せのうち、正しいのはどれか。**2つ選べ。**

	主な作用点と作用	主な細胞内の反応	前負荷	後負荷
1	Na^+, K^+-ATPase の阻害	K^+濃度上昇	軽減	不変
2	心房性ナトリウム利尿ペプチド（ANP）受容体の刺激	サイクリック GMP（cGMP）濃度上昇	軽減	軽減
3	アデニル酸シクラーゼの活性化	サイクリック AMP（cAMP）濃度上昇	軽減	不変
4	ホスホジエステラーゼⅢの阻害	cGMP 濃度上昇	軽減	軽減
5	可溶性グアニル酸シクラーゼの活性化	cGMP 濃度上昇	軽減	軽減

Approach 慢性心不全治療薬の作用機序と前負荷・後負荷に及ぼす影響に関する問題

Explanation

1 × ジギタリス製剤は Na^+, K^+-ATPase を阻害し、細胞内 Ca^{2+}濃度を上昇させて心収縮力を増強する。負荷を軽減する薬物ではない。

2 ○ ANP 製剤のカルペリチドは ANP 受容体（GC-A 受容体）を刺激し、細胞内 cGMP 濃度を上昇させることにより、利尿作用で前負荷を軽減するとともに血管拡張作用で後負荷も軽減する。

3 × コルホルシンダロパートはアデニル酸シクラーゼを直接活性化することによって、また β_1受容体刺激薬は β_1受容体を介してアデニル酸シクラーゼを活性化させることによって、細胞内 cAMP 濃度を上昇させる。心収縮力を増強する薬物である。

4 × オルプリノン、ミルリノン、ピモベンダンはホスホジエステラーゼⅢを阻害し、細胞内 cAMP 濃度を上昇させて心収縮力を増強する。負荷を軽減する薬物ではない。

5 ○ 硝酸薬は細胞内で NO を発生し、グアニル酸シクラーゼを活性化することにより cGMP 濃度を上昇させ、細胞内 Ca^{2+}濃度を減少させる。可溶性グアニル酸シクラーゼは細胞質に存在するが、NO によって活性化される。硝酸薬は、主に静脈系を拡張して前負荷を軽減するが、細動脈も適度に拡張させるため、末梢血管抵抗が減少し、後負荷も軽減する。なお、可溶性グアニル酸シクラーゼ活性化薬であるリオシグアトは、肺動脈性肺高血圧症治療薬である。

Ans. 2、5

Point

心不全治療薬の作用機序は、①心収縮力の増強、②前負荷の軽減、③後負荷の軽減、の3つである。

〈心不全治療薬一覧〉

心収縮力増強	Na⁺, K⁺-ATPase 阻害薬		ジギタリス製剤
	細胞内cAMP増加薬	cAMP 産生促進薬	1) β₁受容体刺激薬：ドブタミン、ドパミンなど 2) アデニル酸シクラーゼ活性化薬：コルホルシンダロパート
		cAMP 分解阻害薬	ホスホジエステラーゼⅢ阻害薬：○○○リノン
		cAMP アナログ	ブクラデシン
	Ca²⁺感受性増強薬		ピモベンダン（PDE Ⅲ阻害作用あり）
心負荷軽減	利尿薬		1) ループ利尿薬：フロセミドなど 2) チアジド系利尿薬：ヒドロクロロチアジドなど 3) 抗アルドステロン薬：スピロノラクトン、エプレレノン 4) バソプレシンV₂受容体遮断薬：トルバプタン
	アンジオテンシン関連薬		1) ACE 阻害薬：○○○プリル（適応はエナラ、リシノのみ） 2) ARB：○○○サルタン（適応はカンデのみ）
	血管拡張薬		1) 硝酸薬：硝酸イソソルビドなど 2) hANP 製剤：カルペリチド
	交感神経遮断薬		β遮断薬：カルベジロール、ビソプロロール

問 165-166　35歳女性。身長 150 cm、体重 65 kg、血圧 138/90 mmHg、喫煙歴あり（30 本 / 日）。仕事が忙しくなりストレスが溜まり、暴飲暴食で早食いとなった。ある日、突然、今までに経験したことがない心窩部痛におそわれ、心配になり近医を受診した。検査の結果、逆流性食道炎と診断され、下記の処方で治療が開始され、2ヶ月ほどで軽快した。

（処方1）ランソプラゾールカプセル 30 mg　　　1回1カプセル（1日1カプセル）
　　　　　　　　　　　　　　　　　　　　　　1日1回　朝食後　7日分

（処方2）モサプリドクエン酸塩錠 5 mg　　　　1回1錠（1日3錠）
　　　　　　　　　　　　　　　　　　　　　　1日3回　朝昼夕食後　7日分

問 165（薬理）
　この患者に処方されたそれぞれの薬物の作用機序として正しいのはどれか。2つ選べ。
1　ヒスタミン H₂ 受容体遮断
2　アセチルコリン M₃ 受容体遮断
3　H⁺, K⁺-ATPase 阻害
4　セロトニ 5-HT₄ 受容体刺激
5　ドパミン D₂ 受容体遮断

Approach　逆流性食道炎治療薬の作用機序に関する問題

Explanation

1　×　ヒスタミン H₂ 受容体遮断薬（○○○チジン）は、胃粘膜壁細胞の基底膜側に存在する H₂ 受容体を遮断してプロトンポンプへの刺激を抑制し、胃酸分泌を抑制する。消化性潰瘍（維持投与可能。解説3参照）のほか、逆流性食道炎にも用いられる。

2　×　アセチルコリン M₃ 受容体は平滑筋や唾液腺に分布している。M₃ 受容体遮断薬は気管支喘息（○○トロピウム、○○クリジニウム）や頻尿治療薬（ソリフェナシンなど）として用いられる。

3　○　処方1のランソプラゾールは、胃粘膜壁細胞の H⁺ 分泌の最終段階であるプロトンポンプ（H⁺, K⁺-ATPase）阻害薬である。消化性潰瘍には第一選択薬として繁用される。胃潰瘍、吻合部潰瘍、逆流性食道炎には8週間、十二指腸潰瘍には6週間という投与期間に制限が

あるが、再発・再燃を繰り返す逆流性食道炎の維持療法にも使用可能である。

4 ○ 処方2のモサプリドクエン酸塩は、セロトニン $5\text{-}HT_4$ 受容体刺激による消化管運動改善薬で、慢性胃炎に伴う消化器症状などに適応を有し、逆流性食道炎や過敏性腸症候群にも用いられる。

5 × ドパミン D_2 受容体遮断薬は、主に統合失調症治療薬（定型・非定型抗精神病薬）、消化管運動機能改善薬（メトクロプラミド、ドンペリドン、イトプリド）に用いられる。

Ans. 3、4

‖ Point ‖

消化性潰瘍の原因は、①ストレス、②ヘリコバクター・ピロリ、③ NSAIDs、であり、PPI はこのすべてに適応を有する。ただし、上記のように投与期間には制限があるため、維持療法には H_2 遮断薬を使用する。PPI を用いたヘリコバクター・ピロリ除菌療法は、胃 MALT リンパ腫や特発性血小板減少性紫斑病にも適応があることもおさえておきたい。

問 166 （病態）

この患者に関する記述のうち、適切なのはどれか。2つ選べ。
1 食道下部括約筋の収縮により、胃酸が逆流することにより発症した。
2 内視鏡検査で食道に炎症やびらんが認められた。
3 Ca^{2+} チャネル遮断薬を併用するとより症状が改善する。
4 再発防止のため、この処方2を継続する必要がある。
5 薬物療法に加えて禁煙や体重の減量などの生活指導が奏功する。

‖ Approach ‖ 逆流性食道炎の病態と治療に関する問題

‖ Explanation ‖

1 × 正常時、下部食道にある下部食道括約筋（LES）が胃内容の逆流防止に重要な役割を果たしているが、逆流性食道炎では LES 圧が低下して酸性の胃内容物が逆流することにより、食道粘膜が傷害される。

2 ○ 酸性の胃内容物の逆流により胸やけや呑酸などの症状を呈する病態を胃食道逆流症（GERD）といい、内視鏡検査でびらんや潰瘍、発赤などの粘膜傷害を認めるびらん性 GERD（逆流性食道炎）と、症状はあるがびらんなどを認めない非びらん性 GERD に分類される。

3 × Ca^{2+} チャネル遮断薬は LES を弛緩させるので、上部消化管障害には悪影響を及ぼす。抗コリン薬、硝酸薬なども LES 機能を低下させることが知られている。

4 × モサプリドクエン酸塩は、症状に合わせて補助的に処方されていると考えられる。再発防止目的で再発・再燃を繰り返す逆流性食道炎の維持療法には、プロトンポンプ阻害薬やヒスタミン H_2 受容体遮断薬が用いられる。

5 ○ 減量、禁煙、節酒などの他、就寝前の食事回避、睡眠時の上半身の挙上（ファウラー位）、などの生活指導が必要である。

Ans. 2、5

‖ Point ‖

GERD の約 1/3 がびらん性 GERD（逆流性食道炎）、約 2/3 が非びらん性 GERD である。近年増加傾向にあり、有病率は 10 ～ 15% とされる。LES 圧低下の原因は、食道裂孔ヘルニア、大食、加齢、胃切除術などがある。胃酸分泌抑制の目的で、PPI 以外に H_2 遮断薬や制酸薬なども治療に用いられる。

問 167-168　47歳男性。身長 172 cm、体重 85 kg。38歳時より高血圧を指摘され、下記処方にて治療を受けていた。日常、ビールを飲むことが多い。
（処方）
　　カンデサルタンシレキセチル錠 8 mg　　　1回1錠（1日1錠）
　　　　　　　　　　　　　　　　　　　　　　1日1回　朝食後　14日分
　　子供の運動会で短距離走に出場した。運動会終了後、懇親会にて飲酒した次の日、右足母趾の腫脹と痛みを認めた。その後、痛みは徐々に増悪し、患部の赤く腫大した状態が2日間持続していると訴え受診した。

問 167（病態）
　　患者が訴えている症状を速やかに改善させるために処方される薬物として最も適切なのはどれか。1つ選べ。
1　フェブキソスタット
2　ベンズブロマロン
3　メトホルミン塩酸塩
4　ナプロキセン
5　アトルバスタチンカルシウム水和物

▌Approach▐　痛風の症状改善に用いられる薬物に関する問題

▌Explanation▐
1　×　フェブキソスタットは、非プリン型キサンチンオキシダーゼ阻害薬で、尿酸の生合成を阻害して血中尿酸値を低下させるため、痛風、高尿酸血症、がん化学療法に伴う高尿酸血症に用いられる。したがって、症状を速やかに改善する薬物ではない。
2　×　ベンズブロマロンは、近位尿細管における尿酸の分泌後再吸収を抑制して尿酸排泄を促進し、血中尿酸値を低下させる。したがって、症状を速やかに改善する薬物ではない。
3　×　メトホルミン塩酸塩はビグアナイド系経口血糖降下薬で、2型糖尿病に用いられる。したがって、症状を速やかに改善する薬物ではない。
4　○　ナプロキセンはプロピオン酸系非ステロイド性抗炎症薬（NSAIDs）で、患者の消炎・鎮痛に有効である。
5　×　アトルバスタチンカルシウム水和物は HMG-CoA 還元酵素阻害薬で、高コレステロール血症や家族性高コレステロール血症に用いられる。したがって、症状を速やかに改善する薬物ではない。

Ans.　4

▌Point▐
　　イヌサフランのアルカロイドであるコルヒチンも痛風発作の予防や寛解に用いられるが、長期使用では副作用（消化器症状）が起こりやすいため、長期にわたる予防投与は推奨されない。
　　痛風発作極期には NSAIDs パルス療法（常用量の3倍で短期大量療法）が用いられる。ナプロキセンを使用した場合は、1回 300 mg を1日に限り3時間毎に3回投与する。また、痛風発作は関節内の尿酸結晶析出が直接の原因となるので、血清尿酸値の急激な変動（特に急激な低下）も大きな誘因となり、発作の長期化、再発のおそれがあるため、痛風発作期に尿酸産生・排泄促進薬は投与不可である。

問 168（薬理）

精査の結果、この患者では左腎結石を認め、以下の検査結果が得られた。

検査値：血圧 136/86 mmHg、空腹時血糖値 110 mg/dL、HbA1c 6.1%（NGSP 値）、LDL-C 140 mg/dL、TG（トリグリセリド）210 mg/dL、血清クレアチニン値 1.1 mg/dL、eGFR 68 mL/min/1.73 m^2、BUN 21 mg/dL、尿酸値 10.5 mg/dL

患者が訴えている症状が寛解した後、その症状の再発を予防する目的で投与される薬物に関する記述のうち、最も適切なのはどれか。1つ選べ。

1 キサンチンオキシダーゼを阻害し、尿酸生成を抑制する。
2 腎尿細管において、尿酸の再吸収を抑制する。
3 尿酸をアラントインと過酸化水素に分解する。
4 シクロオキシゲナーゼを阻害する。
5 チュブリンと結合して微小管重合を阻害し、好中球の遊走を抑制する。

▍Approach▍ 腎障害がある場合の高尿酸血症治療薬の使い方に関する問題

▍Explanation▍

1 ○ 患者は高尿酸血症であり、血清クレアチニン値、eGFR 値、BUN 値などから腎機能低下が疑われ、腎結石が認められている。この患者で血中尿酸値を下げる際は、尿酸排泄促進薬は使用せずに尿酸生合成阻害薬（キサンチンオキシダーゼ阻害薬）を用いる。

2 × 尿酸排泄促進薬に関する記述なので、上記の理由で用いない。

3 × 尿酸分解酵素製剤であるラスブリカーゼの作用機序である。ラスブリカーゼの適応は「がん化学療法に伴う高尿酸血症」であり、実際には腫瘍崩壊症候群による高尿酸血症の予防（化学療法開始前に投与）に用いる薬物なので、本症例には適応とならない。

4 × NSAIDs の作用機序である。NSAIDs は痛風発作寛解の目的で使用され、再発予防には用いられない。

5 × コルヒチンの作用機序である。コルヒチンは、痛風発作寛解および予防の目的で使用されるが、植物アルカロイドであり、副作用発現の可能性があるため、長期にわたる予防投与は推奨されない。

Ans. 1

▍Point▍

キサンチンオキシダーゼ阻害薬には、プリン型のアロプリノールと非プリン型のフェブキソスタット、トピロキソスタットがあるが、抗悪性腫瘍薬のメルカプトプリンや免疫抑制薬のアザチオプリンとの併用は、メルカプトプリンやアザチオプリンの血中濃度上昇のおそれのため要注意で、非プリン型は併用禁忌となっている。なお、グルタチオン−S−トランスフェラーゼはプロベネシドで阻害されるため、アザチオプリンとプロベネシドを併用すると、アザチオプリンが活性代謝物であるメルカプトプリンに変換されないため、作用は減弱する。

アザチオプリン ─────────────→ メルカプトプリン
　　　グルタチオン−S−トランスフェラーゼ　　↓ キサンチンオキシダーゼ
　　　　　　　　　6−チオ尿酸（代謝物）

一般問題（薬学理論問題）【薬剤】

問 169　薬物の吸収に関する記述のうち、正しいのはどれか。**2つ選べ**。
1　抗コリン薬は、胃内容排出速度を増大させ、経口投与された併用薬の最高血中濃度到達時間の短縮や最高血中濃度の上昇を引き起こす。
2　鼻粘膜は、重層扁平上皮細胞からなり、細胞間は密着結合により強固に結合しているため、バリアー機能は高く、高分子薬物の吸収部位としては不適である。
3　皮膚の角質層は皮膚を構成する層の中で最も厚いため、薬物の経皮吸収における最大の障壁となる。
4　口腔粘膜からの薬物吸収は、一般に受動拡散によって起こるが、その吸収速度は部位により異なり、舌下粘膜で大きい。
5　直腸下部からの薬物吸収は、門脈や肝臓を通過せずに全身循環に移行するため、肝初回通過効果を回避できる。

▌Approach▌　薬物の吸収に関する問題

▌Explanation▌

1　×　抗コリン薬は、胃内容排出速度（GER）を遅くするので、経口投与された併用薬の最高血中濃度到達時間は遅延し、最高血中濃度は低下する。
2　×　鼻粘膜の呼吸部は多列繊毛円柱上皮細胞からなり、細胞間隙が大きくバリアー機能が低いため、高分子薬物の吸収部位として適している。デスモプレシン、ブセレリンやナファレリンなどの点鼻液がある。
3　×　皮膚は、角質層、表皮、真皮からなり、それぞれの厚さは 10 ～ 15 μm、約 100 μm、3 ～ 5 mm である。
4　○　口腔粘膜は重層扁平上皮細胞で構成されており、皮膚に近い構造である。部位によって角質化の程度や粘膜の厚さが異なるので、口腔粘膜透過性も異なる。口腔粘膜透過性が良好なのは、舌下粘膜＞頬粘膜＞口蓋粘膜の順である。
5　○　直腸上部から吸収された薬物は門脈を経て肝臓を通過するので肝初回通過効果を受ける。

Ans.　4、5

▌Point▌

　消化管以外からの薬物の吸収における吸収部位の特徴を整理しておくこと。吸収に関わる粘膜細胞の厚さの比較等が出題されることがある。

胃内容排出速度（GER）

GER を増大させる薬物	ドパミン受容体拮抗薬	**メトクロプラミド、ドンペリドン**
	セロトニン受容体作動薬	モサプリド
GER を低下させる薬物	抗コリン薬	**プロパンテリン**
	抗コリン作用のある薬物	モルヒネ、イミプラミン

問 170　薬物の生体内分布に関する記述のうち、正しいのはどれか。**2 つ選べ。**
1　腎臓や小腸粘膜の毛細血管は有窓内皮であるため、低分子薬物は窓構造に存在する小孔を介して毛細血管を透過できる。
2　皮下に投与された分子量 5,000 以下の薬物は、毛細血管よりも毛細リンパ管に移行しやすい。
3　アルブミンは血漿中に約 4 g/dL 存在し、プロプラノロールやイミプラミンのような塩基性薬物と強く結合する。
4　プラバスタチンは肝細胞の血液側細胞膜に発現する有機アニオントランスポーター OATP1B1 を介して細胞内に取り込まれる。
5　血漿タンパク結合率が高い弱酸性薬物は、乳汁中への移行性が高い。

■ Approach ■　薬物の生体内分布に関する問題
■ Explanation ■
1　○　有窓内皮は 40 〜 60 nm の円形の窓（フェネストラ）で、低分子物質は透過するが、高分子物質の透過は悪い。
2　×　皮下や筋肉に投与された薬物のうち、分子量が 5,000 以下の薬物は毛細リンパ管よりも毛細血管に移行しやすい。
3　×　アルブミンは主に弱酸性薬物と強く結合する。弱塩基性薬物は α_1-酸性糖タンパク質と強く結合する。α_1-酸性糖タンパク質の血漿中での存在量は 50 〜 100 mg/dL である。
4　○　記述の通り。
5　×　血漿の pH は 7.4 程度のアルカリ性である。そのため血漿中の弱酸性薬物はイオン形としての存在割合が多い。また、血漿タンパク結合率が高いので非結合形の存在割合も少ないため、血漿に比べて酸性側（pH 6.4 〜 7.2）の乳汁中には移行しにくい。

Ans.　1、4

■ Point ■
毛細血管内皮細胞の種類

種類	細胞開口部の大きさ	分布している臓器	透過できる薬物
連続内皮	細胞間隙 2 〜 6 nm	筋肉　皮膚　肺	ほとんど透過できない
有窓内皮	フェネストラ 40 〜 60 nm	小腸、腎臓	低分子薬物
不連続内皮	シヌソイド 100 〜 1000 nm	肝臓、脾臓、骨髄	低分子薬物、高分子薬物

問 171　1～5のうち、アセトアミノフェンによる肝毒性に関与し、エタノールにより誘導される酵素が関わる代謝過程はどれか。1つ選べ。

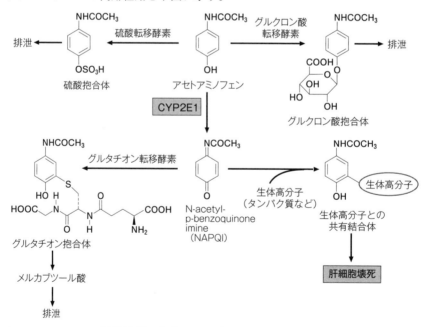

■ Approach ■　アセトアミノフェンの代謝と肝毒性に関する問題

■ Explanation ■

　アセトアミノフェンの代謝経路を下図に示す。

　アセトアミノフェンの通常用量で投与された場合は、そのほとんどがグルクロン酸抱合体（約60％）と硫酸抱合体（約35％）に代謝され、尿中に排泄される。しかし、大量投与された場合は、これらの抱合酵素が飽和し、CYP2E1 による N−水酸化を受け、反応性に富む活性中間体（NAPQI）を生成する。NAPQI はグルタチオン抱合を受けて解毒されるが、細胞内のグルタチオン量が減少してくると、タンパク質などの生体高分子との共有結合体の生成が増加し、肝細胞壊死を誘発するようになる。

Ans.　3

■ Point ■

　　代謝経路の図を見て、1～5がどのような反応であるかを読み取ることが重要である。また、エタノールで誘導される薬物代謝酵素というヒントで、CYP2E1であると推測する。

　問172　ある薬物を患者に点滴静注により持続投与中である。定常状態における血中薬物濃度は5.0 μg/mLであり、定常状態到達時にいったん完全に排尿し、5時間後に再度排尿した尿の総量は300 mL、尿中薬物濃度は180 μg/mLであった。この患者における糸球体ろ過速度を120 mL/min、薬物の尿細管再吸収率を20%、血中非結合形分率を0.20としたとき、この薬物の尿細管分泌クリアランス（mL/min）に最も近い値はどれか。1つ選べ。

　1　10
　2　20
　3　150
　4　600
　5　2,500

■ Approach ■ 　薬物の尿細管分泌クリアランスを求める計算問題

■ Explanation ■

　　この薬物の腎クリアランスを CL_r、尿細管分泌クリアランスを CL_s、尿細管再吸収率を FR、血中非結合形分率を f_u、糸球体ろ過速度を GFR とすると、この薬物の腎クリアランスは、

　　$CL_r = (f_u \times GFR + CL_s) \times (1 - FR)$ の式で求めることができる。

　　この薬物の腎クリアランス(CL_r)は、定常状態における血中濃度(C)、単位時間当たりの尿量(V)、尿中薬物濃度 (U) で求めることができ、$CL_r = \dfrac{U \times V}{C}$ で表される。

　　ここで、単位時間当たりの尿量 (V) は、5時間までに排泄した尿量が300 mL なので、

　　$V = \dfrac{300\,(\text{mL})}{5\,(\text{h})} = 60\,(\text{mL/h}) = 1\,(\text{mL/min})$ である。

　　それぞれの値を代入して、尿細管分泌クリアランスを求める。

　　$\dfrac{180\,(\mu\text{g/mL}) \times 1\,(\text{mL/min})}{5.0\,(\mu\text{g/mL})} = (0.2 \times 120\,(\text{mL/min}) + CL_s) \times (1 - 0.2)$

　　$36\,(\text{mL/min}) = (24\,(\text{mL/min}) + CL_s) \times 0.8$

　　$CL_s = \dfrac{36\,(\text{mL/min})}{0.8} - 24\,(\text{mL/min}) = 21\,(\text{mL/min})$

　　この薬物の尿細管分泌クリアランスは、21(mL/min)である。

Ans.　2

■ Point ■

　　計算に使う式は、$CL_r = (f_u \times GFR + CL_s) \times (1 - FR)$ と $CL_r = \dfrac{U \times V}{C}$ である。

問 173　薬物の胆汁中排泄に関する記述のうち、正しいのはどれか。**2つ選べ。**
1　肝実質細胞の胆管側細胞膜上に発現し、薬物や薬物の代謝物を胆汁中へ排出するトランスポーターの多くは、ATP の加水分解エネルギーを直接利用した輸送を行う。
2　一般に、分子量が小さい薬物ほど、胆汁中に排泄されやすい。
3　肝実質細胞から毛細胆管中に排出された薬物は、総胆管を経て十二指腸内に分泌される。
4　グルクロン酸抱合体となることで腸肝循環を受ける薬物は、腸内細菌がもつβ-グルクロニダーゼを阻害すると、血中濃度時間曲線下面積が増加する。
5　薬物の肝クリアランスは肝臓での代謝クリアランスで表され、胆汁中への排泄クリアランスは考慮されない。

▌Approach▌　薬物の胆汁中排泄に関する問題

▌Explanation▌
1　○　胆管側細胞膜上に発現しているトランスポーターは、MDR1（P-糖タンパク質）、MDR3、BCRP、BSEP、MRP2 など ATP の加水分解エネルギーを直接利用した 1 次性能動輸送体である。
2　×　ヒトでは分子量 500 を超えると胆汁中に排泄されやすくなる。また、グルクロン酸抱合体や硫酸抱合体などになるとトランスポーターの基質になるため排泄されやすくなる。
3　○　記述の通り。
4　×　β-グルクロニダーゼが阻害を受けると、グルクロン酸抱合の脱抱合が起こらないので、腸肝循環により腸管から再び吸収されることなく糞便中に排泄されるので、血中濃度時間曲線下面積は減少する。
5　×　薬物の肝クリアランスは、肝臓での代謝クリアランスと胆汁中への排泄クリアランスの和である。

Ans.　1、3

▌Point▌
肝実質細胞に発現している主なトランスポーター

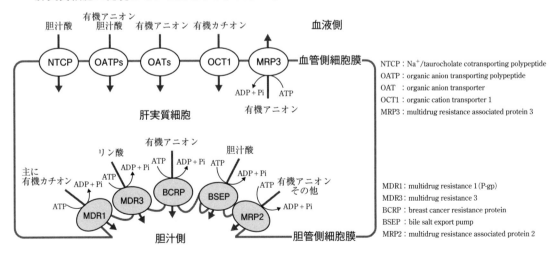

（出所『NEWパワーブック 生物薬剤学』廣川書店　2015）

問174 治療薬物モニタリング（TDM）が有効な薬物の特徴として、適切でないのはどれか。1つ選べ。
1 体内動態の個人間変動が大きい。
2 治療域が中毒域と接近している。
3 血中薬物濃度と薬効・副作用の相関が不明である。
4 他の方法では薬効・副作用を判定するのが困難である。
5 臨床投与量の範囲において、投与量と血中薬物濃度の関係が非線形性を示す。

▌Approach▐ 治療薬物モニタリング（TDM）に関する問題
▌Explanation▐
1 ○ 体内動態の個人内変動が大きい薬物も対象である。
2 ○ 治療域が狭く、中毒域と接近している薬物が対象である。
3 × 血中薬物濃度と薬効・副作用との相関関係が明らかな薬物が対象である。
4 ○ 抗てんかん薬の薬効・副作用の判定は、発作頻度などでは定量的に評価し難い方法である。TDMは血中薬物濃度と薬効・副作用が定量的に評価できるので、このような薬物には有用である。
5 ○ 代表的な薬物は、フェニトインである。

Ans. 3

▌Point▐
　日本TDM学会では、薬物血中濃度が治療効果と副作用と密接に関連するとき、薬物血中濃度は投与設計の指標となる。以下のような場合にTDMは有用であるとしている。
①薬効および副作用の測定が容易でない。
　（例：シクロスポリン、タクロリムス、および抗てんかん薬）
②効果と耐性防止が期待できる。
　（例：抗生物質、抗悪性腫瘍薬など）
③用量と血中濃度の関係において、個人内および個人間の変動が大きい。
　（例：ジギタリス製剤および抗生物質など）
④用量と血中濃度の関係において、直線関係が成り立たない。
　（例：フェニトイン、アプリンジン、テオフィリン服用患者の一部）
⑤疾患の急激な変化。（心機能、肝機能および腎機能の変化による薬物動態の変化）
⑥併用薬剤の変更による薬物血中濃度の変動が予想される。
　（＋シメチジン→テオフィリン（↑）、＋フェニトイン→テオフィリン（↓）、など多数）
⑦代謝酵素の自己誘導による薬物動態の変化。
　（例：カルバマゼピン）
⑧患者が服用していないこと（noncompliance）が疑われる。

問175 トランスポーターを介した薬物の尿細管分泌が併用薬によって阻害され、薬物の血中濃度上昇をもたらす薬物相互作用として、トランスポーター、薬物、併用薬の正しい組合せはどれか。2つ選べ。

	トランスポーター	薬物	併用薬
1	中性アミノ酸トランスポーター LAT1	レボドパ	カルビドパ
2	P-糖タンパク質	ジゴキシン	キニジン
3	有機アニオントランスポーター OAT1、OAT3	メトトレキサート	プロベネシド
4	ペプチドトランスポーター PEPT1	メトホルミン	シメチジン
5	H^+/有機カチオン逆輸送体 MATE1、MATE2-K	リチウム	ロキソプロフェン

■Approach■ 尿細管分泌における薬物相互作用に関する問題

■Explanation■

1 × レボドパは血液脳関門の中性アミノ酸トランスポーターを介して脳内に移行し薬効を示す。カルビドパは末梢のドパ脱炭酸酵素阻害作用によりレボドパの分解を阻害するため、レボドパの脳内濃度が上昇する。

2 ○ ジゴキシンは尿細管刷子縁膜側に局在するP-糖タンパク質により尿細管管腔側へ排出される。キニジンはジゴキシンのP-糖タンパク質による尿細管分泌を阻害するため、ジゴキシンの血中濃度が上昇する。

3 ○ メトトレキサートは弱酸性薬物なので有機アニオントランスポーターを介して尿細管分泌される。プロベネシドは有機アニオントランスポーターを阻害するため、メトトレキサートの血中濃度が上昇する。

4 × メトホルミンは弱塩基性薬物なので有機カチオントランスポーターを介して尿細管分泌される。シメチジンは有機カチオントランスポーターを阻害するため、メトホルミンの血中濃度が上昇する。

5 × ロキソプロフェンの添付文書によると、ロキソプロフェンなどの非ステロイド性消炎鎮痛剤はプロスタグランジンの合成を抑制することにより、腎の水分及び電解質の代謝に影響する可能性がある。よって、血清リチウム濃度が上昇すると考えられる。

Ans. 2、3

■Point■

薬物相互作用の過去問からの再出題は多いので、まとめておくことが重要である。

> 問176 ある薬物 10 mg を被験者に急速静脈内投与した後、薬物の血中濃度及び尿中排泄量を測定したところ、血中濃度時間曲線下面積は 0.20 mg・h/L、尿中総排泄量は 2.0 mg であった。一方、この薬物 40 mg を同一被検者に経口投与したときの尿中総排泄量は 3.0 mg であった。この薬物 40 mg を経口投与したときの体内動態の説明として、正しいのはどれか。<u>2つ選べ</u>。ただし、この薬物は肝代謝及び腎排泄でのみ消失し、体内動態は線形性を示す。また、肝血流速度は 80 L/h とする。
> 1　全身クリアランスは 50 L/h である。
> 2　肝クリアランスは 10 L/h である。
> 3　肝抽出率は 63％である。
> 4　体循環に移行する薬物量は 15 mg である。
> 5　門脈に移行する割合は 90％である。

▌Approach▐　バイオアベイラビリティに関する計算問題

▌Explanation▐

　　問題文を図に表すと右図のようになる。

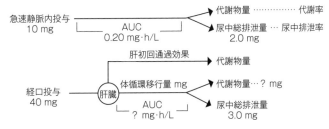

1　○　全身クリアランス（CL_{tot}）は、急速静脈内投与のデータから算出する。

$$CL_{tot} = \frac{D_{iv}}{AUC} = \frac{10 \, (mg)}{0.20 \, (mg \cdot hr/L)} = 50 \, (L/hr) \quad \text{となる。}$$

2　×　急速静脈内投与における代謝率は、$\dfrac{(10 - 2.0) \, (mg)}{10 \, (mg)} = 0.8$ である。

　　$CL_h = CL_{tot} \times 0.8 = 50 \, (L/h) \times 0.8 = 40 \, (L/h)$ となる。

3　○　肝血流速度（Q_h）が 80 (L/h) より、肝抽出率（E_h）は、$E_h = \dfrac{CL_h}{Q_h} = \dfrac{40 \, (L/h)}{80 \, (L/h)} = 0.5$ となるので、50％である。

4　×　体循環移行量 × 0.2 = 3.0 (mg) より、体循環移行量 = $\dfrac{3.0 \, (mg)}{0.2} = 15 \, (mg)$ である。

5　×　代謝は肝代謝のみなので、消化管壁での代謝はないと考える。この薬物の経口投与でのバイオアベイラビリティ（F）は、消化管粘膜透過率（F_a）および肝通過率（F_h）より、$F = F_a \times F_h = F_a \times (1 - E_h)$、また、$E_h = 0.5$ より、$F = F_a \times (1 - 0.5) = 0.5 \times F_a$ で表される。

　　F は、絶対的バイオアベイラビリティなので、$F = \dfrac{AUC_{po}/D_{po}}{AUC_{iv}/D_{iv}}$ である。

　　ここで、経口投与後の AUC_{po} は、$\dfrac{AUC_{po}}{AUC_{iv}} = \dfrac{\text{経口投与後の体循環移行量}}{\text{急速静脈内投与量}}$ の式から求められる。

$$\frac{AUC_{po}}{0.2 \, (mg \cdot h/L)} = \frac{15 \, (mg)}{10 \, (mg)} \qquad AUC_{po} = \frac{15}{10} \times 0.2 \, (mg \cdot h/L) = 0.3 \, (mg \cdot h/L)$$

　　よって、$F = \dfrac{0.3 \, (mg \cdot h/L)/40 \, (mg)}{0.2 \, (mg \cdot h/L)/10 \, (mg)} = 0.375$　$F = 0.5 \times F_a$ より、$F_a = \dfrac{F}{0.5} = \dfrac{0.375}{0.5} = 0.75$

　　門脈に移行する割合は、75％である。

Ans.　1、4

▌Point▐

　　103-173 が類似問題。共通する部分があるので、解き方を覚えておく。

問 177　粒子径のみが異なる大小 2 種の単分散球形固体粒子から成る粉体 I 及び II を、同一仕込み量（W_0）で一定温度の水にそれぞれ投入し攪拌した。溶解せずに残っている量（W_t）を経時的に測定したところ、図のような関係が得られた。この結果の説明に関する記述のうち、正しいのはどれか。**2 つ**選べ。ただし、溶解はシンク条件において拡散律速で進行するものとし、試験条件は同じとする。

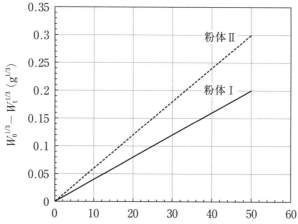

1　粉体 I と II の粒子の溶解現象は、いずれも Hixson-Crowell の式に従う。
2　粉体 I の粒子は、粉体 II の粒子よりも粒子径が大きい。
3　粉体 II の粒子は、溶解に伴って粒子の形状が球形から不規則形に変化している。
4　粉体 I の粒子の溶解速度定数は 0.006 $g^{1/3}$/min である。
5　試験開始 60 分後において、溶解した粉体 II の量は 0.36 g である。

■ Approach ■　物質の溶解とその速度に関する問題
■ Explanation ■

1　○　固体粒子が球体であると仮定し、その形状を維持したまま縮小しながら溶出していくと考えて溶解速度を考えた式が Hixson-Crowell の式である（Point 参照）。
2　○　同一仕込み量であるということは、粒子径が大きい粉体の粒子数が少なく、粒子径の小さい粉体の粒子数が多いことを意味する。すなわち、比表面積の大きい、小さい粒子径のほうが溶解速度は大きくなる。したがって、粉体 I のほうが II よりも粒子径が大きい。
3　×　Hixson-Crowell の式が成り立つ条件では、形状を維持したまま溶解していくことを前提としているため、初期の球形が不規則形に変化することはない。
4　×　0.2 ÷ 50 = 0.004 $g^{1/3}$/min である。
5　×　溶解した粉体 I の質量の立方根が 0.36 $g^{1/3}$ である。

Ans.　1、2

■ Point ■

医薬品の溶解現象に関わる重要な式を以下に示す。

Noyes-Whitney 式　$\ln \dfrac{C_s}{(C_s - C)} = KSt$

拡散過程が律速である。溶出する医薬品の面積 S は一定と考える。（$C_s - C$）は、溶質分子の溶解度 C_s と時間 t の時の溶液中の濃度 C との差である。K は溶解速度定数である。

Nernst–Noyes–Whiney 式　　$\ln \dfrac{C_s}{(C_s - C)} = \dfrac{Ds}{\delta V} t$

　拡散過程が律速である。面積 S の固体面から溶出した分子は、固体面に接して速やかに飽和層を形成し、濃度勾配 $(C_s - C)/\delta$（拡散層の厚さ δ）、拡散定数 D に従って拡散し、濃度 C、体積 V の溶液を形成する。

Hixson–Crowell 式　　$M_0^{\frac{1}{3}} - M^{\frac{1}{3}} = kt$

　球体の固体粒子の、$t = 0$ のときの半径を r、半径 r のときの総質量を M_0、ある時間経過後の固体粒子の半径を ar（$0 < a < 1$）、ある時間経過後、溶解により減少した粒子の総質量を M として、時間経過後の質量の立方根が時間に依存する。k は溶解速度定数である。

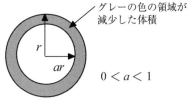

グレーの色の領域が減少した体積

$0 < a < 1$

問 178　乳剤 A、B 及び C はそれぞれ図に示す容積の水と油からなっている。これらの乳剤には非電解質の薬物 1,000 mg が溶解している。25℃における乳剤 A 〜 C の油相及び水相中の薬物濃度に関する記述のうち、最も適切なのはどれか。1 つ選べ。ただし、25℃における薬物の油／水分配係数は 1,000 であり、分配平衡に達しているものとする。また、溶解に伴う容積変化は無視でき、両相において薬物は会合しないものとする。

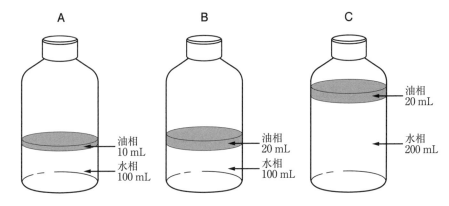

1　乳剤 A と B の油相中の薬物濃度は、ほぼ等しい。
2　乳剤 A と C の油相中の薬物濃度は、ほぼ等しい。
3　乳剤 B と C の油相中の薬物濃度は、ほぼ等しい。
4　乳剤 A の水相中の薬物濃度は、乳剤 B の水相中の薬物濃度のほぼ半分である。
5　乳剤 B の水相中の薬物濃度は、乳剤 C の水相中の薬物濃度のほぼ半分である。

▎Approach▎　薬物の油水分配係数における計算問題

▎Explanation▎

　水相を a mL、油相を b mL、水相の薬物量を x g とすると油相の薬物量は $(1 - x)$ g、油水分配係数が 1,000 であることから、$\dfrac{x}{a} : \dfrac{1-x}{b} = 1 : 1000$ の関係で示すことができ、以下の関係式が成り立つ。

$$1{,}000 \ \dfrac{x}{a} = \dfrac{1 - x}{b}$$

1　×　乳剤 A では、$a = 100$ mL、$b = 10$ mL を代入し、$x = 1/101$ と求まり、油相中薬物濃度（$(1-x)/b$）は約 0.1 g/mL。乳剤 B では、$a = 100$ mL、$b = 20$ mL を代入し、$x = 1/201$ と求まり、油相中薬物濃度は約 0.05 g/mL。よって、乳剤 A の油相中薬物濃度が約 2 倍高い。

2 ×　乳剤 C では、$a = 200$ mL、$b = 20$ mL を代入し、$x = 1/101$ と求まり、油相中薬物濃度
　は約 0.05 g/mL。よって、乳剤 A の油相中薬物濃度が約 2 倍高い。

3 ○　上記の計算値より、乳剤 B と乳剤 C の油相中薬物濃度はほぼ等しい。

4 ×　乳剤 A の水相中薬物濃度(x/a)は約 0.1 mg/mL、乳剤 B の水相中薬物濃度は約 0.05 mg/mL。
　よって、乳剤 A の水相中薬物濃度が約 2 倍高い。

5 ×　乳剤 C の水相中薬物濃度は約 0.05 mg/mL。乳剤 B の水相中薬物濃度とほぼ等しい。

Ans.　3

■**Point**■

　油中の溶質濃度 C_{oil} と水中の溶質濃度 C_{H2O} の比を分配係数 P といい、$P = \dfrac{C_{oil}}{C_{H2O}}$ で表す。

　分配係数 P の薬物を水相 a mL および油相 b mL の混液に加えたとき、仮に水相中薬物濃度を
c（w/v%）にしたい場合、必要な薬物量 w（g）は以下の式で表せる。

$$w = c\,(g/100\text{ mL})/100 \times a\,(mL) + c \cdot P\,(g/100\text{ mL})/100 \times b\,(mL)$$
$$= c/100 \times (a + P \times b)\,(g)$$

　このように、質量を求める場合や、設問のように質量がわかっていて水相中・油相中の薬物濃
度などを求める場合でも迅速に対応できるようにしておく必要がある。

問 179　ある非電解質性薬物の安定形結晶と準安定形結晶を、固相が常に存在する状態でそれぞれ
　一定温度の水に溶解したところ、図に示す薬物濃度—時間曲線Ⅰ及びⅡが得られた。この薬物の
　溶解挙動に関する記述のうち、正しいのはどれか。**2つ選べ。**

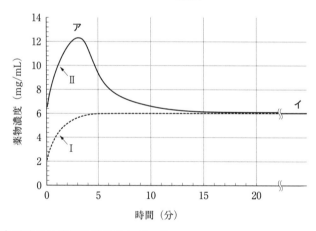

1　曲線Ⅰは、安定形結晶の溶解曲線を示している。
2　曲線Ⅱの**ア**の付近では、固相の大部分が安定形結晶として存在する。
3　曲線Ⅱの**イ**の付近では、薬物が過飽和状態で溶解している。
4　曲線Ⅱの**イ**の付近では、固相の大部分が準安定形結晶として存在する。
5　安定形結晶の溶解度は、約 6 mg/mL である。

■**Approach**■　安定形および準安定形の薬物の溶解度曲線に関する問題

■**Explanation**■

1 ○　記述の通り。
2 ×　曲線Ⅱは準安定形結晶の溶解挙動であり、安定形結晶の溶解度に対して過飽和現象を示
　している。

生物・物理・化学

衛生

薬理

薬剤

病態・薬物治療

法規・制度・倫理

実務

3　×　準安定形結晶が溶解後、時間経過とともに安定形結晶に転移し、過飽和部分は安定形結晶として析出することで過飽和状態は消失している。

4　×　固相の大部分は安定形結晶として存在する。

5　○　曲線Ⅰのたて軸から約 6 mg/mL であると読み取れる。

Ans.　1、5

■Point■

　テオフィリンの無水物（準安定形）と水和物（安定形）の溶解度時間曲線がよく知られている。グラフの曲線Ⅱが無水物に相当し、初期の溶解速度が大きく、過飽和状態が生じたあと、時間経過とともに溶解度が水和物と同じレベルに向かっていく。この変化は、無水物の周囲に水分子が水和していることによる。

　準安定形と安定形の物性の比較を以下に示す。

密度	準安定形より安定形が高い
融点	準安定形より安定形が高い
溶解度	安定形より準安定形が高い

問 180　図は薬物 A の水和物について昇温過程で熱重量測定（TG）及び示差走査熱量測定（DSC）を行った結果である。薬物 A に関する記述のうち、最も適切なのはどれか。1つ選べ。ただし、薬物 A には水和物、無水物ともに結晶多形は存在しない。

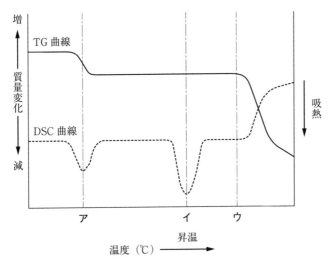

1　温度アでみられる DSC 曲線の吸熱ピークは、薬物 A の水和物からの結晶水の脱離に基づいている。

2　温度アの付近において、薬物 A は融解する。

3　温度イの付近において、薬物 A の水和物からの結晶水の脱離が起きる。

4　温度イの付近において、薬物 A は結晶化する。

5　温度ウを超えて観察される質量変化は、薬物 A の気化に基づいている。

■Approach■　TG−DSC 測定から結晶構造の変化をとらえる問題

▋Explanation▋

1 ○ TG 曲線において、ア付近で質量低下していることから、水和物の結晶水が脱離したと判断できる。

2 × 結晶水が脱離しただけであり、融解ではない。

3 × TG 曲線に質量変化が認められないことから結晶水の脱離ではない。

4 × 薬物 A の融解による吸熱ピークである。

5 × TG 曲線が低下している（質量低下）ときに DSC 曲線が増大している（発熱側にシフト）ということは、熱分解が進行している状態にある。

Ans. 1

▋Point▋

熱重量測定（TG; Thermogravimetry）

　試料の温度変化に伴う、脱水、吸着または脱離、酸化等による質量変化を観測する方法である。試料を一定の温度変化で加熱しながらその質量変化を連続的に測定する。熱天秤ともいう。

示差走査熱量測定（DSC; Differential Scanning Calorimetry）

　示差熱分析と同じく、発熱または吸熱の熱的挙動を観測する方法である。試料側と標準物質側の温度が同一になるようにそれぞれのヒーターを精密に制御し、補償ヒーターからのエネルギーの入力差（ΔE）を検出する。単位は、W あるいは J/sec が用いられる。

示差熱分析（DTA; Differential Thermal Analysis）

　結晶などの固相／液相転移（融解、凝固）または多形転移などの相変化、熱分解または化学反応などに伴う、発熱または吸熱の熱的挙動を観測する方法である。被検試料と基準物質を同一条件下で連続的に加熱または冷却し、その際に生じる熱的変化を熱電対や電位差計を用いて温度差として検出する。通常、単位は℃あるいは μV である。

問 181　光に対して不安定な薬物Aを含有するフィルムコーティング錠に含まれる添加剤を以下に示す。添加剤の種類や量を変更したときに起こり得る錠剤特性の変化に関する記述のうち、正しいのはどれか。<u>2つ</u>選べ。

有効成分	薬物 A
添加剤（素錠中）	乳糖、トウモロコシデンプン、カルメロースカルシウム、ヒドロキシプロピルセルロース、ステアリン酸マグネシウム
添加剤（コーティング剤中）	ヒプロメロース、マクロゴール 6000、酸化チタン

1　カルメロースカルシウムをカルメロースナトリウムに変更すると、錠剤は崩壊しにくくなる。

2　ヒドロキシプロピルセルロースの配合量を相対的に減らすと、素錠の硬度は下がりやすくなる。

3　ステアリン酸マグネシウムの配合量を相対的に減らすと、キャッピングが起こりやすくなる。

4　ヒプロメロースをヒプロメロースフタル酸エステルに変更すると、日本薬局方崩壊試験第 2 液中における薬物 A の溶出は起こらない。

5　酸化チタンを除いても、本錠剤に光を当てた際の薬物 A の安定性は変わらない。

▋Approach▋　錠剤製造に用いられる添加剤に関する問題

▋Explanation▋

1 ○ カルメロースナトリウムは結合剤なので、崩壊剤であるカルメロースカルシウムをカルメロースナトリウムに変更すると、錠剤は崩壊しにくくなる。

2 ○ ヒドロキシプロピルセルロースは結合剤なので、配合量を相対的に減らすと、素錠の硬度は低下する。

3 × 滑沢剤であるステアリン酸マグネシウムの配合量を相対的に減らすと、スティッキングやバインディングが起こりやすくなる。

4 × ヒプロメロースフタル酸エステルは腸溶性のコーティング剤なので、崩壊試験第1液中では薬物Aの溶出は起こらない。

5 × 酸化チタンは、光に不安定な薬物Aを保護するために添加されている。

Ans. 1、2

■Point■

カルメロースカルシウムは崩壊剤（カなしいわかれ）、カルメロースナトリウムは結合剤（ナかよく集まる）と覚えておこう。滑沢剤は添加量が少ないとスティッキングやバインディングが起こりやすく、多すぎるとキャッピングやラミネーションが起こる。

問182 医薬品の容器に関する記述のうち、正しいのはどれか。2つ選べ。
1 吸入液剤を製するには、通例、有効成分に溶剤を加えて溶液とし、液状の噴射剤とともに耐圧性の容器に充填し、定量バルブを装着する。
2 坐剤に用いる容器は、通例、密閉容器とする。
3 血液透析用剤に用いる容器は、通例、密封容器とする。
4 点眼剤に用いる容器は、通例、点眼剤の不溶性異物検査法の試験に支障をきたさない透明性のある気密容器とする。
5 外用エアゾール剤及びポンプスプレー剤に用いる容器は、通例、耐圧性の容器とする。

■Approach■ 医薬品の容器・包装に関する問題
■Explanation■

1 × 選択肢の記述は吸入エアゾール剤に関するものである。吸入液剤を製するには、通例、有効成分をそのまま、または溶剤もしくはその他の適切な可溶化剤、等張化剤、pH調節剤などを加え、混和して均質に溶解または懸濁し、必要に応じて、ろ過する。本剤に用いる容器は、通例、気密容器と規定されている。

2 ○ 記述の通り。

3 × 血液透析用剤に用いる容器は、通例、微生物の混入を防ぐことができる気密容器と規定されている。

4 ○ 記述の通り。

5 × 外用エアゾール剤に用いる容器は、通例、耐圧製の容器と規定されている。一方、ポンプスプレー剤に用いる容器は、通例、気密容器と規定されている。

Ans. 2、4

■Point■

点眼剤の不溶性異物検査法の試験は、容器の外部を清浄にし、白色光源を用い、3000〜5000 lxの明るさの位置で、肉眼で観察する。点眼剤の不溶性微粒子試験法は、容器を開封して中の溶液を、100倍に調整した顕微鏡で観察する。

問 183　粒子が関係する日本薬局方一般試験法に関する記述のうち、正しいのはどれか。**2つ**選べ。

1　レーザー回折・散乱法による粒子径測定法は、単色光ビームを利用するため、液中に分散した試料は測定できない。
2　注射剤の不溶性微粒子試験法は、注射剤中の不溶性異物の有無を調べる検査法である。
3　吸入剤の送達量均一性試験法は、吸入剤から生成するエアゾールの微粒子特性を評価する方法である。
4　粉体の粒子密度測定法は、通例、気体置換型ピクノメーターを用いて、粉末状医薬品又は医薬品原料の粒子密度を測定する方法である。
5　点眼剤の不溶性微粒子試験法は、点眼剤中の不溶性微粒子の大きさ及び数を試験する方法である。

▌**Approach**▌　日本薬局方一般試験法に関する問題

▌**Explanation**▌

1　×　液中に分散した試料も測定できる。
2　×　注射剤の不溶性微粒子試験法は、注射剤中の不溶性微粒子の大きさおよび数を試験する試験法である。選択肢の記述は注射剤の不溶性異物検査法に関するものである。
3　×　吸入剤の送達量均一性試験法は、吸入剤（吸入エアゾール剤や吸入粉末剤）から噴霧、放出される薬物量の均一性を定量的に評価する試験法である。
4　○　記述の通り。
5　○　記述の通り。

Ans.　4、5

▌**Point**▌

　点眼剤および注射剤の不溶性微粒子試験法は、どちらも不溶性微粒子の大きさおよび数を試験する試験法である。

一般問題（薬学理論問題）【病態・薬物治療】

問 184　悪心・嘔吐に関する記述のうち、正しいのはどれか。**2つ選べ。**
1　急性胃炎による悪心・嘔吐は、化学受容器引き金帯（CTZ）を介して嘔吐中枢が刺激されて起こる。
2　脳腫瘍による悪心・嘔吐は、嘔吐中枢が直接刺激されて起こる。
3　糖尿病性ケトアシドーシスによる悪心・嘔吐は、嘔吐中枢が直接刺激されて起こる。
4　妊娠悪阻による悪心・嘔吐は、CTZ を介して嘔吐中枢が刺激されて起こる。
5　モルヒネによる悪心・嘔吐は、自律神経を介して嘔吐中枢が刺激されて起こる。

▌Approach▌　様々な病態で生じる悪心・嘔吐のメカニズムに関する問題

▌Explanation▌

　嘔吐は、嘔吐中枢を刺激する原因によって、中枢性嘔吐、末梢性嘔吐および心因性嘔吐に分類される。

1　×　急性胃炎による悪心・嘔吐は、求心性の迷走神経や交感神経などを介して嘔吐中枢が直接刺激される反射性の末梢性嘔吐である。急性胃炎の場合は下痢や腹痛を伴うことが多い。ときに発熱を伴う。

2　○　脳腫瘍による悪心・嘔吐は、頭蓋内圧亢進によって嘔吐中枢が直接刺激されて生じる中枢性嘔吐である。頭蓋内圧亢進の場合は頭痛を伴うことが多い。悪心を伴わない噴出するような嘔吐がみられる。

3　×　糖尿病ケトアシドーシスによる悪心・嘔吐は、延髄（第四脳室下部最後野）の化学受容器引金帯（CTZ）が嘔吐中枢を刺激して起こる中枢性嘔吐である。

4　○　つわりと妊娠悪阻を明確に区別する基準はないが、一般に脱水や栄養障害を伴うつわりの重症型を妊娠悪阻という。妊娠悪阻による悪心・嘔吐は、妊娠の成立に伴って増加するヒト絨毛性ゴナドトロピン（hCG）、エストロゲン、プロゲステロンが嘔吐中枢を直接刺激することによって起こると考えられている。さらに、プロゲステロンは消化管蠕動を抑制するため、胃内容排泄が遅延することも一因と考えられている。

5　×　モルヒネによる悪心・嘔吐は、CTZ が嘔吐中枢を刺激して起こる中枢性嘔吐である。

Ans.　2、4

▌Point▌

　嘔吐中枢を刺激する受容体はヒスタミン H_1 受容体、ムスカリン受容体、ドパミン D_2 受容体、セロトニン 5-HT_3 受容体、ニューロキニン NK_1 受容体などがあり、それぞれの遮断薬は制吐薬として使用される。

① H_1 受容体遮断薬：ジフェンヒドラミン、ジメンヒドリナート、プロメタジン
② D_2 受容体遮断薬：ドンペリドン、メトクロプラミド、イトプリド、クロルプロマジン、ペルフェナジン、ハロペリドール
③ 5-HT_3 受容体遮断薬：セトロン系薬物
④ NK_1 受容体遮断薬：アプレピタント、ホスアプレピタント

問185 慢性腎臓病の病態に関する記述のうち、正しいのはどれか。**2つ選べ。**
1 尿中へ排泄されるタンパク質量が増加している。
2 低カリウム血症を呈する。
3 二次性副甲状腺機能低下症を呈する。
4 代償性に活性型ビタミン D の産生が亢進する。
5 レニン-アンジオテンシン系の亢進により血圧が上昇する。

■ Approach ■ 慢性腎臓病の病態に関する問題

■ Explanation ■

慢性腎臓病（CKD）とは、従来の慢性腎不全よりも早期の段階の腎障害から末期腎不全までの一連の病態を捉える概念で、早期発見・早期治療により心血管疾患の発症や末期腎不全への移行を抑制することを目的としたものである。

1 ○ CKD の重症度は原因（Cause）、腎機能（GFR）タンパク尿（アルブミン尿 Albuminurea）による CGA 分類で評価され、尿タンパク（尿アルブミン）量が多いほど、また腎機能低下が高度なほど、死亡のリスクが高まる。CKD では糸球体透過性が亢進するため、タンパク尿、低アルブミン血症、浮腫を生じる。

2 × CKD では、尿細管障害により電解質や H^+ の排泄障害が起こるため、高カリウム血症、高リン血症、代謝性アシドーシスなどを呈する。

3 × CKD では、腎実質障害のためにビタミン D（VD）の活性化（C_1 水酸化）障害が起こり、活性型 VD が減少する。それゆえ、腸管からのカルシウム吸収および腎でのカルシウム再吸収が低下し、低カルシウム血症となり、代償性に副甲状腺がパラトルモンを分泌するため、続発性（二次性）副甲状腺機能亢進症を呈する。

4 × 解説 3 参照。活性型 VD の減少により低カルシウム血症となり、腎性骨異栄養症（線維性骨炎、骨軟化症、骨粗鬆症）を招く。

5 ○ 腎機能低下による腎血流量低下はレニン分泌を誘発し、レニン-アンジオテンシン-アルドステロン（RAA）系が活性化され、血圧が上昇する。また、体内 Na や水分量の調節機能破綻も腎性高血圧の一因となる。アンジオテンシンⅡによる輸出細動脈収縮により残存ネフロンの糸球体内圧上昇、過剰ろ過が生じているため、RAA 系の抑制は腎不全進行抑制にとって重要である。

Ans. 1、5

■ Point ■

下記①または②のいずれか、あるいは両方が 3 カ月以上持続する場合、CKD と診断される。
①尿所見でタンパク尿またはタンパク尿＋血尿（特にタンパク尿が重要）、画像診断で腎形態学的な異常（腎臓の萎縮、腎実質のエコーレベルの増強）、血液検査で血清 Cr・BUN・K 値・P 値上昇、Ca 値低下、貧血、腎生検による病理所見で腎組織障害所見、など腎障害の存在を確認
②糸球体ろ過量（GFR）＜ 60 mL/分/1.73 m^2 を確認

> **問 186**　子宮内膜症の病態と治療に関する記述のうち、正しいのはどれか。**2つ**選べ。
> 1　子宮平滑筋が増殖する疾患である。
> 2　エストロゲン非依存性疾患である。
> 3　下腹部痛、月経痛などの症状がある。
> 4　GnRH アンタゴニストが用いられる。
> 5　ダナゾール投与により治療を行う際は血栓症に注意が必要である。

▌Approach▌　子宮内膜症の病態と治療に関する問題

▌Explanation▌

1　×　本症は、子宮内膜様組織が子宮内腔以外（骨盤腔内、卵巣、子宮筋層など）で異所性に発生する非悪性腫瘍性疾患である。

2　×　原因は不明だが、子宮内膜様組織がエストロゲンにより増殖することで発症するエストロゲン依存性疾患である。

3　○　本症は、月経を重ねる毎に増強する月経痛（月経困難症）、月経時下腹部痛、慢性骨盤痛、性交痛、排便痛などの疼痛と不妊が二大症状である。

4　×　本症の治療には、GnRH アゴニストであるブセレリン（皮下注）、ナファレリン（点鼻）、リュープロレリン（皮下注）、ゴセレリン（皮下注）が用いられる。GnRH アンタゴニストは、セトロレリクスとガニレリクスが早発排卵防止、レルゴリクスが子宮筋腫、デガレリクスが前立腺がんに用いられる。

5　○　ダナゾールはエチステロン誘導体で、血栓症の警告がある。機序については不明な点が多いが、血小板数増加やアンチトロンビンの低下などが一因とされる。一般に、ステロイド骨格を有する薬物は血栓症に要注意である。

Ans.　3、5

▌Point▌

子宮内膜症治療薬をまとめる。

〔第一選択〕
①低用量エストロゲン・プロゲスチン配合薬（LEP 製剤）
②プロゲスチン製剤；ジエノゲストなど

〔第二選択〕
① GnRH アゴニスト（上記参照）
②エチステロン誘導体；ダナゾール

問 187　25 歳女性。身長 158 cm、体重 53 kg。最近、姿勢の変動に伴い、頭痛、動悸及び発汗を認めたため心配になり病院を受診した。来院時の所見は以下のとおりであった。

血圧 188/106 mmHg、脈拍 110 回 / 分

血液検査：空腹時血糖値 104 mg/dL、HbA1c 5.9 %（NGSP 値）、Na 137 mEq/L、K 4.2 mEq/L

腹部 CT 検査：右副腎に 5 cm 大の腫瘍

　　検査の結果、右副腎腫瘍の摘出術を行うこととなった。術前の血圧管理のために最初に用いる薬物として最も適切なのはどれか。1 つ選べ。

1　トリクロルメチアジド
2　プロプラノロール塩酸塩
3　カンデサルタンシレキセチル
4　ニフェジピン
5　ドキサゾシンメシル酸塩

■Approach■　褐色細胞腫の術前血圧管理に用いる薬物選択に関する問題

■Explanation■

　　副腎腫瘍が原因の疾患として、①原発性アルドステロン症、②クッシング症候群、③副腎偶発腫、④褐色細胞腫・パラガングリオーマ、などが考えられる。Na・K 値が正常であることから、①、②の可能性は低い。姿勢の変動に伴う頭痛、動悸および発汗、収縮期・拡張期ともに上昇した高血圧、頻脈、空腹時血糖値が上限に近いこと、術前の血圧管理が必要なこと、などから褐色細胞腫・パラガングリオーマが疑われる。

1　×　本疾患の血圧上昇は水分過剰ではなく、血管収縮によるものなので、利尿薬は適さない。

2　×　β 遮断薬の単独投与は高血圧クリーゼの原因となるため、禁忌である。

3　×　ARB 投与中の患者は、麻酔および手術中にレニン−アンジオテンシン−アルドステロン系の抑制作用による高度な血圧低下を招くおそれがあるため、手術前 24 時間は投与しないことが望ましい。

4　×　ニフェジピンは反射性頻脈を起こすことがあるので、頻脈のある本患者には不適である。

5　○　過剰のカテコールアミンの作用を抑えるために、アドレナリン α1 遮断薬を第一選択として使用する。効果不十分な場合は、β 遮断薬、カルシウム拮抗薬などを追加する。頻脈に対しては β 遮断薬の追加投与を行う。

Ans.　5

■Point■

　　褐色細胞腫は、副腎髄質細胞や交感神経節などのクロム親和性細胞から発生するカテコールアミン産生腫瘍で、高血圧と代謝亢進を示す疾患である。疫学的には、①副腎外原発（ノルアドレナリン優位）が 10 %、②悪性が 10 %、③両側副腎原発が 10 %（MEN2 型多い）、④小児例が 10 %、⑤家族内発生が 10 % 以上であるため、以前は 10 % disease といわれていた。また症状から 5−H's disease ともいわれ、①高血圧 Hypertension、②代謝亢進 Hypermetabolism、③高血糖 Hyperglycemia、④頭痛 Headache、⑤多汗 Hyperhidrosis、を呈し、特に①〜③は Howard 三徴と呼ばれる。

問 188 75歳男性。15年ほど前から動作がゆっくりになり、立っているときに前かがみの姿勢が目立つようになった。近医を受診したところ、パーキンソン病と診断され、タリペキソールの投与により症状の改善を認めた。70歳頃より症状が悪化したが、レボドパとカルビドパの配合剤への変更により、症状の改善が得られていた。最近、この配合剤の薬効の持続時間が短くなり、配合剤の使用回数が増えた。この患者の病態及び薬物治療に関する記述のうち、正しいのはどれか。**2つ選べ。**

1　この患者に最初に出現した症状を、寡動及び姿勢反射障害という。
2　症状の悪化は、脳の線条体を起始核とする神経が変性したからである。
3　カルビドパはドパミンの血液脳関門の通過性を上げる。
4　配合剤の薬効持続時間の短縮は、遺伝子多型による個人差で生じる。
5　薬効持続時間の短縮に対して、配合剤1回量を減量し、エンタカポンを併用する。

■**Approach**■　パーキンソン病の病態と治療に関する問題
■**Explanation**■

1　○　パーキンソン病の4大症状は、①安静時振戦、②無動、③筋強剛（固縮）、④姿勢反射障害、である。動作が乏しくなったり、動作が遅くなったりすることを無動というが、一般に無動より軽い状態を「寡動」という。また姿勢反射障害とは、前かがみになりやすい、転びやすい状態を指す。無動や姿勢反射障害が原因で、すくみ足、小刻み歩行、突進現象などの特徴的な症状がみられる。
2　×　黒質のニューロンが変性し、ドパミン合成が減少して線条体の働きが失調するのがパーキンソン病の原因である。症状の悪化は耐性などが原因であり、線条体から淡蒼球に行く神経が変性したからではない。
3　×　レボドパ（アミノ酸）はドパ脱炭酸酵素によりドパミン（カテコールアミン）に変換されるが、ドパミンは血液脳関門を通過できないため、末梢でこの反応が進むと治療効果が減弱してしまう。カルビドパは末梢性脱炭酸酵素阻害薬であり、レボドパのままで血液脳関門を通過させる目的で配合されている。
4　×　レボドパ長期投与による薬効持続時間の短縮（wearing-off現象）の原因としては、ドパミン作動性ニューロンの変成、末梢におけるレボドパの血中濃度の変動（血中半減期の短縮化）、ドパミン受容体の変化などが関与していると考えられている。遺伝子多型の影響は報告されていない。
5　○　wearing-offに対しては、レボドパ配合剤1回量を減量し、COMT阻害薬のエンタカポンまたはレボドパ賦活薬のゾニサミドを併用する。ただし、wearing--off出現時は、投与量不足の可能性もあるので、その検証が必要である。

Ans.　1、5

■**Point**■
　パーキンソン病治療薬は、ドパミン製剤、ドパミン受容体刺激薬、ドパミン分解阻害薬、ドパミン遊離促進薬、ドパミン賦活薬、アデノシン A_{2A} 受容体遮断薬など多彩であるため、それぞれの薬物の特徴をおさえておく必要がある。また、ドパミンが減少しているということは、ノルアドレナリンも減少しているわけで、通常のカテコールアミンの合成経路を使わずにノルアドレナリンを産生するドロキシドパの存在も忘れてはならない。

問189　脳腫瘍に関する記述のうち、正しいのはどれか。**2つ**選べ。
1　頭蓋内に発生した悪性新生物の総称である。
2　原発性と転移性に大別され、その発生頻度はほぼ同じである。
3　頭蓋内圧亢進症状と脳局所症状がある。
4　頭蓋内圧亢進による噴出性嘔吐は悪心を伴わない。
5　性格の変化を伴うことはない。

▌Approach▌　脳腫瘍の概要及び症状に関する問題

▌Explanation▌

1　×　脳腫瘍とは、頭蓋内に発生した新生物の総称で、病理的に良性のものも悪性のものも含まれる。脳実質外腫瘍（髄膜などに由来）は主に良性、脳実質内腫瘍（グリア細胞などに由来）は主に悪性で、好発部位、進展様式、増殖速度、予後などは異なる。

2　×　脳腫瘍は、原発性脳腫瘍と転移性脳腫瘍に大別され、前者が約85％、後者が約15％で、圧倒的に原発性が多い。一般に、原発性脳腫瘍が頭蓋外に転移することはない。原発性は、由来する組織によって、さらに脳実質内腫瘍と脳実質外腫瘍に分類される（解説1参照）。

3　○　脳腫瘍の症状には、頭痛、うっ血乳頭、嘔吐などの頭蓋内圧亢進症状と、腫瘍が存在する部位に応じた様々な脳局所症状がみられる。

4　○　記述の通り。

5　×　解説3で記述した脳局所症状では、腫瘍存在部位により、けいれん発作、失神発作、片麻痺、感覚障害、同名性半盲（以上、大脳半球）、四肢・体幹の運動失調（小脳）、構音障害、嚥下障害、眼球運動障害（以上、脳幹）、内分泌障害、視力障害、両耳側半盲（以上、視床下部・下垂体・視交叉）など、多彩な症状がみられるが、人格・性格の変化や判断力の低下などが初期症状のこともある。

Ans.　3、4

▌Point▌

　　胚腫（ジャーミノーマ）、悪性リンパ腫では薬物療法が第一選択となるが、ほとんどの脳腫瘍治療の基本は手術である。悪性度の高いグレードⅢ～Ⅳの悪性神経膠腫では手術と放射線療法に加えて薬物療法が施行され、放射線照射およびテモゾロミド併用で抗VEGF抗体薬のベバシズマブが使えるようになった。

問190　せん妄に関する記述のうち、正しいのはどれか。**1つ**選べ。
1　不可逆性の錯乱と認知の変化を特徴とする。
2　認知症とせん妄は容易に鑑別できる。
3　原則として身体拘束を必要とする。
4　発現機序は明らかにされている。
5　振戦せん妄はアルコール依存症の離脱症状の1つである。

▌Approach▌　せん妄の状態・種類、認知症との相違に関する問題

▌Explanation▌

1　×　せん妄とは、興奮を伴う錯覚・幻覚・妄想、睡眠障害を伴った軽度から中等度の意識障害である。その程度には変動が認められ、通常は可逆的である。

2　×　認知症患者がせん妄を合併する場合や認知機能障害がせん妄に起因する場合もあり、認知症とは鑑別が困難である（下表参照）。

3　×　患者が危害を加えるような特定の状況下では身体的拘束が必要になることもあるが、身体的拘束（特に長期ケアの場合）を極力回避することは興奮の増悪を予防し、受傷リスクの低減に役立つ可能性がある。そのためにも集学的な治療アプローチが必要である。

4　×　せん妄の原因としては、脳血管疾患、片頭痛、痙攣性疾患などの神経学的原因の他、薬物（特に抗コリン薬、向精神薬、オピオイド）、脱水、内分泌疾患、感染症など様々だが、約 10 〜 20％は原因不明とされる。

5　○　振戦せん妄は、アルコール離脱症状の 1 つで、長期間の飲酒歴のある重度のアルコール依存患者が飲酒を中断または減量した際に生じ、著明な自律神経機能亢進や幻覚などの症状がみられる。

Ans.　5

■Point■

せん妄と認知症には以下のような相違がある。

	せん妄	認知症
基本症状	注意・意識障害、しばしば幻視、運動不穏	記憶・認知機能障害
発症様式	急激、可逆的	緩徐、不可逆的
身体疾患	多い	ときにあり
睡眠障害	あり	まれ
日内変動	あり（夕方〜夜間増悪）	なし

問 191　HIV 感染症に関する記述のうち、正しいのはどれか。**2 つ**選べ。
1　HIV は唾液を介して感染する。
2　日本では HIV 感染者と AIDS 発症者の数はほぼ等しい。
3　感染初期には発熱などのインフルエンザ様症状が出現し、通常数年持続する。
4　感染後、一般に数年〜十数年は無症候期が続く。
5　AIDS 期には悪性腫瘍や脳症などが発症する。

■Approach■　HIV 感染症の病態や AIDS（後天性免疫不全症候群）との関連を問う問題

■Explanation■

1　×　HIV の感染経路は主に、①同・異性間の性行為感染、②血液感染（注射針の使い回し、医療従事者の針刺し事故など）③母子感染（経腟分娩における垂直感染、経胎盤感染、母乳感染）、の 3 つである。HIV は外部環境下では弱いウイルスなので、唾液や汗、尿を介する感染はない。

2　×　2018 年厚生労働省エイズ発生動向年報によると、2018 年末における HIV 感染者数は 20,836 人、AIDS 患者は 9,313 人（日本国籍及び外国国籍合計）である。2018 年に報告された新規 HIV 感染者は 940 人、新規 AIDS 患者は 377 人（同、ただし東京都を除く）で、ともに横ばい傾向が続いている。

3　×　感染後、数週間で一過性のインフルエンザ様症状がみられ（急性感染期、1 〜 3 カ月）、しばらくは患者の免疫能と HIV が拮抗する時期が続く（無症候期、数年〜 10 数年）。

4　○　無症候期に HIV は体内で増殖し、CD4 陽性 T 細胞を破壊し続け、CD4 陽性 T 細胞の産生が追いつかなくなると免疫機能が破綻する（解説 3 参照）。

5　○　免疫機能が破綻すると日和見感染症（サイトメガロウイルス感染症、カンジダ症、ニューモシスチス肺炎など）、悪性腫瘍（カポジ肉腫、悪性リンパ腫など）などの AIDS 指標疾患を発症する（AIDS 期）。CD4 陽性 T 細胞数が 200/μL 以下になると日和見感染を発症しやすい。

Ans.　4、5

┃Point┃

初回治療で推奨される抗 HIV 療法は、3 剤以上の多剤併用療法が原則で、キードラッグ（インテグラーゼ阻害薬、プロテアーゼ阻害薬、非ヌクレオシド系逆転写酵素阻害薬）のいずれかと、バックボーン（ヌクレオシド系逆転写酵素阻害薬 2 剤）の併用が標準治療である。

日本エイズ学会が初回治療として強く推奨する組合せ

①ドルテグラビル／アバカビル／ラミブジン

②ドルテグラビル＋テノホビル アラフェナミド／エムトリシタビン

③ラルテグラビル＋テノホビル アラフェナミド／エムトリシタビン

問 192　非ホジキンリンパ腫の病態と治療に関する記述のうち、正しいのはどれか。**2 つ選べ。**
1　表在性リンパ節の腫脹が見られることはまれである。
2　病期が進行すると、発熱、盗汗、体重減少からなる全身症状を呈しやすい。
3　*Helicobacter pylori* 感染に関連する慢性胃炎を併発することが多い。
4　限局期の場合は、放射線療法単独で治療する。
5　CHOP 療法とリツキシマブの併用が有効である。

┃Approach┃　非ホジキンリンパ腫の病態と治療に関する問題

┃Explanation┃

1　×　肉眼解剖学的に、リンパ節は表在性と深在性に分類され、前者は頸部、腋窩部および鼠径部など、後者は縦隔、腸間膜・後腹膜、実質臓器の門部・周囲・内部、大〜中血管周囲などに分布する。悪性リンパ腫では、頸部、腋窩部、鼠径部、縦隔などにリンパ節腫脹が認められる。

2　○　悪性リンパ腫では、ホジキンリンパ腫と非ホジキンリンパ腫共通の症状として B 症状（発熱、盗汗、体重減少）や皮膚瘙痒などがみられ、共通の身体所見としてリンパ節腫脹（2 cm 以上、弾性軟〜硬、圧痛なし、可動性あり）がみられる。血液検査では CRP（C 反応性タンパク）や LDH、可溶性インターロイキン-2 受容体（sIL-2R）などが上昇する。

3　×　非ホジキンリンパ腫の中で、*Helicobacter pylori*（HP）感染が原因となるのは胃 MALT（粘膜関連リンパ組織）リンパ腫で、胃の悪性リンパ腫の約 40％を占める。唾液腺や甲状腺の MALT リンパ腫は自己免疫疾患の合併が高率でみられる。

4　×　非ホジキンリンパ腫の治療は、病型と病期によって異なる。ステージⅠ・Ⅱの限局期の治療の場合、低悪性度リンパ腫（年単位で進行；MALT リンパ腫、濾胞性リンパ腫など）では放射線治療、中悪性度リンパ腫（月単位で進行；びまん性大細胞性 B 細胞リンパ腫、マントル細胞リンパ腫など）では化学療法（＋リツキシマブ）、放射線療法または化学療法＋放射線療法、高悪性度リンパ腫（週単位で進行；バーキットリンパ腫）では病期と無関係に化学療法（＋リツキシマブ）が行われる。胃 MALT リンパ腫の場合、HP が陽性であ

れば、3剤併用による HP 除菌が第一選択である。

5　○　非ホジキンリンパ腫の多剤併用による標準的化学療法のレジメンとして、シクロホスファ
　　　ミド／ヒドロキシダウノルビシン（＝ドキソルビシン）／オンコビン（ビンクリスチンの
　　　商品名）／プレドニゾロン（CHOP）が長い間繁用されてきたが、現在は、抗 CD20 モノク
　　　ローナル抗体製剤であるリツキシマブを組み合わせた R-CHOP が主流となっている。

Ans.　2、5

┃Point┃

　リンパ系腫瘍を理解するために、リンパ性白血病と悪性リンパ腫の相違をおさえ、悪性リンパ
腫は、ホジキンリンパ腫と非ホジキンリンパ腫に大別して、病態・治療の相違点をまとめておく
必要がある。さらに、非ホジキンリンパ腫は B 細胞腫瘍と T・NK 細胞腫瘍に分類し、各疾患の
特徴をチェックする。

問 193　仮説検定を有意水準 5% で行ったところ、帰無仮説は棄却できなかった。この検定に関する
記述のうち、適切なのはどれか。**2 つ選べ。**
1　第 1 種の過誤を犯す可能性の程度は 5 % である。
2　第 2 種の過誤が生じている可能性がある。
3　帰無仮説は肯定されたと解釈される。
4　有意水準を 1 % とすれば、帰無仮説は棄却されやすくなる。
5　有意水準を変えなければ、標本数を増やしても、帰無仮説が棄却される見込みは変わらない。

┃Approach┃　仮説検定に関する問題

┃Explanation┃

1　○　第 1 種の過誤とは、帰無仮説が真であるのにもかかわらず、帰無仮説を偽として棄却し
　　　てしまう誤りのことである。危険率 α で表し、有意水準ともいう。
2　○　第 2 種の過誤とは、帰無仮説が偽であるのにもかかわらずそれを真として棄却しない誤
　　　りのこと。通常、β で表す。
3　×　誤った帰無仮説を採択しないため（第 2 種の過誤のため）、帰無仮説を肯定する（採択する）
　　　とはいわず、「棄却できない」という表現になる。
4　×　有意水準を小さくする（5% ⇒ 1%）と信頼区間が広がることで帰無仮説は棄却されにく
　　　くなる。
5　×　標本数を増やすことで分布のばらつきが小さくなり、平均値の差がさほど離れていなく
　　　ても帰無仮説が棄却されやすくなる。

Ans.　1、2

┃Point┃

　統計的仮説検定は、基本的に対立仮説で表現される知見を論証するための論理である。帰無仮
説を棄却しないという判断は、2 つの分布がほぼ等しいとみなしても得られたデータとは矛盾し
ないという意味と、2 つの母平均値 μ_1 と μ_2 とではどちらがより大きいかわからないという意味
があるため、帰無仮説が肯定されたとはいえない。
　標本数の違いが統計値に及ぼす影響を図に示す。

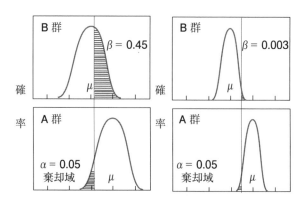

　正規分布において、平均値の差が等しいときを想定し、左図のA群、B群が、標本数が少ないとき、右図のA群、B群が、標本数が多いときである。標本数が増えることでばらつきが小さくなることで裾野の広がりは狭くなり（右図）、危険率5%としたとき、第2種の過誤（β）は標本数が増えることで左図B群の45%から右図B群の0.3%と小さくなる。このことは、誤った結論を採択する確率が減少することであり、標本数の増大がβに及ぼす影響がわかる。

問194　便秘治療薬の有効性に関する臨床試験の結果から、以下の情報を得た。データ解析方法に関する文中の［　　　　］に入る適切な語句はどれか。1つ選べ。

> 　Bristol便形状スケールに基づいた便硬度の1週間当たりの中央値は、観察期においてプラセボ群がスケール2、本剤群がスケール2であり、投与期においてプラセボ群がスケール2、本剤群がスケール4であった。［　　　　］の結果、投与期において、本剤はプラセボ群に対してスケール値の有意な増加を示した。

（参考）Bristol便形状スケール（Bristol Stool Form Scale）に基づいた便硬度

	スケール	便形状
便硬度	1	硬くてコロコロの兎糞状の（排便困難な）便
	2	ソーセージ状であるがでこぼこした（塊状の）便
	3	表面にひび割れのあるソーセージ状の便
	4	表面がなめらかで柔らかいソーセージ状、あるいは蛇のようなとぐろを巻く便
	5	はっきりとした断端のある柔らかい半分固形の（容易に排便できる）便
	6	端がほぐれて、ふにゃふにゃの不定形の小片便、泥状の便
	7	水様で、固形物を含まない液体状の便

1　カイ二乗検定
2　ログランク検定
3　Mann-Whitney U-test
4　対応のある t 検定
5　重回帰分析

■**Approach**■　ノンパラメトリック検定に関する問題

Explanation

　本剤群とプラセボ群の2群に分かれていることから、独立した2標本の検定になる。便形状をスケール表示していることで、データ形式は順序尺度に該当する。したがって、Ponit の表にも示す通り、Mann-Whitney U test になる。

　各選択肢の検定の概要を以下に示す。

1　×　クロス集計表として表せ、観察された事象の相対的頻度がある頻度分布に従うという帰無仮説を検定する度数の差の検定であり、ノンパラメトリック検定である。

2　×　生存時間解析において、2群の生存時間に差があるかを検定するノンパラメトリック検定である。データ形式は生存時間であるため、下表には含まれない。

3　○　ある集団が別の集団よりも大きな値をもつ傾向がある時に、2つの母集団が同じであるとする帰無仮説に基づいて検定するノンパラメトリック検定である。

4　×　対応のある2標本の差の検定で、パラメトリック検定である。

5　×　複数の説明変数を用いて、目的変数を表す回帰式を求める分析方法である。下表の重相関係数に含まれる。

Ans.　3

Point

〈データ形式が間隔尺度、順序尺度あるいは名義尺度における代表的な検定の分類〉

データ形式	間隔尺度	順序尺度	名義（分類）尺度
1標本	平均値の検定 分布の歪度・尖度		比率の検定 二項検定 ポアソン検定 χ^2 適合度検定
関連する2標本	t検定	Wilcoxon 符号付き順位和検定	符号検定
独立した2標本	t検定 等分散検定	Mann-Whitney 検定	2×2分割表 χ^2 独立性検定 Fisher 直接確率計算法 比率の差の検定
関連する多標本	一元配置分散分析 Bartlett 検定	Kruskal-Wallis 検定	$l \times m$ 分割表 χ^2 独立性検定
独立した多標本	二元配置分散分析 Bartlett 検定	Friedman 検定 Kendall の一致係数	$l \times m$ 分割表 χ^2 独立性検定
2変量	回帰係数検定 相関係数 重相関係数	Speaman 順位相関係数	ϕ 係数 クラメールの C 係数
多変量	偏相関係数 重相関係数	Kendall の一致係数	

問 195　28 歳男性。半年前に転勤で築 10 年のマンションに転居してきた。仕事が忙しく部屋の
掃除が滞っていたが、元気に過ごしてきた。しかし、3 週間ほど前からくしゃみ、鼻のかゆみ、
鼻汁・鼻漏を認め、最近は鼻づまりや目のかゆみも感じている。頭痛や発熱、喉の痛みはなく、
鼻づまりは口呼吸をするほどではなかったが、くしゃみは、日に 7 〜 8 回あることから内科を
受診したところ、次の薬剤が処方された。

（処方）
　　エピナスチン塩酸塩錠 10 mg　　　　　1 回 1 錠（1 日 1 錠）
　　　　　　　　　　　　　　　　　　　1 日 1 回　朝食後　14 日分
　　フルチカゾンプロピオン酸エステル点鼻液 50 μg　56 噴霧用　1 本
　　　　　　　　　　　　　　1 回各鼻腔に 1 噴霧　1 日 2 回　朝夕　噴霧
　本症例に関する病態及び薬物療法に関する記述のうち、正しいのはどれか。2 つ選べ。
1　鼻漏は膿性鼻漏に移行することが多い。
2　くしゃみ、鼻汁、鼻閉は I 型アレルギー反応による。
3　くしゃみの症状がひどくなる場合は、セラトロダスト錠を追加する。
4　鼻づまりの症状がひどくなる場合は、アドレナリン α 受容体遮断作用を有する点鼻薬を追加す
　る。
5　エピナスチン塩酸塩錠のかわりにフェキソフェナジン塩酸塩錠を使用することも可能である。

■ Approach ■　アレルギー性鼻炎の病態と治療に関する問題
■ Explanation ■
1　×　アレルギー性鼻炎の三主徴は、①発作性反復性くしゃみ、②水溶性鼻漏、③鼻閉、である。
　　膿性鼻漏は副鼻腔炎でみられ、アレルギー性鼻炎や風邪の鼻炎では水溶性鼻漏がほとんど
　　だが、長期間の放置や体調不良などで膿性鼻漏に移行することもある。
2　○　アレルギー性鼻炎は、抗原が鼻腔に侵入し、鼻粘膜で I 型アレルギー反応が起こり、マ
　　スト細胞からケミカルメディエータ（ヒスタミン、ロイコトリエン、トロンボキサン A_2 な
　　ど）が遊離されて発症する。
3　×　くしゃみに対しては、第二世代ヒスタミン H_1 受容体遮断薬経口剤または副腎皮質ステロ
　　イド性薬点鼻剤を基本使用する。セラトロダストはトロンボキサン A_2 受容体遮断薬で、気
　　管支喘息のみの適応である。同系統のラマトロバンは鼻腔抵抗上昇を抑制するため、特に
　　鼻閉型アレルギー性鼻炎に有効である。ラマトロバンは、さらに PGD_2 受容体遮断作用も
　　有する。
4　×　鼻閉に対しては、ロイコトリエン受容体遮断薬（プランルカスト、モンテルカスト）や
　　ラマトロバン、副腎皮質ステロイド性薬点鼻剤の有効性が高い。
5　○　エピナスチン塩酸塩とフェキソフェナジン塩酸塩は、ともに非鎮静性第二世代ヒスタミ
　　ン H_1 受容体遮断薬であり、変更可能である。両者ともケミカルメディエータ遊離抑制作用
　　を示すが、さらにエピナスチン塩酸塩はロイコトリエン・PAF 受容体遮断作用を有する。

Ans.　2、5

■ Point ■
　　I 型アレルギー機序で発症する疾患（気管支喘息、アナフィラキシー、アレルギー性鼻炎・鼻
炎・結膜炎・蕁麻疹、食物アレルギーなど）は患者数も多く、疾患毎に病態・治療を整理する必
要がある。

【物理・化学・生物、衛生／実務】

◎指示があるまで開いてはいけません。

注 意 事 項

1　試験問題の数は、**問１９６**から**問２４５**までの**５０問**。
　　９時３０分から**１１時３５分**までの**１２５分以内**で解答すること。

2　解答方法は次のとおりである。

（1）　一般問題（薬学実践問題）の各問題の正答数は、**問題文中に指示されている**。
　　問題の選択肢の中から答えを選び、次の例にならって答案用紙に記入すること。
　　なお、問題文中に指示された正答数と**異なる数を解答すると、誤りになる**から
　　注意すること。

　（例）**問500**　次の物質中、常温かつ常圧下で液体のものはどれか。**２つ**選べ。

　　　　1　塩化ナトリウム　　2　プロパン　　　　　3　ベンゼン
　　　　4　エタノール　　　5　炭酸カルシウム

　　正しい答えは「**3**」と「**4**」であるから、答案用紙の

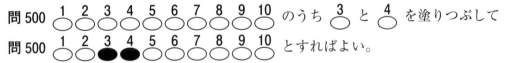

のうち $\dfrac{3}{\bigcirc}$ と $\dfrac{4}{\bigcirc}$ を塗りつぶして

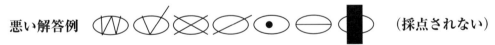

とすればよい。

（2）　解答は、◯の中全体をＨＢの鉛筆で濃く塗りつぶすこと。塗りつぶしが薄い
　　場合は、解答したことにならないから注意すること。

悪い解答例　〰〰〰〰〰〰〰〰　　（採点されない）

（3）　解答を修正する場合は、必ず「消しゴム」で跡が残らないように完全に消すこと。
　　鉛筆の跡が残ったり、「　　　　」のような消し方などをした場合は、修正又は解
　　答したことにならないから注意すること。

（4）　答案用紙は、折り曲げたり汚したりしないよう、特に注意すること。

3　設問中の科学用語そのものやその外国語表示（化合物名、人名、学名など）には
　誤りはないものとして解答すること。ただし、設問が科学用語そのもの又は外国語
　の意味の正誤の判断を求めている場合を除く。

4　問題の内容については質問しないこと。

一般問題（薬学実践問題）【物理・化学・生物、衛生／実務】 ■■■■■■■

> **問 196-197** 65歳男性。週3回の血液透析が施行されており、処方1の薬剤を服用していた。
>
> （処方1）
>
>   炭酸ランタン口腔内崩壊錠 250 mg　1回2錠（1日6錠）
>
>   　　　　　　　　　　　　　　1日3回　朝昼夕食直後　14日分
>
>   今回の検査において、eGFR 15 mL/min/1.73 m^2、血中リン濃度 5.5 mg/dL、補正血中カルシウム濃度 9.0 mg/dL、血清アルブミン濃度 3.7 g/dL、ヘモグロビン値 12.0 g/dL、血清フェリチン値 150 ng/mL という結果であった。また、患者から胃部不快感の訴えもあり処方2に変更となった。
>
> （処方2）
>
>   スクロオキシ水酸化鉄チュアブル錠 250 mg　1回1錠（1日3錠）
>
>   　　　　　　　　　　　　　　1日3回　朝昼夕食直前　14日分

> **問 196（実務）**
>
>   処方2及びこの患者への生活指導に関する説明のうち、適切なのはどれか。**2つ**選べ。
>
> 1　リンの吸収を抑えるお薬です。
> 2　腎性貧血にも効果があるお薬です。
> 3　鉄が含まれますが、便が黒くなることはありません。
> 4　食品添加物を多く含むハムやソーセージの摂りすぎには注意が必要です。
> 5　果物や生野菜を多く摂るようにしてください。

▌Approach▐ 代表的な高リン血症治療薬に関する問題

▌Explanation▐

1　○　スクロオキシ水酸化鉄は、リン吸着能を有する鉄化合物を含有する酸化水酸化鉄（Ⅲ）／スクロース／デンプン混合物である。

2　×　スクロオキシ水酸化鉄製剤の適応は、透析中の慢性腎臓病患者における高リン血症の改善である。改善であり、腎性貧血には効果がない。

3　×　スクロオキシ水酸化鉄製剤の服用により、便が黒色を呈することがある。

4　○　腎機能が低下するとリンの排泄が低下する。また、透析で除去できるリンの量には限界があるため、吸収率の高い無機リンが食品添加物として使用されているハム、ソーセージ等の食肉加工食品の摂り過ぎには注意が必要である。

5　×　透析患者は、カリウムを含む果物や生野菜の摂り過ぎには注意が必要である。

Ans.　1、4

▌Point▐

〈スクロオキシ水酸化鉄製剤（チュアブル錠、顆粒）の用法・用量〉

　スクロオキシ水酸化鉄は、金属系に属する高リン血症治療薬であるが、ポリマー系の高リン血症治療薬と同様に**食直前**に服用する点に注意する。また、スクロオキシ水酸化鉄チュアブル錠の用法は、「**口中で噛み砕いて服用すること**」となっている。これは、スクロオキシ水酸化鉄が主に水にほとんど溶けない成分で構成されていることから、通常のチュアブル錠の用法「口中で溶かすか、噛み砕いて服用すること」とは異なる設定になっている。

高リン血症治療薬の用法・用量

分類		高リン血症治療薬	用法
カルシウム製剤		沈降炭酸カルシウム	食直後
非カルシウム製剤	ポリマー系	セベラマー塩酸塩	食直前
		ビキサロマー	食直前
	金属系	炭酸ランタン水和物	食直後
		クエン酸第二鉄水和物	食直後
		スクロオキシ水酸化鉄	**食直前**

問 197 （物理・化学・生物）

処方2の薬剤は、酸化水酸化鉄（FeO（OH））が主成分である。酸化水酸化鉄は水酸化鉄（Ⅲ）（Fe（OH）₃）から水（H₂O）が脱離したものである。酸化水酸化鉄及び水酸化鉄（Ⅲ）に関する記述のうち、正しいのはどれか。**2つ選べ。**

1 純水中における水酸化鉄（Ⅲ）の溶解度積は、その濃度に依存して変化する。
2 純水中における水酸化鉄（Ⅲ）の溶解度積は、溶液の温度によって変化する。
3 水酸化鉄（Ⅲ）の溶解度は、溶液の pH によって変化しない。
4 酸化水酸化鉄によるリン酸の吸着には pH が影響する。
5 酸化水酸化鉄によるリン酸の吸着に剤形や比表面積は影響しない。

■ Approach ■ 三価鉄塩の溶解度積及び酸化水酸化鉄によるリン酸吸着に関する問題

■ Explanation ■

溶解度積は陽イオンと陰イオンから構成される難溶性の塩において、ある溶液中で、一定温度で沈殿が起こらずに溶ける限界（飽和濃度）のときの陽イオン濃度と陰イオン濃度の積をいう。

純水中の水酸化鉄（Ⅲ）の溶解平衡は $Fe(OH)_3(s) \rightleftarrows Fe^{3+}(aq) + 3OH^-(aq)$ であり、溶解度積 K_s は $K_s = [Fe^{3+}][OH^-]^3 = (S) \cdot (3S)^3 = 27S^4$ で示される（ただし、S は飽和濃度である）。

1 × 溶解度積は飽和濃度で計算される。
2 ○ 溶液の温度によって変化するので、溶解度積は一定温度で定義される。
3 × 溶解度（飽和濃度）は溶解平衡式で示したように OH^- が解離されることによるので、pH により変化する。
4 ○ スクロオキシ水酸化鉄チュアブル錠のインタビューフォームには酸化水酸化鉄の配位子（ヒドロキシ基および水和物）とリン酸イオンが配位子交換することによりリンが吸着されるとあり、このことは pH が吸着に影響することを示している。
5 × 一般に難溶性の化合物が反応（吸着反応）する場合には剤形や比表面積に影響される。スクロオキシ水酸化鉄チュアブル錠は鉄を約20％含有する多核性の酸化水酸化鉄と炭水化物からなる製剤とすることで吸着能が改良されている。

Ans. 2、4

■ Point ■

難溶性塩の溶解度積 K_s は次の一般式で示される。

$$M_mX_n (s) \rightleftarrows m \cdot M^{n+} (aq) + n \cdot X^{m-} (aq)$$

$$K_s = [M^{n+}]^m \cdot [X^{m-}]^n = (m \cdot S)^m \cdot (n \cdot S)^n = (m^m \cdot n^n) \cdot S^{(m+n)}$$

　溶解度積の計算では、対象が塩であるので正確には活量で計算すべきであるが、難溶性であるので水にはわずかしか溶解しないことから、近似的に濃度を用いることが許される。

　溶解度積に関連した共通イオン効果と異種イオン効果も大事な内容であり、関連した国家試験問題として 95-19 がある。

問 198-199　60歳男性。骨折治療のため入院中。逆流性食道炎のため、1ヶ月前からオメプラゾール腸溶錠 20 mg を 1 日 1 回 1 錠、朝食後に服用している。患者の服薬アドヒアランスは良好であったが、症状の改善がみられなかった。そのため、医師から他に有効なプロトンポンプ阻害薬（PPI）がないか薬剤師に相談があった。薬剤師が PPI と薬物代謝酵素 CYP2C19 に関する文献などを調べたところ、図のデータを見つけた。当院には、他に PPI としてランソプラゾール腸溶性口腔内崩壊錠 30 mg とエソメプラゾールマグネシウム水和物カプセル 20 mg の採用がある。この患者の肝機能及び腎機能は正常であり、ヘリコバクター・ピロリ抗体検査結果は陰性である。

　エソメプラゾールは、オメプラゾールの光学異性体の S 体のみの薬物である。

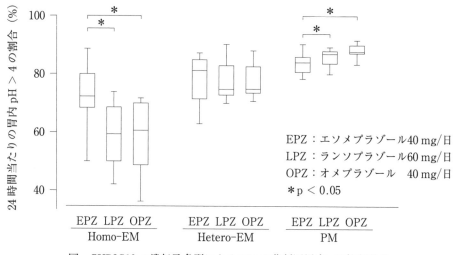

図　CYP2C19 の遺伝子多型による PPI の薬剤別胃内 pH 抑制効果

（出典）Aliment. Pharmacol. Ther. 2013 Nov；38(9)：1129-37 より引用改変

（Homo-EM：homo extensive metabolizer, Hetero-EM：hetero extensive metabolizer, PM：poor metabolizer）

問 198（実務）

　図から薬剤師が考えた内容として最も適切なのはどれか。1 つ選べ。

1　PM の可能性があるので、エソメプラゾールに変更する。

2　PM の可能性があるので、ランソプラゾールに変更する。

3　Hetero-EM の可能性があるので、エソメプラゾールに変更する。

4　Hetero-EM の可能性があるので、ランソプラゾールに変更する。

5　Homo-EM の可能性があるので、エソメプラゾールに変更する。

6　Homo-EM の可能性があるので、ランソプラゾールに変更する。

▌Approach▌　遺伝子特性に基づく治療薬の選択に関する問題

▌Explanation▌

1　×　オメプラゾール（OPZ）を 1 カ月服用しても症状の改善がみられないことから、患者が CYP2C19 の活性が低い poor metabolizer（PM）である可能性は低い。また、図から PM 群では、エソメプラゾール（EPZ）、ランソプラゾール（LPZ）、OPZ ともに胃内 pH ＞ 4 の割合が高いことから、いずれも胃酸分泌抑制効果を示しており、薬剤を変更する意味はない。

2　×　選択肢 1 の解説を参照。

3　×　図から hetero extensive metabolizer（Hetero-EM）群では、EPZ、LPZ、OPZ ともに胃内 pH ＞ 4 の割合が PM 群に比べ低いため、患者が Hetero-EM である可能性は否定できない。ただし、各薬剤の胃酸分泌抑制効果に有意差がみられないことから、薬剤を変更する意味はないと考えられる。

4　×　選択肢 3 の解説を参照。

5　○　図から homo extensive metabolizer（Homo-EM）群では、EPZ、LPZ、OPZ ともに胃内 pH ＞ 4 の割合が PM 群に比べ低いため、患者が Homo-EM の可能性がある。EPZ は、OPZ と比べ胃内 pH ＞ 4 の割合が有意に高いため、適切な変更である。

6　×　選択肢 5 の解説を参照。LPZ と OPZ は胃内 pH ＞ 4 の割合において有意差がないため、変更する意味はないと考えられる。

Ans.　5

▌Point▌

〈CYP2C19 の遺伝子多型〉

　CYP2C19 の肝 P450 に占める割合は 1％程度であるが、プロトンポンプ阻害剤（LPZ、OPZ 等）の代謝に大きく関与している。CYP2C19 活性欠損型の多型には *2 と *3 がある。日本人では、*2 および *3 のホモ接合（*2 /*2 または *3 /*3）および複合ヘテロ接合（*2 /*3）の割合が高く、約 6 人に 1 人が CYP2C19 活性をほとんど有しない低代謝型 poor metabolizer（PM）である。白人は大多数が通常の活性を有する高代謝型 extensive metabolizer（EM）とされる。

問 199（物理・化学・生物）

　オメプラゾール腸溶錠は、オメプラゾールの R 体と S 体の混合物である。その有効性は R 体と S 体で異なるため、その血中濃度を R 体と S 体とに分別して定量することによって有用な情報が得られる。血中濃度測定における液－液抽出法による血液の前処理と HPLC による分別定量法に関する記述のうち、正しいのはどれか。**2 つ選べ。**

及び鏡像異性体

1　液－液抽出では、R 体と S 体の分配係数が異なるので、個別に抽出率を求めておく必要がある。
2　液－液抽出では、試料の pH を塩基性にすると抽出率が向上する。
3　液－液抽出に用いる有機溶媒としてアセトニトリルが有用である。
4　HPLC では、移動相にキラル化合物のラセミ体を添加することによって R 体と S 体を分離できる。
5　HPLC では、光学活性物質や特定の高分子によって修飾した固定相を用いることによって R 体と S 体を分離できる。

■Approach■　光学対掌体薬物の分離・分析に関する問題

■Explanation■

1　×　光学対掌体の R 体と S 体とでは、溶媒に対する溶解性などの物理化学的性質は全く同一であり、液－液抽出における抽出率も同一である。
2　○　オメプラゾールは、塩基性薬物であり、塩基性水溶液中で分子形となり有機溶媒への溶解性が高くなる。
3　×　一般に、液－液抽出に用いられる有機溶媒は、ヘキサンや酢酸エチルエステルのような水とは混和せずに二層に分離するものが適しており、アセトニトリルのように水と混和する溶媒は使用できない。
4　×　HPLC を用いて光学対掌体を分離分割する方法には、キラル誘導体化法、キラル移動相法、およびキラル固定相法があるが、いずれの手法も光学活性体を利用する必要がある。
5　○　キラル固定相法に関する記述である。

Ans.　2、5

■Point■

　光学対掌体を成す一対の R 体と S 体、あるいは L 体と D 体は、それぞれの物理化学的性質、例えば、融点、沸点、化学反応性、溶解性、揮発性などは全く同一であり、これらの物理化学的性質の違いを利用する分離法では相互の分離はできない。唯一、これら一対同士では、旋光度が真逆であることは周知されているが、旋光度の違いに基づく分離手法は見出されていない。光学対掌体の一対が 1：1 の混合化合物（ラセミ体）に光学活性化合物を結合させると、例えば光学活性化合物が R 体だとすれば、R-R 体と R-S 体が生成する。結合後のこれらの対はジアステレオマーとよばれ、それぞれ別の物質の如く物理化学的性質が異なるため、一般的な分離手法により分離可能となる。これを利用して、ラセミ体の溶液に光学活性化合物を添加することでラセミ体の内の一方（R 体か S 体）のみが添加した光学活性体とジアステレマー様の不溶性錯体を形成して沈殿させる分別結晶法が比較的古くから行われてきている。最近になり、クロマトグラフィーにこういった原理を導入する工夫が行われており、現状、キラル誘導体化法、キラル移動相法およびキラル固定相法の 3 つの手法が存在する。

生物・化学・

衛生

薬理

薬剤

病態・薬物
治療

法規・制度・
倫理

実務

問 200-201　75 歳女性。肝臓がんの疑いで外来通院中。今回、超音波検査で結節性病変を認めたた
め、精査目的で入院し、造影剤を用いた画像検査を行うことになった。ヨード造影剤にアレルギー
があるため、新しく採用となった超常磁性酸化鉄製剤であるフェルカルボトラン[注]を用いて画像
を撮影することになった。図は肝臓におけるフェルカルボトラン投与前後の画像を模式的に示す。
[注] フェルカルボトラン：細粒子化した酸化鉄（Fe_2O_3）をデキストランやその誘導体などで
　　　コーティングしてコロイド化したもの。

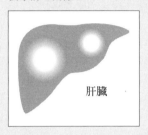
投与前の画像

投与

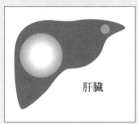
投与後の画像

肝臓における作用機序：本剤は投与後、肝臓内ではクッパー細胞に取り込まれ、色の濃い画像が
得られる。肝腫瘍組織ではクッパー細胞が欠如しているため、色の薄い画像が得られる。図中で
は、信号強度の強い方が黒く表されている。

問 200（実務）

　　この患者を担当する研修医から、薬剤部の DI（医薬品情報）担当者に、この薬剤についての質
問があった。DI 担当者の説明として、適切なのはどれか。2 つ選べ。
1　ヘモクロマトーシス等の鉄過剰症の患者には禁忌である。
2　メトホルミンなどビグアナイド系薬剤と併用禁忌である。
3　MRI（magnetic resonance imaging）において使用する薬剤である。
4　腎機能が低下している患者には使用できない。
5　ショックやアナフィラキシーは起きない。

▌Approach▐　代表的な磁気共鳴画像（MRI）用造影剤に関する問題
▌Explanation▐
1　○　フェルカルボトラン注射液は、カルボキシデキストランで被覆された超常磁性酸化鉄の
　　　親水性コロイド液からなる薬剤であり、ヘモクロマトーシス等鉄過剰症の患者に投与する
　　　と症状が悪化するおそれがある。
2　×　フェルカルボトラン注射液は、ビグアナイド（BG）系薬剤と併用禁忌ではない。X 線造
　　　影剤であるヨード造影剤は、BG 系薬剤と併用すると乳酸アシドーシスがあらわれることが
　　　あるため、ヨード造影剤を使用する場合には、BG 系薬剤の投与を一時的に中止するなど適
　　　切な処置を行う。
3　○　選択肢 1 の解説を参照。フェルカルボトラン注射液は MRI 用造影剤であり、肝臓の細網
　　　内皮系細胞であるクッパー細胞に取り込まれ、肝臓に特異的な造影効果を示す。
4　×　フェルカルボトランは主に肝臓および脾臓で代謝され、生体内の鉄代謝経路に入ると考
　　　えられる。腎機能が低下している患者に対する特別な投与制限はない。

5　×　フェルカルボトランにはアナフィラキシーショックの報告があるため、投与は救急体制の整った環境下で行うとともに、投与後も患者の状態を十分に観察する。

Ans.　1、3

■Point■

〈MRI 用造影剤フェルカルボトラン注射液と他剤の併用について〉

　フェルカルボトラン注射液には、併用禁忌ならびに併用注意の薬剤はない。ただし、すでに貧血治療の鉄剤が投与されている患者に使用した場合は、鉄過剰症を起こすおそれがある。また、フェルカルボトラン注射液の投与により、活性化部分トロンボプラスチン時間（APTT）が一過性に延長することがあるため、抗血小板剤、血液凝固阻止剤等を投与中の患者では出血傾向が増強するおそれがある。

問 201 （物理・化学・生物）
　この患者に行った画像検査法に関する記述のうち、正しいのはどれか。**2 つ選べ。**
1　酸化鉄（Fe_2O_3）の代わりに、酸化マグネシウム（MgO）を用いることも可能である。
2　波長 1 ～ 10 pm の電磁波が使用される。
3　ドップラー効果により臓器の運動を観察することも可能である。
4　高磁場中でラーモア歳差運動の周波数と同じ周波数の電磁波を照射し、原子核を励起させる。
5　放射線被ばくに注意する必要はない。

■Approach■　画像診断法（MRI）に関する問題
■Explanation■

　問題文から、精査目的の新たな画像診断法は MRI（磁気共鳴イメージング法）であることが推察される。

1　×　現状、MRI 用の造影剤としては、常磁性の（酸化）鉄剤やガドリニウムが使用されている。特に、酸化鉄は肝臓内クッパー細胞に取り込まれやすいことから、肝臓特異的な MRI 造影剤となっている。酸化マグネシウムは常磁性成分を含んでいないので、MRI 造影剤としての目的には適していない。

2　×　MRI では、ラジオ波をパルス照射しながら測定する。ラジオ波の波長領域は、概ね 1 m ～ 100 km 程度である。

3　×　ドップラー効果を利用して臓器の運動を観察することが可能なのは超音波診断法である。

4　○　MRI の測定原理と NMR（核磁気共鳴スペクトル測定法）とはほぼ同一であり、ラーモア周波数は、磁気共鳴に必要なラジオ波の周波数に該当する。

5　○　MRI で使用するラジオ波は非電離放射線の 1 つで、波長が長くエネルギーの小さな電磁波でもあり、放射被曝の可能性はほとんど考慮しなくてよい。ただし、強い磁場が存在するので、金属類の持ち込みは禁忌である。また、稀に造影剤投与によるアナフィラキシーショックを含めたアレルギー発現が懸念されるので、そういった観点からの注意は必要である。

Ans.　4、5

■Point■

　問題文中に、使用される造影剤が超常磁性酸化鉄製剤（フェルカルボトラン）であること、アレルギーの可能性で外されたヨード系造影剤が X 線造影剤であることなどから、精査目的の画像診断法は MRI であると判断できる。ちなみに、引き続き超音波診断法を用いて精査検査をする

とすれば、造影剤にはガラクトース・パルミチン酸製剤が使用される。MRIでは、ラーモア周波数（ラーモア歳差運動の周波数）に近い周波数の電磁波（ラジオ波）を照射すると原子核（被験者体内に存在する水素原子の原子核）がラジオ波のエネルギーを吸収して励起状態となりラーモア歳差運動の方向が変化する。励起状態の原子核はエネルギーを放出しながら元の基底状態に戻る（緩和現象）が、その緩和時間が臓器や組織の正常部位と異常部位とでは異なるため、この緩和時間の差を画像化したものがMRI画像である。

問 202-203 5歳男児。体重19 kg。歯の痛みのため、母親が自分用として購入していた市販薬の痛み止め（1錠当たり、アスピリン300 mg、無水カフェイン25 mgを含む）を2時間ごとに2錠、計5回服用させたところ、嘔吐、腹痛が出現したので受診した。受診時のサリチル酸の血中濃度は36.5 mg/dLであった。受診後は、活性炭や下剤の投与と強制利尿を行うとともに（A）の投与を行い、翌日には完治退院した。男児の肝機能及び腎機能は正常であった。

問 202（実務）

（A）に該当する最も適切なのはどれか。1つ選べ。

1 アセチルシステイン内用液
2 イダルシズマブ（遺伝子組換え）静注液
3 炭酸水素ナトリウム注射液
4 メチルチオニニウム塩化物水和物（メチレンブルー）静注
5 亜硝酸アミル

▌Approach▌ 代表的な抗炎症薬であるアスピリン過量投与時の対応に関する問題
▌Explanation▌

1 × アセチルシステイン内用液は、アセトアミノフェンの中毒解毒剤である。
2 × イダルシズマブ（遺伝子組換え）静注液は、ダビガトランの特異的中和剤である。
3 ○ 患児の症状及びサリチル酸の血中濃度から、アスピリンの過量投与と考えられる。アスピリンの過量投与時には、炭酸水素ナトリウムの静脈注射などによりアシドーシスの補正が行われる。
4 × メチルチオニニウム塩化物水和物静注は、メトヘモグロビン血症の治療剤である。
5 × 亜硝酸アミルは、シアン化合物の解毒剤等として使用される。

Ans. 3

▌Point▌
〈アスピリン（アセチルサリチル酸）の過量投与〉

サリチル酸の抗炎症効果における有効治療濃度は、100〜250 μg/mL（10〜25 mg/dL）とされている。アスピリン過量投与時の代表的な初期症状として、耳鳴、めまい、悪心・嘔吐、消化管出血・潰瘍等がある。アスピリンの血中濃度がさらに上昇すると、代謝性アシドーシス等の酸塩基平衡障害、痙攣、昏睡等の中枢神経系障害等が現れる。過量投与時の対応としては、催吐、胃洗浄、活性炭や下剤の投与がある。さらに、ブドウ糖輸液などにより体液と電解質のバランスの維持を図り、アシドーシスが認められる場合は炭酸水素ナトリウムの静脈注射などにより酸塩基平衡を補正するとともに尿のアルカリ化を図る。

問 203 （物理・化学・生物）

　アスピリンは、肝臓などでサリチル酸に代謝され、腎臓で尿中へ排泄される。サリチル酸に関する記述のうち、誤っているのはどれか。1つ選べ。ただし、サリチル酸の代謝は無視する。

1　中毒患者の尿に塩化第二鉄試液を加えると赤色〜紫色に呈色することがある。

2　尿の pH が高くなると、サリチル酸の分子形の比率が増加し、排泄速度は増加する。

3　サリチル酸は活性炭に吸着する。

4　逆相分配カラムを用いる HPLC による血中サリチル酸濃度の定量分析には、試料を除タンパクすることが必要である。

5　HPLC による血中サリチル酸濃度の定量分析には、紫外可視吸光光度計を検出器として用いることが可能である。

▌Approach▐　サリチル酸の物理化学的性質に関する問題

▌Explanation▐

1　○　サリチル酸は、アスピリン（アセチルサリチル酸）が加水分解された物質であり、化学構造中にフェノール性ヒドロキシ基が存在する。フェノール性ヒドロキシ基の定性反応として、塩化第二鉄試液を加えると赤色〜紫色に呈色する。

2　×　サリチル酸にはカルボキシル基が存在するため酸性化合物としての性質を示す。酸性化合物は、一般に、pH の高い塩基性領域ではイオン形として存在するため、水溶性が増し、その結果尿中への排泄が増加する。

3　○　活性炭は多くの物質を吸着する性質があり、サリチル酸も強く吸着される。

4　○　逆相分配（固定相）カラムを用いる HPLC 分離には、移動相に有機溶媒を用いる場合が多いため、除タンパク処理をしない血清試料などを注入すると、タンパク質が析出して流路の目詰りをひき起こす、逆相固定相の表面にタンパク質が吸着するなど、HPLC 分離を妨害する要因となる。

5　○　サリチル酸は $\pi - \pi^*$ 電子遷移による紫外部吸収の要因となる共役不飽和結合構造を有しており、HPLC による定量分析に紫外可視吸光光度計を用いるのは適している。

Ans.　2

▌Point▐

　サリチル酸は、酸性条件下では分子形で存在するためアシドーシスなどの場合には分子形が増加して尿中排泄されにくくなり体内蓄積が増すため、活性炭投与による吸着除去を実施することもある。

生物・物理・化学・

衛生

薬理

薬剤

治療・病態・薬物

倫理・法規・制度・

実務

問 204-205　細胞膜などの半透膜を介した水の移動は、膜で隔てられた溶液の浸透圧の差によって起こる。浸透圧の原理を利用した薬物も用いられている。

問 204（物理・化学・生物）

　膜により隔てられた二つの水相 A、B の浸透圧 Π_A、Π_B と水の移動する方向を表す模式図として正しいのはどれか。1 つ選べ。なお、図中の ● は水に溶けている溶質で、その数の違いは濃度の大小を表し、矢印は水の移動する方向を表す。

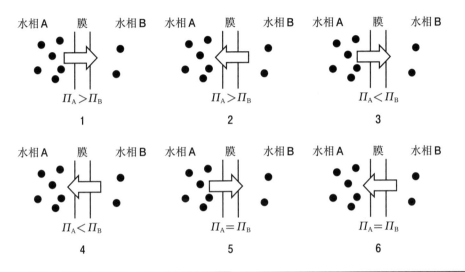

■ Approach ■　浸透圧が見える現象を問う

■ Explanation ■

　一定圧力、一定温度で溶媒のみを透過させる半透膜で仕切られた溶液と純溶媒では、両液の化学ポテンシャルが等しくなるまで、溶媒が溶液中へ浸透していく。この現象は、溶液中の溶媒のモルギブズエネルギーが溶質の存在で、純粋な溶媒であるときよりも小さいことによる。

　浸透圧は、溶液へ溶媒が移らないように溶液側に加える圧力 Π ともいえる。溶液中の溶質のモル濃度 n_B にのみ依存する束一的性質の 1 つであり、$\Pi = n_B RT$ で表される（R：気体定数、T：熱力学温度）。

　したがって、Π が溶質の量に比例することから、選択肢 4 ～ 6 の模式図は間違っている。また、束一的性質であることから、溶液の濃度に差があると化学ポテンシャルに大小が生じ、濃度が薄い溶液の溶媒が移動する。選択肢 2 が正しい。

Ans.　2

■ Point ■

　溶液の性質である束一的性質には、蒸気圧降下、凝固点降下、沸点上昇、浸透圧がある。これらの性質はすべて、溶質が存在することで溶媒の化学ポテンシャルが低下することから生じる。

問 205（実務）
　前問の浸透圧の原理に基づいた水の動きを利用した薬物はどれか。1 つ選べ。
1　酸化マグネシウム
2　ナルデメジン
3　センノシド
4　ヒマシ油
5　ビサコジル

▋Approach▋　代表的な緩下剤に関する問題

▋Explanation▋

1　○　酸化マグネシウムは、腸内で重炭酸塩となり、腸内浸透圧を高めて腸内腔へ水分を引き寄せる浸透圧の原理に基づいた塩類下剤である。

2　×　ナルデメジントシル酸塩は、末梢性μオピオイド受容体拮抗薬であり、オピオイド誘発性便秘症の治療薬である。

3　×　センノシドは大腸の蠕動を促進し、水分の吸収を減ずることにより便通を促す大腸刺激性下剤である。

4　×　ヒマシ油は、主成分のリシノール酸が小腸を刺激し瀉下作用をあらわす小腸刺激性下剤である。

5　×　ビサコジルは、大腸粘膜の副交感神経末端に作用して蠕動を高め、また腸粘膜への直接作用により排便反射を刺激する大腸刺激性下剤である。結腸腔内における水分や電解質の吸収も抑制する。

Ans.　1

▋Point▋

〈塩類下剤〉

　塩類下剤には、酸化マグネシウム、硫酸マグネシウム、水酸化マグネシウムがある。いずれも胃内で中和反応により塩化マグネシウムとなり、腸内の重炭酸ナトリウムと反応して可溶性・難吸収性の重炭酸マグネシウムまたは炭酸マグネシウムになる。これらが腸管内腔液の浸透圧を等張に維持するため腸壁から水を奪うことにより、腸内容物は水分を保持して膨大・軟化し大腸に到達して蠕動運動を亢進し、緩下作用を示す。

　これらの薬剤の経口投与における適応は、以下の通りである。

薬剤	効能・効果
酸化マグネシウム	胃炎等の症状の改善、便秘症、尿路蓚酸カルシウム結石の発生予防
硫酸マグネシウム	便秘症
水酸化マグネシウム	胃炎等の症状の改善、便秘症

問 206-207　98 歳女性。体重 30 kg。逆流性食道炎のため、薬物アが処方された。

（処方）

| 薬物ア錠 10 mg 粉砕 | 1回 0.7 錠（1 日 0.7 錠） |
| | 1日1回　朝食後　14 日分 |

　薬剤師が処方監査を行ったところ、粉砕して服用すると問題があることが判明したため、処方の変更を医師に提案することとなった。

薬物アの構造式

及び鏡像異性体

問 206（物理・化学・生物）

　薬物アが生体内において受ける変化（A〜D）に関する記述のうち、粉砕した後に服用すると問題が起こる理由と深く関連しているのはどれか。1つ選べ。

及び鏡像異性体

1　Aの反応が胃内の環境において加速される。
2　Bの過程で不斉中心が消失する。
3　Cの過程で硫黄原子上における求核置換反応が進行する。
4　Dの過程で薬物が酵素のシステイン残基と反応する。
5　A〜Dの反応が胃壁細胞のプロトンポンプ付近で起こる。

▌Approach▐　ラベプラゾールナトリウムに関する問題

■ Explanation ■

　患者に生じる問題が示されていないので、粉砕することで溶解が早まることによって生じる問題を予想する。記述の正誤を判定するのではないことに注意する。

1　○　ラベプラゾールナトリウムは酸に不安定な化合物で、腸溶剤として用いられる。したがって、粉砕によって胃内で溶解した後の分解が問題であると考えられる。実際に、錠剤を破砕することで、胃内のpHが高まる持続時間が減少することが知られているため、実務的知見からこの選択肢が最も適切である。

2　×　不斉中心がなくなることで問題が起こるとは考え難い。

3　×　分子内反応であるので、副作用を起こす反応ではない。

4　×　薬効を示すための反応である。ただし、酵素はプロトンポンプ（ATPase）である。

5　×　薬効を示すための作用機序を示していると考えられる。プロトンポンプ阻害薬なので、プロトンポンプの近くで反応が起こることによって選択的にプロトンポンプを阻害する。そうすると、副作用は起こりにくくなる。

Ans.　1

■ Point ■

　以下の反応機構において、プロドラッグであるラベプラゾールナトリウムは、胃内で溶出するとプロトンが付加し、その後は、分子内反応によって自動的に活性体へと変化する。その後、標的分子と反応する。

問 207（実務）

粉砕して服用する場合の不都合を回避するために、当該病院の採用薬の中から薬剤師が提案する薬物として、適切でないのはどれか。1つ選べ。ただし、これらの薬剤は全て錠剤であり粉砕して用いるものとする。

1

及び C*位幾何異性体

2

3

及び鏡像異性体

4

5

▮ Approach ▮　代表的な胃・十二指腸潰瘍治療薬の粉砕可否に関する問題

▮ Explanation ▮

　1　○　ラニチジン錠は、フィルムコーティング錠であり粉砕して投与できる。

　2　○　ボノプラザン錠は、フィルムコーティング錠であり粉砕して投与できる。

　3　×　オメプラゾール錠は、腸溶錠であり粉砕しての投与は避ける必要がある。

　4　○　シメチジン錠は、フィルムコーティング錠であり粉砕して投与できる。

　5　○　ファモチジンには、糖衣錠と口腔内崩壊錠があり、いずれも粉砕して投与できる。

Ans.　3

▮ Point ▮

〈オメプラゾール錠の粉砕等について〉

　オメプラゾールは酸性溶液中で不安定な薬物であり、そのまま経口投与すると胃内で急速に分解されるため、胃で分解されずに小腸上部で溶解し吸収されるように腸溶錠として製剤化されている。したがって、オメプラゾール錠は粉砕しての投与は避ける。また、オメプラゾール錠の服用にあたっては、噛んだり、砕いたりせずに飲みくだすよう患者に指導する必要がある。

問 208-209　65歳男性。がんで入院中。当初、医療チームの方針として、アプレピタントカプセルを制吐剤として投与することが計画されていたが、口内炎が悪化したため、ホスアプレピタントの点滴静注への変更について再度検討することとなった。

アプレピタント　　　　　　　　　ホスアプレピタント

問 208（実務）

　　処方の再検討に際して、薬剤師が医療チームに行う説明として適切でないのはどれか。1つ選べ。

1　ホスアプレピタントは、アプレピタントの経口投与が困難な患者さんのために開発された薬剤です。

2　ホスアプレピタントは、アプレピタントの水溶性を向上させたプロドラッグです。

3　ホスアプレピタントは、アプレピタントの窒素原子にリン酸基が導入されたことにより、血液脳関門を通過しやすくなっています。

4　ホスアプレピタントは生体内の代謝反応を通じて、速やかにアプレピタントに変化します。

5　ホスアプレピタントの投与においても、アプレピタントにおいて認められているような代謝酵素の阻害に基づく薬物相互作用に注意する必要があります。

■ Approach ■　代表的な制吐剤であるホスアプレピタントに関する問題

■ Explanation ■

1　○　がん患者では、薬の経口投与が困難なことがあるため、抗がん剤治療における制吐剤には注射剤に対するニーズがある。注射用ホスアプレピタントメグルミンは、アプレピタントの水溶性を向上させたリン酸化プロドラッグである。

2　○　選択肢1の解説を参照。

3　×　選択肢1の解説を参照。リン酸基の導入の理由は水溶性の向上であり、血液脳関門の通過性は変わらない。

4　○　ホスアプレピタントは、静注後速やかに活性体であるアプレピタントに代謝される。

5　○　選択肢4の解説を参照。

Ans.　3

■ Point ■

〈ホスアプレピタントの相互作用〉

　　ホスアプレピタントの活性本体のアプレピタントは、CYP3A4 の基質であり、用量依存的 CYP3A4 阻害及び誘導作用を有し、CYP2C9 の誘導作用も有する。

【併用禁忌】ピモジド（ピモジドの血中濃度上昇）

【併用注意】イトラコナゾール、エリスロマイシン等（アプレピタントの血中濃度上昇）

　　　　　　リファンピシン、カルバマゼピン等（アプレピタントの代謝促進）

問 209（物理・化学・生物）

アプレピタントからホスアプレピタントが創製されたのと同様な目的で開発されたプロドラッグはどれか。1つ選べ。

1

オセルタミビルリン酸塩

2

バラシクロビル塩酸塩

3

ドカルパミン

4

クロラムフェニコールコハク酸エステルナトリウム

5

ロキソプロフェンナトリウム

∎ Approach ∎ 水溶性を高めるプロドラッグ化に関する問題

∎ Explanation ∎

1 × プロドラッグ化の目的は、カルボン酸のエステル化による脂溶性の向上である。

2 × プロドラッグ化の目的は、アミノ酸のエステル結合によるアミノ酸トランスポーターを介した取り込みである。

3 × プロドラッグ化の目的は、フェノール性のヒドロキシ基のカルバメート化、アミノ基のアミド化による血液脳関門通過のための脂溶性の向上である。

4 ○ アプレピタントを注射剤にするためにリン酸化し、水溶性を高める化学修飾がなされたものがホスアプレピタントである。水溶性を高める修飾がなされているものを選ぶ。クロラムフェニコールの水溶性を高める目的でコハク酸エステルとし、イオン形に修飾している。

5 × ケトンが還元され、アルコールになると活性体となる。脂溶性が高まっている。

Ans. 4

║Point║

以下に、活性体の構造を示す。2はアシクロビルで、さらに三リン酸化され活性体となる。

問210-211 73歳男性。高血圧と糖尿病のため以下の薬剤が処方されていた。

（処方）

メトホルミン塩酸塩錠 250 mg	1回1錠（1日3錠） 1日3回　朝昼夕食後　30日分
オルメサルタンメドキソミル錠 20 mg	1回1錠（1日1錠）
シタグリプチンリン酸塩水和物錠 50 mg	1回1錠（1日1錠）
ピオグリタゾン塩酸塩錠 30 mg	1回1錠（1日1錠） 1日1回　朝食後　30日分

　薬剤師が患者宅を訪問した際、この患者に末梢神経障害などがみられ、薬剤をPTPシートから取り出すことに不自由していた。そのため、薬剤師は、一包化することを医師に提案することにした。患者が服用しているオルメサルタンメドキソミル錠の添付文書を確認したところ、下記のような記載があった。

【取扱い上の注意】

　本剤をメトホルミン塩酸塩製剤と一包化し高温多湿条件下にて保存した場合、メトホルミン塩酸塩製剤が変色することがあるので、一包化は避けること。

問 210（物理・化学・生物）

　オルメサルタンメドキソミル錠に含まれる有効成分Ⅰはプロドラッグであり、生体内において図に示すような活性体ⅡとⅢを生じる。一方、高温多湿条件下でもⅠの加水分解反応によってⅢが生成し、これとメトホルミンとの反応によって変色が起こるものと推定されている。以下の記述のうち、正しいのはどれか。**2つ**選べ。

メトホルミン　　　　　　　　　　　推定着色物質

1　ⅠはⅡの疎水性を高めることにより、経口吸収性を改善したプロドラッグである。
2　Ⅱのテトラゾリル基はヒドロキシ基の生物学的等価体である。
3　Ⅰの炭酸エステル部位の酸化反応により、ⅢとCO₂を生じる。
4　メトホルミンは高い求電子性をもつ。
5　メトホルミンとⅢとの反応は縮合反応である。

▌Approach▐　オルメサルタンメドキソミルに関する問題
▌Explanation▐
1　○　カルボン酸は生体内では、イオン形になるので、経口吸収性が悪くなる。Ⅰは、Ⅱのカルボン酸をエステル化することで、疎水性が向上している。単純なメチルエステルのような修飾では、カルボニル周りの立体障害が大きく、エステラーゼによる加水分解を受けにくい。そこで、環状カルボナートとし、カルボナートがエステラーゼによって加水分解されると、化学的に分解が進み、エステルが分解される構造となっている。
2　×　テトラゾリル基はカルボン酸の生物学的等価体である。
3　×　炭酸エステル部分は、加水分解によって生じている。メドキソミル部分の酸化数に変化はない。
4　×　メトホルミンの塩基性のアミノ基部分がケトンに求核攻撃し、その後、脱水が起こりイミンを形成している。メトホルミンは高い求核性をもつ。
5　○　メトホルミンのアミンとⅢのケトンが脱水縮合し、イミンを形成している。

Ans.　1、5

Point

　以下に活性化機構等を記載する。有機化合物の炭素の形式的な酸化数の考え方は、炭素よりも電気陰性度の大きな原子（酸素）が1個結合すると +I、炭素よりも電気陰性度の小さな原子（水素）が1個結合すると −I となる。例えば、カルボニル基では、酸素が二重結合で結合しているので、酸素が2個結合していると考え、炭素は +II という計算になる。炭素−炭素結合は電気陰性度に差がないので、酸化数の変化は 0 とする。

生物学的等価体

全体の形式的酸化数
−II ⟶ −II
酸化数に変化なし

活性化の反応機構の一例

問 211 (実務)

　この処方を調剤する場合に、薬剤師の対応として適切でないのはどれか。1つ選べ。なお、それぞれのケースにおいて患者の了承はあるものとする。

1　オルメサルタンメドキソミル錠とそれ以外の薬剤を別々に分包する。

2　医薬品インタビューフォームなどを参考にし、変色が起きないと考えられる日数で分割調剤する。

3　乾燥剤を入れた缶に保存するなど、変色が進まない保管方法を患者に指導する。

4　メトホルミン塩酸塩錠を他のビグアナイド系薬剤に変更可能か医師と協議する。

5　オルメサルタンメドキソミル錠を他の降圧剤に変更可能か医師と協議する。

▌Approach▌　一包化調剤に注意が必要な薬剤に関する問題

▌Explanation▌

1　○　オルメサルタンメドキソミル錠の適用上の注意に挙がっているメトホルミン塩酸塩錠が処方に含まれているので、これらを別々に分包することは適切である。

2　○　オルメサルタンメドキソミル錠とメトホルミン塩酸塩錠の一包化調剤に伴うメトホルミン塩酸塩錠の変色は、経時的に進行するので、試験においてメトホルミン塩酸塩錠に変色がみられない期間を確認の上、分割調剤するのは適切である。

3　○　オルメサルタンメドキソミル錠とメトホルミン塩酸塩錠の一包化調剤に伴うメトホルミン塩酸塩錠の変色は、高温多湿条件で進行するとされているため、乾燥剤を使用した保存は適切である (Point 参照)。

4　×　ブホルミンなどのビグアナイド系薬剤は、グアニジノ基を有するため、メトホルミンと同様の変色を起こす可能性がある (Point 参照)。

5　○　オルメサルタンメドキソミルが有するジメチルジオキシラン (DMDO) 基を構造上含まない降圧剤への変更は適切である (Point 参照)。

Ans.　4

▌Point▌

〈オルメサルタンメドキソミル錠とメトホルミン塩酸塩錠の一包化調剤に伴う変色〉

　メトホルミン塩酸塩錠の変色は、オルメサルタンメドキソミルの DMDO 基から生成すると考えられる揮発成分のジアセチルとメトホルミンのグアニジノ基の反応により生成する紅色の縮合体が原因と考えられる。ただし、この反応はグアニジノ基とジアセチルの存在のみでは進行せず、高温多湿条件下で進行すると推察されている。

問 212-213　35歳女性。肺動脈性肺高血圧症のためにイロプロスト吸入液を使用していた。しかし、仕事で出張が多くネブライザーを持ち歩いての使用に不都合があるため、下記の薬剤へ変更となった。

（処方）
　ベラプロストナトリウム徐放錠60 μg　　　　1回1錠（1日2錠）
　　　　　　　　　　　　　　　　　　　　　　1日2回　朝夕食後　14日分

問 212（実務）
　薬剤師が行う患者への説明として、適切なのはどれか。<u>2つ</u>選べ。
1　副作用として頭痛が起こることがあります。
2　血液を固まりやすくする作用があります。
3　噛まずに服用してください。
4　妊娠していても服用可能です。

■ Approach ■　代表的な肺動脈性肺高血圧症治療薬の服薬指導に関する問題
■ Explanation ■
1　○　ベラプロストナトリウム徐放錠の主な副作用には、頭痛がある。
2　×　ベラプロストナトリウムには、血小板凝集抑制作用があるため、血液を固まりにくくする。
3　○　ベラプロストナトリウム徐放錠は、徐放性製剤であるため、割ったり、砕いたり、すりつぶしたりしないで、そのまま噛まずに服用する。
4　×　妊娠中のベラプロストナトリウム投与に関する安全性は確立していないため、妊婦又は妊娠している可能性のある婦人には投与しない（禁忌）。

Ans.　1、3

■ Point ■
〈ベラプロストナトリウムの作用〉
　ベラプロストナトリウム徐放錠は、経口プロスタサイクリン（PGI$_2$）誘導体徐放性製剤である。WHO 機能分類クラスⅠから使用できる肺動脈性肺高血圧症の治療薬であり、肺動脈血管拡張作用、肺動脈血管平滑筋細胞の増殖抑制作用並びに血小板凝集抑制作用を有する。したがって、抗凝固剤、抗血小板剤、血栓溶解剤を投与中の患者、月経期間中の患者や出血傾向並びにその素因のある患者へは慎重に投与するとともに、適切な服薬指導が必要である。

問213（物理・化学・生物）

イロプロストやベラプロストナトリウムはプロスタグランジン I₂ の構造をもとに開発された薬物である。これらに関する記述のうち、最も適切なのはどれか。**2つ選べ**。

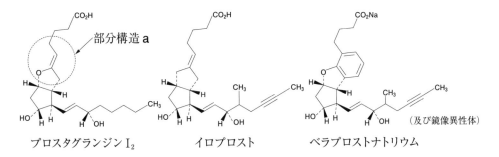

プロスタグランジン I₂　　イロプロスト　　ベラプロストナトリウム

1　イロプロストはプロスタグランジン I₂ の部分構造 a の酸素原子を炭素原子に置換することにより、シトクロム P450 による代謝を受けやすくしている。
2　ベラプロストナトリウムはプロスタグランジン I₂ のプロドラッグである。
3　ベラプロストナトリウムはカルボン酸部位を塩とすることにより、水溶性を向上させている。
4　プロスタグランジン I₂ の部分構造 a の二重結合の立体化学は *E* 配置である。
5　ベラプロストナトリウムはプロスタグランジン I₂ の部分構造 a に芳香環を導入することにより、酸性条件下での安定性を向上させている。

▌Approach▌ プロスタグランジン I₂ 関連医薬品に関する問題

▌Explanation▌

1　×　構造式中の丸で囲まれたエノール構造を単純なアルケンに修飾し、安定化している。エノールの二重結合は、電子が豊富なため酸化反応を受けやすい。したがって、単純なアルケンを持つイロプロストのシトクロム P450（CYP）による酸化を受けにくい。

2　×　ベラプロストナトリウムはイロプロストと同様で、エノールエーテル部分をフェノールエーテル化し、安定性を高めている。PGI₂ とほぼ同じ構造をもっており、プロドラッグではない。

3　○　カルボン酸部位が塩になれば、水溶性は高まる。

4　×　アルケンのそれぞれの炭素に結合した原子で優先順位をつけると O->CH₂- と CH₂->H- である。優先される O- と CH₂- が同じ向きであるので *Z* 配置である。

5　○　エノールは酸性条件では、ケト形になりやすく、不安定である。したがって、フェノールエーテルのような芳香環にするとことで酸性下での安定が高まっている。

Ans.　3、5

▌Point▌ 5

エノールエーテルは、酸素原子がアルケンに電子を供与するため、容易にプロトンと反応し、加水分解されやすい構造である。したがって、酸性条件では不安定で容易に分解する。これを安定な化合物に修飾したものがイロプロストおよびベラプロストナトリウムである。アルケンやフェノールは、プロトンとは簡単に反応しないため、プロスタグランジン I₂ よりも安定である。

問 214-215　22歳男性。身長175 cm、体重60 kg。花粉症の症状がひどくなったので、家族が使用していた一般用医薬品の小青竜湯エキス顆粒の服用を考えたが、陸上競技の国体選手であったため、かかりつけ薬剤師に相談した。薬剤師は、小青竜湯エキス顆粒にはアンチ・ドーピング規程における禁止物質が含まれるため、服用しないよう指示した上で、近隣の医療機関への受診を勧奨した。その結果、次の薬剤が処方されたので、薬剤師が処方監査を行った。

（処方）

フェキソフェナジン塩酸塩錠60 mg	1回1錠（1日2錠）
	1日2回　朝夕食後　14日分
ベタメタゾン錠0.5 mg　鼻水のひどいとき	1回1錠　10回分（10錠）
フルチカゾンフランカルボン酸エステル点鼻液27.5 μg　56噴霧用　1本	
	1回2噴霧　両鼻腔　1日1回　点鼻
フルオロメトロン点眼液0.1%（5 mL/本）	1本
	1回1滴　1日4回　両眼点眼
エピナスチン塩酸塩点眼液0.05%（5 mL/本）	1本
	1回1滴　1日4回　両眼点眼

問 214（物理・化学・生物）

　小青竜湯エキス顆粒に含まれる成分のうち、アンチ・ドーピング規程における禁止薬物に該当するのはどれか。1つ選べ。

■Approach■　生薬成分のドーピングに関する問題

■Explanation■

1　×　生薬カンゾウの成分のグリチルリチン酸（グリチルリチン）であり、過剰摂取による副作用（偽アルドステロン症）において注意すべき化合物である。

2　×　生薬ショウキョウの成分の［6］-ジンゲロールから加熱処理により生成される［6］-ショーガオールである。

3　○　生薬マオウの成分のエフェドリンであり、アンチ・ドーピング規定における禁止薬物の1
　　つである。

4　×　生薬サイシンの精油成分の1つのメチルオイゲノールである。

5　×　生薬ケイヒの精油成分の1つのシンナムアルデヒドである。

Ans.　3

▌Point▌

　　小青竜湯の構成生薬とドーピングに関連する成分を理解しているかがポイントである。小青竜
湯の構成生薬は、マオウ、シャクヤク、カンキョウ、カンゾウ、ケイヒ、サイシン、ゴミシ、ハ
ンゲである。一方、マオウやホミカを含まない漢方薬はドーピング違反とならないわけではなく、
すべての生薬の成分が明確にわかっていないため、現在、すべての漢方薬は使用禁止である。

問 215（実務）

　　処方された薬剤のうち、アンチ・ドーピングの観点から、処方変更を医師に提案すべき薬剤は
どれか。1つ選べ。

1　フェキソフェナジン塩酸塩錠

2　ベタメタゾン錠

3　フルチカゾンフランカルボン酸エステル点鼻液

4　フルオロメトロン点眼液

5　エピナスチン塩酸塩点眼液

▌Approach▌　アンチ・ドーピングにおける禁止物質に関する問題

▌Explanation▌

1　×　フェキソフェナジン塩酸塩錠は、アレルギー性疾患治療剤であり、アンチ・ドーピング
　　国際基準における禁止物質に含まれない。

2　○　ベタメタゾン錠は、合成副腎皮質ホルモン剤であり、アンチ・ドーピング国際基準にお
　　ける禁止物質の糖質コルチコイドに相当する。

3　×　フルチカゾンフランカルボン酸エステル点鼻液は、定量噴霧式アレルギー性鼻炎治療剤
　　である。フルチカゾンフランカルボン酸エステルは、ステロイド骨格を有するグルココル
　　チコイド受容体アゴニストであるが、アンチ・ドーピング国際基準では、糖質コルチコイ
　　ドのうち、経口・静脈内・筋肉内または経直腸使用のみが禁止されている。

4　×　選択肢3の解説を参照。フルオロメトロン点眼液は、合成副腎皮質ステロイド水性懸濁
　　点眼剤である。

5　×　エピナスチン塩酸塩点眼液は、抗アレルギー点眼剤であり、アンチ・ドーピング国際基
　　準における禁止物質に含まれない。

Ans.　2

▌Point▌

〈**アンチ・ドーピングにおける禁止物質**（世界アンチ・ドーピング規程 2019 年版）〉

　　世界アンチ・ドーピング機関が定めた 2019 年版規程における禁止表国際基準には、以下の物
質がリストされている。

●**常に禁止される物質**：S0. 無承認物質、S1. 蛋白同化薬、S2. ペプチドホルモン等、S3. β_2 作動薬、
S4. ホルモン調節薬及び代謝調節薬、S5. 利尿薬及び隠蔽薬

●**競技会に禁止される物質**：S6. 興奮薬、S7. 麻薬、S8. カンナビノイド、S9. 糖質コルチコイド

問216-217　68歳男性。2週間前から労作時呼吸困難が出現し、増悪傾向のため医療機関を受診した。心房細動、左室駆出率（LVEF）の低下した心不全と診断され、酸素投与も必要なため入院加療となった。その後、軽快し、以下の処方で治療されている。

（処方）

アピキサバン錠2.5 mg	1回1錠（1日2錠）
	1日2回　朝夕食後　7日分
ビソプロロールテープ4 mg	1回1枚（1日1枚）
	1日1回　朝　7日分
	胸部、上腕部又は背部に貼付（全7枚）

身体所見・検査値

心エコー心嚢液なし、右心不全所見なし、LVEF 45%、CCr 23 mL/min、ヘマトクリット値32.9%、血清アルブミン3.3 g/dL、血清クレアチニン2.25 mg/dL、Na 139 mq/L、K 4.4 mq/L、BNP 452.7 pg/mL、心拍数120回/分、血圧150/90 mmHg

上記の検査値を確認し、心拍数の調節が不十分なため、心拍数の調節を目的として薬剤Aが追加された。

問216（実務）

薬剤Aとして最も適切なのはどれか。1つ選べ。

1　フロセミド錠
2　トルバプタン錠
3　アミオダロン塩酸塩錠
4　シベンゾリンコハク酸塩錠
5　ソタロール塩酸塩錠

■Approach■　心不全を伴う心房細動の薬物治療に関する問題

■Explanation■

1　×　フロセミド錠は利尿降圧剤であり、心拍数の調節作用は示さない。
2　×　トルバプタン錠はバソプレシンV_2受容体拮抗剤であり、心拍数の調節作用は示さない。
3　○　アミオダロン塩酸塩錠は、不整脈治療剤である。心拍抑制作用があり、心不全又は肥大型心筋症に伴う心房細動に適応がある。
4　×　シベンゾリンコハク酸塩錠は不整脈治療剤であるが、うっ血性心不全患者には禁忌である。
5　×　ソタロール塩酸塩錠は、不整脈治療剤である。ただし、うっ血性心不全患者には慎重投与であり、重度のうっ血性心不全患者には禁忌である。

Ans.　3

■Point■

〈心不全を伴う心房細動（AF）における心拍数の調節〉

　AFにおける心拍数の調節には、β受容体遮断薬やベラパミル、ジルチアゼムなどのカルシウム拮抗薬が使用される。しかし、いずれも陰性変力作用があるため、ビソプロロール、カルベジロール以外のβ受容体遮断薬は心不全には禁忌であり、ベラパミルとジルチアゼムも重篤なうっ血性心不全には使用できない。心不全を伴うAFには、ジゴキシンあるいはアミオダロンの使用を検討する。

問 217（物理・化学・生物）

　下図は薬剤 A の投与前と投与後の心電図（Ⅱ誘導）を示している。この変化が起こる理由として適切なのはどれか。**2 つ**選べ。

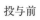
投与前

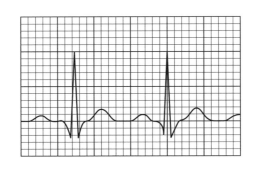

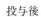
投与後

0.5 mV

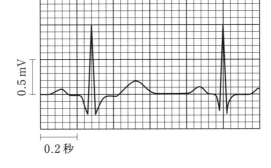

0.2秒

1　心室筋細胞からの Na$^+$ 流出の直接的抑制
2　心室筋細胞からの K$^+$ 流出の直接的抑制
3　心室筋細胞の活動電位持続時間の延長
4　洞房結節の脱分極の直接的促進
5　不応期の短縮

▌Approach▌　心電所見の変化から抗不整脈薬の作用機序を推論する実践的問題

▌Explanation▌

　薬剤 A 投与後の心電所見の主な変化は以下の通りである。心筋の再分極過程はカリウムチャネルからのカリウム流出によるので、1 の記述は誤り、2 は正しい。

1　×　QT 延長が認められる。QRS 部分については幅（時間）電位変化量ともに変化がないが、ST segment 幅、T 波の幅の増大が認められ、これが QT 延長の主要な要因である。なお、ST segment 部分に傾きは見られず、T 波の電位変化量にも異常は認められない。

2　○　T 波の終わりから、次の P 波の始まりまでの時間が延長している。なお、静止状態の電位に異常は見られない。総じて Q–Q 間隔の延長が認められ、徐脈化が推定される。このような所見変化から、再分極過程の遅延、及び活動電位持続時間（APD：action potential duration）延長が推定できる。

3　○　心電所見からも明らかなように、再分極過程の遅延はそのまま APD 延長につながるため、正しい。

4　×　心電所見において、P波の形状、時間、P-Q間隔等に変化は見られないため、洞房結節脱分極過程には変化がないものと考えられる。

5　×　再分極過程の遅延とは、心筋細胞において高電位を持続している時間が長いということであり、心筋が一定以上の高電位状態にあるとき、新たな刺激に応答するのは難しいといういわゆる不応期も延長する。

Ans.　2、3

■Point■

　　心電所見から、脱分極過程には変化がなく、再分極過程に遅延が生じていることを読み取れるのが第1のキーポイントである。再分極過程はK^+チャネルからのK^+イオンの流出によるものであることが理解できていることが次のキーポイント。脱分極過程の変化は必ずしもAPDや不応期に一様な変化をもたらすものではないが、再分極過程の変化はそのままAPDや不応期にその変化が反映されることを理論的に推定できることが第3のキーポイントとなる。

　　Vaughan Williams分類における第Ⅲ群K^+チャネル遮断を主作用とする抗不整脈薬は心筋収縮力を抑制しない利点があり、特にアミオダロンでは心機能低下状態での心収縮力改善作用が認められ、また、アドレナリンβ受容体遮断作用を有するため、QT時間延長に伴う多形性心室頻拍（torsade de pointes：TdP）の合併率が低いことが知られ、重大な副作用はあるものの、その対処も含めて左心駆出率低下を伴う心不全への適応などが工夫されている。

問 218-219　65歳男性。非小細胞肺がん（非扁平上皮がん）と診断され、切除術を受けた。2年後に再発が確認されたため、治療方針を検討することになった。患者の状態は、ステージⅣ、ECOG PS 3^(注)である。

（注）ECOG PS（Eastern Cooperative Oncology Group performance status）3：身の回りのことはある程度できるが、しばしば介助が必要で、日中の50％以上は就床している状態。

問 218（実務）

　患者の状態を考慮し、ゲフィチニブ単剤投与を検討している。投与の決定にあたり、考慮すべき患者情報として優先度が最も低いのはどれか。1つ選べ。

1　年齢
2　EGFR 遺伝子変異
3　間質性肺炎の既往
4　再発非小細胞肺がん
5　ECOG PS 3

■Approach■　代表的な分子標的治療薬であるゲフィチニブの適応に関する問題

■Explanation■

1　○　ゲフィチニブ錠は、上皮成長因子受容体（EGFR）遺伝子変異陽性の手術不能または再発非小細胞肺がんに対する分子標的治療薬であり、患者の年齢は投与条件ではない。ただし、高齢者では生理機能が低下していることが多いので、患者の状態を観察しながら慎重に投与する。

2　×　選択肢1の解説を参照。EGFR 遺伝子変異は、投与条件である。

3　×　ゲフィチニブ錠は、間質性肺炎等の重篤な副作用が現れることがあるため、警告が出されている。間質性肺炎の既往歴の有無は、必須の確認事項である。

4　×　選択肢1の解説を参照。

5　×　ECOG PS の値は、Ⅳ期非小細胞肺がんの治療方法の選択条件に含まれている（肺癌診療ガイドライン 日本肺癌学会）。原則として、ECOG PS ≧ 3 の場合、化学療法は勧められない。

Ans.　1

■Point■

〈performance status（PS）〉

　PS は、患者の全身状態の指標の1つで、日常生活の制限の程度を表す。がん治療における全身状態の評価に用いられ、PS3 の場合は、基本的に化学療法の適応にならないとされている。

ECOG PS

スコア	定義
0	全く問題なく活動できる。発病前と同じ日常生活が制限なく行える。
1	肉体的に激しい活動は制限されるが、歩行可能で、軽作業や座っての作業は行うことができる。
2	歩行可能で自分の身の周りのことはすべて可能だが作業はできない。日中の50％以上はベッド外で過ごす。
3	限られた身の周りのことしかできない。日中の50％以上をベッドか椅子で過ごす。
4	全く動けない。自分の身の周りのことは全くできない。完全にベッドか椅子で過ごす。

問 219（物理・化学・生物）

前問で検討している薬物に関する記述のうち、正しいのはどれか。**2つ**選べ。

1 EGFR のチロシンキナーゼを特異的に阻害し、細胞内シグナル伝達を抑制する。
2 高分子型分子標的薬である。
3 がん細胞が分泌する増殖因子に結合して、その分解を促進する。
4 標的タンパク質のアミノ酸配列の違いにより有効性が異なる場合がある。
5 がん細胞中の変異した遺伝子に結合して、その遺伝子を切断する制限酵素としての働きをもつ。

▌ Approach ▌ ゲフィチニブに関する問題

▌ Explanation ▌

1 ○ ゲフィチニブは、EGFRチロシンキナーゼのATP結合部位にATPと競合的に結合することで、EGFR の自己リン酸化を阻害してシグナル伝達を抑制する。

2 × ゲフィチニブは分子標的薬であるが、分子量は約 450、$C_{22}H_{24}ClFN_4O_3$ の化学式で示される化合物であり、高分子型の薬ではない。高分子型分子標的薬としてはモノクローナル抗体製剤の分子標的薬が当てはまる。

3 × ゲフィチニブの作用機序は選択肢 1 の解説に説明した通りであり、増殖因子に結合してその分解を促進するわけではない。

4 ○ 腫瘍細胞の *EGFR* 遺伝子が特殊な型の変異を伴っている場合に、特に腫瘍縮小効果を示す。ゲフィチニブは 10 〜 20％の患者に効果を示すこと、東洋人女性の腺がんに奏効することが知られている。

5 × ゲフィチニブには制限酵素としての働きはない。

Ans. 1、4

▌ Point ▌

非小細胞肺がん治療の第一選択は外科的治療である。再発例や外科的治療が困難な場合には、化学療法や放射線療法の併用法が用いられている。

ゲフィチニブ（イレッサ）は使用当初、急性肺障害、間質性肺炎など重篤な副作用を起こしたため緊急安全性情報が出されたが、その一方で劇的に奏効する症例も認められた経緯がある。現在では、非小細胞肺がんの特異性の高い分子標的薬として用いられている。また近年、免疫チェックポイント阻害剤の分子標的治療薬としてニボルマブ（オプジーボ）も用いられる。これは抗ヒト PD-1モノクローナル抗体製剤であり、T 細胞表面の PD-1 とがん細胞の PD-L1、PD-L2 との結合を阻害し、T 細胞の増殖、活性化を促して腫瘍増殖を抑制する。

問 220-221　65歳女性。体重 50 kg。数日前より左腰背部痛、悪寒を訴え、近医を受診した。精査の結果、腎結石と診断され、入院し経尿道的腎尿管結石砕石術（fTUL）が施行された。術後、翌朝に収縮期血圧約 70 mmHg への低下を認めた。敗血症性ショック、播種性血管内凝固症候群（DIC）と診断され、ICU へ転棟した。ICU 入室後、ドパミン、ノルアドレナリン、バソプレシンが持続微量点滴にて投与され循環動態は安定、尿量も保たれた。抗菌薬はドリペネムとし、DIC に対する以下の処方案について医師が ICU 担当の薬剤師に意見を求めた。

処方案　持続微量点滴

トロンボモデュリン アルファ（遺伝子組換え）点滴静注用（12,800 U/1 本）1.5 本

生理食塩水 100 mL

　　1日1回　24 時間かけて投与　3 日連日投与

備考　通常、成人には、トロンボモデュリン アルファとして1日1回　380 U/kg

問 220（実務）

医師に対する、ICU 担当の薬剤師の回答として適切なのはどれか。**2つ**選べ。

1　出血所見がない場合、使用できない。
2　過量投与による副作用発現に備えて中和剤を準備しておく。
3　腎機能低下を考慮して、適宜減量して使用する。
4　ヒト血液由来の特定生物由来製品であるため、患者家族に感染リスクを説明する。
5　点滴静注は約 30 分かけて行う。

▌Approach▌　代表的な血液凝固阻止剤に関する問題

▌Explanation▌

1　×　トロンボモデュリンは、生体内のトロンビンを介した血液凝固調節を担う抗凝固因子であり、消化管出血等の所見がある場合は使用できない。
2　×　トロンボモデュリン アルファを過量投与した場合は、その後の投与を中止し、出血、凝固能の変動に注意する。トロンボモデュリン アルファの抗凝固作用を中和する薬剤はない。
3　○　トロンボモデュリン アルファは、主として腎臓から排泄されるため、腎機能の低下している患者に投与する場合は減量などの対応が必要である。
4　×　トロンボモデュリン アルファは、ヒト血液由来の特別生物由来製品ではなく、遺伝子工学的に製剤化された生物由来製品である。
5　○　通常、成人はトロンボモデュリン アルファとして、1日1回 380 U/kg を約 30 分かけて点滴静注する。

Ans.　3、5

▌Point▌

〈トロンボモデュリン アルファの特徴〉

トロンボモデュリン アルファは、汎発性血管内血液凝固症（DIC）を効能・効果とする遺伝子組換えヒトトロンボモジュリン製剤である。トロンビンのプロテイン C 活性化を促進し、生成した活性化プロテイン C が Va および Ⅷa を不活化することにより、トロンビンの生成を阻害する。1日1回、30 分の点滴静注投与で効果を発揮する。

問 221 （物理・化学・生物）

　医師より、患者に用いるトロンボモデュリン アルファ（遺伝子組換え）について、天然のトロンボモデュリンとの違いを知りたいとの問合せがあった。文献を探したところ、天然のトロンボモデュリンの模式図を見つけた（下図）。天然のトロンボモデュリンの領域 A 〜 C のうち、トロンボモデュリン アルファ（遺伝子組換え）に相当する領域として正しいのはどれか。1 つ選べ。

1　領域 A
2　領域 B
3　領域 C
4　領域 A 〜 B
5　領域 B 〜 C
6　領域 A 〜 C

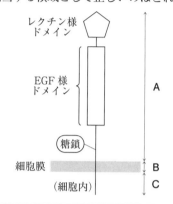

■ **Approach** ■　遺伝子組換え製剤の利点を天然物との構造比較で推論する実践的問題

■ **Explanation** ■

　トロンボモデュリン（thrombomodulin）は、血管内皮細胞膜表面に発現する糖タンパク質で、主としてトロンビンとの結合を介して血液凝固反応を抑制する生体因子である。

〈トロンボモデュリンの構造と活性〉

　トロンボモデュリンは構造上、大きくは、①膜外露出部　②膜貫通部　③細胞内部に分けられ、生理活性に関係するのは①の膜外露出部であり、細胞内部に位置するドメインには細胞内情報伝達に関与するアミノ酸配列は見当たらない。

　膜外露出部は N 末端から C 型レクチン様ドメイン（C-type lectinlike domain）、epidermal growth factor 様ドメイン（EGF-like domain）、Se/Thr-リッチドメイン（serin/threonine-rich domain）の 3 つに分けられる。レクチン様ドメインは細胞の接着に関与し、抗炎症作用に関連するとされる。EGF 様ドメインは EGF 様アミノ酸配列の繰り返しを 6 つ含み、第 5 番目 EGF 様ドメインが直接トロンビンと結合し、第 4 番目の EGF 様ドメインは Ca^{2+} を介してプロテイン C と結合する。

〈医薬品としてのトロンボモデュリンに必要な特性と遺伝子組換え製剤（TMα）〉

　血管内皮細胞の膜タンパク質であるトロンボモデュリンの効果は、血管内皮細胞に近接する血液にしか発揮されない。血管内皮細胞の破壊によって遊離するトロンボモデュリンもあるが、分子量もまちまちで定性的にも定量的にも信頼性に欠ける。したがって、遊離型で完全なトロンボモデュリン活性を持つ製剤が期待されることとなった。先述の通り、トロンボモデュリンの生理活性は膜外露出部に集中しており、かつ細胞内部に位置するドメインは細胞内情報伝達系に関与しないことがわかっているため、遺伝子組換え技術によってヒトトロンボモデュリンの 1-498 番目のアミノ酸残基をコードする cDNA の発現により、チャイニーズハムスター卵巣細胞（CHO 細胞）で膜外露出部に相当する 498 個のアミノ酸残基からなる糖タンパク質：トロンボモデュリン アルファ（TMα）が産生され、製剤化された。

　以上より、トロンボモデュリンα（遺伝子組換え）に相当する部分は、天然物トロンボモデュリンの構造のうち、膜外露出部である、領域 A である。

Ans.　1

■Point■

　　天然のトロンボモデュリンでは、目的とする生理活性は膜外露出部に集中しており、細胞質内部の部分は情報伝達を含めてほぼ活性に関係しないことの知識が必須である。

問 222-223　72歳男性。A病院の泌尿器科及びB病院の循環器科を受診している。A病院において、侵襲危険度の高い経尿道的膀胱腫瘍切除術（TURBT）実施のため、泌尿器科医師から、現在服用中の薬を確認し、術前中止薬の有無を調査するよう、A病院の入退院支援センター担当の薬剤師に依頼があった。患者が持参したお薬手帳の内容、患者へのインタビューなどから、患者の服用薬が判明した。

患者の服用薬

A病院　泌尿器科
　　シロドシン口腔内崩壊錠 4 mg　　　　　　　　　1回1錠（1日2錠）
　　ファモチジン口腔内崩壊錠 20 mg　　　　　　　 1回1錠（1日2錠）
　　　　　　　　　　　　　　　　　　　　　　　　　1日2回　朝夕食後

B病院　循環器科
　　ニフェジピン徐放錠 20 mg　　　　　　　　　　 1回1錠（1日1錠）
　　オルメサルタンメドキソミル口腔内崩壊錠 20 mg　1回1錠（1日1錠）
　　リバーロキサバン錠 10 mg　　　　　　　　　　 1回1錠（1日1錠）
　　　　　　　　　　　　　　　　　　　　　　　　　1日1回　朝食後

問 222（実務）

　　患者は、手術の前日に入院することが決まった。入退院支援センター担当薬剤師の対応として、適切なのはどれか。**2つ**選べ。

1　薬剤師の判断により、入院前日の朝から全ての薬剤を服用中止するように患者に指示した。
2　泌尿器科医師に、ファモチジンをラベプラゾールナトリウムに変更するように提案した。
3　リバーロキサバンの服用を中止する必要があることを泌尿器科医師に事前に説明した。
4　B病院の循環器科医師にオルメサルタンメドキソミル口腔内崩壊錠の休薬の可否を確認し、泌尿器科医師に内容を伝達した。
5　泌尿器科医師にシロドシンの服用中止を提案した。

■Approach■　術前に服用を中止すべき薬剤に関する問題

■Explanation■

1　×　医師の判断を得ずに薬剤師が処方薬の服用中止を指示することはできない。
2　×　ファモチジンをラベプラゾールナトリウムに変更すべき特別な理由はみられない。
3　○　リバーロキサバンは、選択的直接作用型Ｘａ因子阻害薬である。リバーロキサバン錠を服用した患者に手術を行う場合、投与後24時間以上経過後に行うことが望ましいとされている。
4　○　オルメサルタンは、アンジオテンシンⅡ受容体拮抗薬（ARB）である。ARBは、術前24時間は投与しないことが望ましいとされている（Point参照）。
5　×　シロドシンは、前立腺肥大症に伴う排尿障害改善薬である。手術を行う場合に、シロドシン口腔内崩壊錠の服用を中止すべき特別な理由はみられない。

Ans.　3、4

■ Point ■

〈ARB 投与患者における術前の対応〉

　ARB 投与中の患者は、麻酔および手術中にレニン-アンジオテンシン系の抑制作用による高度な血圧低下を起こす可能性があるため、手術前 24 時間は ARB を投与しないことが望ましい。対象となる ARB には、ロサルタンカリウム、カンデサルタン シレキセチル、バルサルタン、テルミサルタン、オルメサルタンメドキソミル、イルベサルタン、アジルサルタンがある。

　また、アンジオテンシン変換酵素阻害薬も同様の理由により、手術前 24 時間は投与しないことが望ましいとされている。

問 223（物理・化学・生物）

　処方されている抗血栓薬を服用した患者にみられる血液凝固・線溶系の変化として適切なのはどれか。**2 つ選べ。**

1　組織トロンボプラスチンの生成が抑制されている。
2　トロンビンの生成が抑制されている。
3　プロトロンビンの生成が抑制されている。
4　フィブリンの生成が抑制されている。
5　プラスミンの生成が促進されている。

■ Approach ■　抗血栓薬のうち、抗凝固作用を有する医薬品の効果に関する実践的問題

■ Explanation ■

　問題の処方にある抗血栓薬はリバーロキサバン錠 10 mg で、その本態は直接第 Xa 因子阻害薬である。

1　×　血液凝固反応カスケードにおいて、組織トロンボプラスチン（血液凝固第Ⅲ因子）は第 X 因子よりも上流にあるので、直接第 Xa 因子阻害によってその生成が阻害されるとは考えられない。

2　○　第 Xa 因子は、そのプロテアーゼ活性によってプロトロンビンを活性体であるトロンビンに換える。したがって第 Xa 因子が阻害されればトロンビン生成は低下する。

3　×　プロトロンビンは主に肝臓で生合成される血液凝固因子（第Ⅱ因子、トロンビン前駆体）であり、その生合成に第 Xa 因子は関係しない。

4　○　トロンビンは、プロテアーゼ活性によってフィブリノーゲン（第Ⅰ因子）をフィブリン（モノマー）に換える。第 Xa 因子が阻害されれば、トロンビン活性が低下し、結果としてフィブリン生成が阻害される。

5　×　線溶系の因子であるプラスミンは、前駆体であるプラスミノーゲンからプラスミノーゲンアクチベータの作用を受けて生成する。第 Xa 因子はプラスミン生成には関係しない。

Ans.　2、4

■ Point ■

　血液凝固反応は、血管内皮細胞の損傷剥離（コラーゲン露出）を起点とする内因系、組織損傷による組織トロンボプラスチン（第Ⅲ因子）流出を起点とする外因系に大別されるが、いずれの系をたどったとしても、第 X 因子の活性化＝第 Xa 因子生成に収束していくので、一般にこれ以降の血液凝固反応系を共通系ということが多い。第 Xa 因子阻害によれば、結局フィブリンモノマーの生成と重合が阻害されるため、血液凝固反応が抑制される。第 Xa 因子阻害作用はヘパリンのようなアンチトロンビンを介する間接的なものではなく、第 Xa 因子選択性が高い。したがって、各組織における各血液凝固因子の生成系に影響を与える可能性は極めて低い。

問 224-225　62歳男性。肺炎感染症の治療のため、スルバクタムナトリウム・アンピシリンナトリウムの点滴投与が開始された。肺炎は改善されたが、投与5日目から、腹痛、頻回の水様性の下痢、発熱、白血球数及び CRP 値の上昇が認められた。直腸内視鏡検査を行ったところ、多発する黄白色の偽膜、浮腫やびらんが認められ、偽膜性大腸炎と診断された。このため、スルバクタムナトリウム・アンピシリンナトリウムの点滴投与を中止し、抗菌薬の変更についてカンファレンスが開かれた。

問 224（物理・化学・生物）

この患者で新たに発症した腸疾患とその原因菌に関する説明のうち、誤っているのはどれか。1つ選べ。

1　原因菌は、腸内において常在細菌叢を形成している。
2　原因菌は、経口感染する。
3　原因菌は、空気中で生存できない芽胞非形成菌である。
4　発症には、肺炎感染症の治療薬の投与による菌交代現象が関与する。
5　症状は、原因菌が産生する外毒素により起こる。

▌Approach▐　偽膜性大腸炎の原因菌に関する問題

▌Explanation▐

偽膜性大腸炎の原因菌は、クロストリディオイデス・ディフィシル※（*Clostridioides difficile*）で、嫌気性の芽胞形成桿菌である。毒素産生株はトキシン A およびトキシン B の2種類の毒素を産生するが、なかには毒素非産生株も存在する。ヒトの消化管に生息しており、成人の糞便からは無症状でも7～14%分離されるという報告がある。毒素産生の *C.difficile* の保菌者が抗菌薬の投与によって腸内の固有細菌叢が乱れ、*C. difficile* の異常増殖により（菌交代現象）、下痢や偽膜性大腸炎を起こす。

※　以前はクロストリジウム・ディフィシル（*Clostridium difficile*）と呼ばれていたが、2016 年に変更された。

Ans.　3

▌Point▐

クロストリディオイデス・ディフィシルによる感染症は CDI（C. difficile infection）と略され、院内感染症の1つとして重要である。薬剤師国家試験では菌交代現象や偽膜性大腸炎の問題は度々出題されているので、必ず覚えておこう。

> **問 225（実務）**
>
> このカンファレンスにおいて、薬剤師が提案する抗菌剤として適切なのはどれか。**2つ**選べ。
> 1 セフジニルカプセル
> 2 クラブラン酸カリウム・アモキシシリン水和物配合錠
> 3 メトロニダゾール錠
> 4 バンコマイシン塩酸塩散
> 5 レボフロキサシン水和物錠

▌Approach▐ 偽膜性大腸炎の治療薬に関する問題

▌Explanation▐

1 × セフジニルカプセルは、経口用セフェム系製剤であり、偽膜性大腸炎には適応がない。

2 × クラブラン酸カリウム・アモキシシリン水和物配合錠は、β−ラクタマーゼ阻害薬と経口ペニシリン薬からなる複合抗生物質製剤であり、偽膜性大腸炎には適応がない。

3 ○ メトロニダゾール錠は、嫌気性菌感染症治療薬であり、偽膜性大腸炎に適応がある。

4 ○ バンコマイシン塩酸塩散は、グリコペプチド系抗生物質であり、偽膜性大腸炎に適応がある。

5 × レボフロキサシン水和物錠は、キノロン系広範囲経口抗菌薬であり、偽膜性大腸炎には適応がない。

Ans. 3、4

▌Point▐

〈偽膜性大腸炎治療薬〉

偽膜性大腸炎の原因であるクロストリジウム・ディフィシル感染症に有効な薬物として、バンコマイシン塩酸塩とメトロニダゾールがある。バンコマイシン塩酸塩はグリコペプチド系抗生物質であり、メチシリン耐性黄色ブドウ球菌（MRSA）感染症にも使用される。バンコマイシン塩酸塩散は、MRSA感染およびクロストリジウム・ディフィシル感染性腸炎に適応があるが、注射用バンコマイシン塩酸塩にはクロストリジウム・ディフィシル感染性腸炎の適応はない。一方、抗トリコモナス剤のメトロニダゾールは、錠剤、注射剤ともにクロストリジウム・ディフィシル感染性腸炎に適応がある。

問 226-227　62歳女性。身長 156 cm、体重 54 kg。慢性腎不全、2 型糖尿病、高血圧症で外来治療中。骨粗しょう症はない。今回、慢性腎不全の病状が進行し、入院加療することになった。入院時の持参薬と検査値は以下の通りであった。

持参薬：アムロジピンベシル酸塩錠 5 mg、フロセミド錠 20 mg、リナグリプチン錠 5 mg、ボグリボース錠 0.2 mg、ポリスチレンスルホン酸カルシウム 20％ゼリー 25 g、球形吸着炭細粒 2 g/ 包

検査値：Na 140 mEq/L、K 5.2 mEq/L、Cl 108 mEq/L、P 5.9 mg/dL、補正 Ca 7.5 mg/dL、血清アルブミン 3.7 g/dL、AST 24 IU/L、ALT 26 IU/L、BUN 50.5 mg/dL、血清クレアチニン 1.8 mg/dL、eGFR 23 mL/min/1.73 m^2、intact-PTH 210 pg/mL（標準値：10 ～ 65 pg/mL）

問 226（実務）

医師は検査値を確認後、持参薬は継続服用とし、さらに薬剤を追加処方した。追加された薬剤として適切なのはどれか。2つ選べ。

1　カルシトリオールカプセル
2　メナテトレノンカプセル
3　沈降炭酸カルシウム口腔内崩壊錠
4　アレンドロン酸ナトリウム水和物錠
5　シナカルセト塩酸塩錠

■ Approach ■　慢性腎不全の薬物治療に関する問題
■ Explanation ■

1　○　血清アルブミン値（基準値 3.7 ～ 5.5 g/dL）および補正カルシウム値から、慢性腎不全に伴う低カルシウム血症が認められるため、活性型ビタミン D$_3$ 製剤であるカルシトリオールカプセルの追加は適切である。
2　×　メナテトレノンカプセルはビタミン K$_2$ 製剤であり、骨粗しょう症あるいはビタミン K 欠乏による疾患の治療薬である。
3　○　血清リン値から、慢性腎不全に伴う高リン血症が認められるため、高リン血症治療剤である沈降炭酸カルシウム口腔内崩壊錠の追加は適切である。
4　×　アレンドロン酸ナトリウム水和物錠は、骨粗しょう症の治療薬である。
5　×　シナカルセト塩酸塩錠は、カルシウム受容体作動薬であり、維持透析下の二次性副甲状腺機能亢進症および副甲状腺癌等における高カルシウム血症の治療薬である。

Ans.　1、3

■ Point ■
〈血清カルシウム値〉

血清カルシウムの基準値は、8.5 ～ 10.2 mg/dL 程度である。カルシウムの代謝には副甲状腺ホルモン（PTH）やカルシトニンが密接に関与している。

血清カルシウム値	病態等
上昇	副甲状腺機能亢進、アジソン病、ビタミン D 過剰など
低下	副甲状腺機能低下、慢性腎不全、ビタミン D 欠乏など

問227（衛生）

　この患者の病態に関連するビタミンやミネラルに関する記述のうち、正しいのはどれか。**2つ**選べ。

1　カルシトリオールは、肝臓で25位が水酸化されて活性型に変換される。

2　ビタミンKは、骨のCa結合タンパク質であるオステオカルシンの遺伝子の転写を活性化する。

3　リン酸は、フィチン酸やシュウ酸とキレートを生成することにより、消化管での吸収が抑制される。

4　腎不全の進行によって腎臓での活性型ビタミンDの生成が低下すると、消化管からのカルシウム吸収が低下する。

5　この患者のintact-PTHの値から、血中カルシウム濃度を正常に維持しようとして副甲状腺機能亢進状態になっていることがわかる。

▌Approach▐　ビタミンとミネラルに関する問題

▌Explanation▐

1　×　カルシトリオールは、腎臓で25位が水酸化されて活性型に変換される。

2　×　ビタミンKはオステオカルシンの翻訳後修飾で活性部位のグルタミン酸をγ-カルボキシ化する反応の補酵素である。この反応で生じたγ-カルボキシグルタミン酸の2つのカルボキシ基が、カルシウムをキレートして反応に用いる。ビタミンKはオステオカルシンの他に、血液凝固因子のプロトロンビンなどにも同様に作用する。

3　×　カルシウムは、フィチン酸やシュウ酸とキレートを生成することにより、消化管での吸収が抑制される。

4　○　記述の通りである。

5　○　intact-PTH（壊れる前のパラトルモン）の値が標準値より高いことから、副甲状腺（parathyroid gland）の機能が亢進していると考えられる。

Ans.　4、5

▌Point▐

　腎機能の低下した患者では、ビタミンD活性が低下するのと同時に、副甲状腺の機能が亢進する。カルシウムを多く含む食品は同時にリンも多く含むため、食品からのカルシウム摂取を増やせば、同時にリンの摂取も増えてしまう。このため、腎機能の低下した患者は、食品からのカルシウム摂取量を増やすよりも、炭酸カルシウムの製剤を服用するのがよい。

　また、腎機能の低下した患者は、ナトリウムに加えてカリウムも摂取を制限する必要がある。減塩食品の中には塩化ナトリウムの代わりに塩化カリウムを用いた製品もあり、注意が必要である。

問 228-229　小学生の男児がサッカークラブに加入した。母親は、これを機に自宅の救急箱を充実したいと考え、かかりつけの薬局を訪れた。男児は過去に栗きんとんや大量の甘栗を摂取した際に呼吸困難、全身にかゆみを伴うむくみとじん麻疹を経験したことがある。バナナ、アボカドを摂取しても同様の症状が現れたことがある。

問 228（実務）

　この男児に使用するものとして販売を避けることが適切なのはどれか。1つ選べ。ただし、（　）内は原材料を示す。

1　使い捨て手袋（ポリエチレン）
2　医療用指サック（100％天然ゴム）
3　伸縮包帯（ポリエステル、ポリウレタン）
4　白色ワセリン
5　眼帯（パッドストッパー部はポリ塩化ビニル、パッド部は不織布、脱脂綿 / ひも部は綿）

▋Approach▋　ラテックス・アレルギーに関する問題

▋Explanation▋

1　×　患者の症状の原因食物として、栗が疑われる。また、バナナ、アボカドなどの食物で同様の症状を経験していることから、患者はラテックス・フルーツ症候群であることが強く疑われる。バナナやアボカドには、天然ゴムに含まれるラテックスのタンパク質と類似した構造のタンパク質が含まれ、ラテックスと交叉抗原性を示すことが知られているが、ポリエチレンはラテックスと交叉抗原性を示さない。

2　○　選択肢 1 の解説を参照。

3　×　選択肢 1 の解説を参照。ポリエチレン、ポリウレタンは、ラテックスと交叉抗原性を示さない。

4　×　選択肢 1 の解説を参照。白色ワセリンに含まれるパラフィン等の炭化水素は、ラテックスと交叉抗原性を示さない。

5　×　選択肢 1 の解説を参照。眼帯を構成する塩化ビニル、不織布、綿は、ラテックスと交叉抗原性を示さない。

Ans.　2

▋Point▋

〈ラテックス・アレルギーと交叉抗原性〉

　ラテックスと交叉抗原性を認める食物として、アボカド、キウイフルーツ、栗、バナナ等が知られている。交叉抗原性は、天然ゴムに含まれるラテックスのタンパク質とバナナ等の食物に含まれるタンパク質の構造の類似によると考えられている。これらの食物によりアレルギー症状を呈するものをラテックス・フルーツ症候群と呼ぶ。

問 229（衛生）

　この男児への使用を避けることが適切な製品及び関連する食物アレルギーに関する記述のうち、正しいのはどれか。**2つ選べ。**

1　この製品の主成分と、栗やバナナに含まれる成分には、共通の構造をもつエピトープが存在する。

2　この製品の主成分から脱炭酸反応によって生じるヒスタミンが、アレルギーの原因である。

3　この製品をこの男児が使うと、Ⅰ型アレルギーが誘発される可能性がある。

4　栗やバナナは、重篤なアレルギー症状を引き起こす可能性があるため、これらを含む食品には特定原材料（7品目）として表示する義務がある。

5　食物アレルギーは、消化管機能が未熟な幼児期にのみ起こる。

■**Approach**■　食物アレルギーに関する問題

■**Explanation**■

1　○　ラテックスアレルギーの患者が栗、バナナ、アボカド、キウイフルーツなどの果物を食べたときに生じるアレルギーをラテックス・フルーツ症候群という。

2　×　選択肢の記述は、魚などの食品が腐敗して生じたヒスタミンに起因するアレルギー様食中毒である。前問の選択肢はいずれもヒスチジンを含まず、腐敗によってヒスタミンを生じることもないと考えられる。

3　○　食物アレルギーはⅠ型アレルギーである。他に、化粧品やアクセサリーで生じる接触皮膚炎はⅣ型アレルギーである。

4　×　表示を義務付けられている**特定原材料**は、乳、卵、小麦、そば、落花生、エビ、カニの7品目である。バナナは「特定原材料に準じるもの」として表示を推奨されているが、表示の義務はない。

5　×　食物アレルギーは幼児期に多く、成長するにつれて自然に緩解することが多いが、個人差が大きく、成人しても食物アレルギーを生じる例が多数ある。また、食物アレルギーと消化管機能の成熟との間に直接の因果関係があるかどうかは、まだ仮説の段階で、はっきりと確定されてはいない。

Ans.　1、3

■**Point**■

　果物アレルギーの患者の中に多数の果物にアレルギーがある人がいたり、アレルギー性鼻炎の患者の中に多数の花粉にアレルギーがある人がいたりするのは、身の周りのアレルギー患者を見てもよくあることだろう。抗原抗体反応は特異性が高いといえども、抗体に結合される部位（**エピトープ**）が同じ立体構造をしていれば、交差反応をすることがある。

　食物アレルギーは乳幼児期に多く、アトピー性皮膚炎やアレルギー性ぜん息は学童期に多く、アレルギー性鼻炎は成人期に多い傾向にあるが、この年代差を生じる原因は解明されていない。アレルギーは個人差が大きくて中には成人で食物アレルギーの重篤な人もいるので、臨床では成人だから食物アレルギーがないと思ってはいけない。

問 230-231 ジアゼパム錠を常用している 32 歳女性患者から主治医に、妊娠と薬の服用について相談があった。相談を受けた医師がジアゼパム錠の添付文書を確認したところ、次の記載があった。

妊婦、産婦、授乳婦等への投与
（1）妊婦（3 ヶ月以内）又は妊娠している可能性のある婦人には、治療上の有益性が危険性を上まわると判断される場合にのみ投与すること。妊娠中に本剤の投与を受けた患者の中に奇形を有する児等の障害児を出産した例が対照群と比較して有意に多いとの疫学的調査報告がある。

　医師は、この記載の下線部の根拠についてさらに詳細な情報を得るため、医薬品情報室の薬剤師に相談した。薬剤師は、妊娠中のベンゾジアゼピン系薬剤の服用と胎児の奇形発生の関係に関する論文を検索した。

問 230（衛生）
　薬剤師が検索した論文の 1 つに下表が掲載されていた。このデータから計算されるベンゾジアゼピン系薬剤の服用による奇形発生のオッズ比として最も近い値はどれか。1 つ選べ。

		奇形の発生（人）	
		あり	なし
ベンゾジアゼピン系薬剤の服用	あり	30	1,000
	なし	35	3,000
	計	65	4,000

1　0.4
2　1.8
3　2.6
4　3.4
5　34

▌Approach▌ 症例対照研究におけるオッズ比の算出に関する問題
▌Explanation▌

要因曝露と疾病発生の頻度の 4 分割表

要因	疾病	
	あり	なし
曝露	a	b
非曝露	c	d

		奇形の発生（人）	
		あり	なし
ベンゾジアゼピン系薬剤の服用	あり	30	1,000
	なし	35	3,000
	計	65	4,000

オッズ比 ＝ a/c ÷ b/d ＝ （a × d） / （b × c）

  ＝ （30 × 3,000） / （1,000 × 35）

  ＝ 2.57

  ≒ 2.6

Ans. 3

■Point■

　疫学データ解析における4分割表（2 × 2分割表）の数値から、オッズ比を求める計算方法の基本的な問題である。

問231（実務）

　薬剤師が医師に情報提供を行うため、さらに論文を検索した結果、下図を含む別の論文を見出した。この図に関する記述のうち、正しいのはどれか。**2つ**選べ。

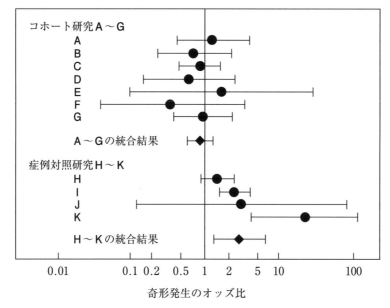

奇形発生のオッズ比

妊娠中のベンゾジアゼピン系薬剤の使用と奇形発生の関連

（コホート研究A〜Gは、症例対照研究H〜Kと比較するためにオッズ比を使用）

（出典：BMJ. 317：839-843, 1998）

1　この図のような解析をシステマティックレビューという。

2　この図はファンネルプロットとよばれる。

3　コホート研究A〜Gを統合した結果から、この薬剤を服用すると、奇形発生のリスクが統計学的に有意に低くなることがわかる。

4　この図のJの結果だけでは薬剤服用と奇形発生との関係について明確な結論を出すことができない。

5　症例対照研究H〜Kを統合した結果から、この薬剤を服用すると、奇形発生のリスクが統計学的に有意に高くなることがわかる。

■Approach■　メタアナリシスにおけるフォレストプロットに関する問題

▍Explanation ▍

1 × 図は、メタアナリシスの結果を図に表したもので、フォレストプロットと呼ばれる（Point 参照）。

2 × 選択肢1の解説を参照。ファンネルプロットは、縦軸に研究のサンプルサイズ、横軸に研究の効果（オッズ比など）をとり各研究の結果をプロットしたもので、公開バイアスの検討に使用される。

3 × コホート研究A〜Gの統合結果の95%信頼区間が1をまたいでいるので、有意差なしと判定される。

4 ○ 症例対照研究の統合結果の95%信頼区間は1をまたいでいないので、有意差ありと判定される。

5 ○ 選択肢4の解説を参照。

Ans. 4、5

▍Point ▍

〈フォレストプロット〉

　メタアナリシスにおけるフォレストプロットでは、複数の研究結果とそれらを統合した結果を視覚的に確認することができる。図中の●は、個々の研究の点推定値（オッズ比など）、横棒の長さは95%信頼区間を示す。また、●の大きさは、サンプルサイズを表す。◆は、メタアナリシスの統合結果を示し、一般に◆の横幅で統合結果の95%信頼区間を示すが、問231の図では、95%信頼区間を横棒で表している。アウトカムがオッズ比の場合、◆の95%信頼区間が1をまたいでいなければ有意差ありと判定する。

問 232-233　7歳男児。昨夜から40℃の発熱があり、小児科診療所でインフルエンザと診断され、下記の薬剤が処方された。2日前に両親もインフルエンザと診断され、高熱で寝込んでいるため、近所に住んでいる70歳の祖母が男児の処方箋を持って薬局を訪れた。祖母は1年前にインフルエンザの予防接種を受けており、現時点で発熱等の症状はない。
（処方）
　ザナミビル水和物吸入薬　　1回2ブリスター（1日4ブリスター）
　　　　　　　　　　　　　　1日2回　朝夕吸入　5日分

問 232（実務）
　薬剤師が、本剤の使用に際して祖母に行う説明として適切なのはどれか。**2つ選べ。**
1　吸入直後にうがいをしないと、舌にカンジダという菌が増えることがあります。
2　吸入が上手くいかない場合には、ブリスター内の薬を飲ませてください。
3　本剤は吸湿性が高いので、吸入器を操作してブリスターに穴をあけるのは、吸入する直前にしてください。
4　この薬剤を吸入し、平熱に戻った場合には、直ちに薬の使用を中止してください。
5　平熱に戻っても、しばらくはウイルスの感染力が残っているため、他人に感染させる可能性があります。

■ Approach ■　代表的なインフルエンザ治療薬に関する問題

■ Explanation ■
1　×　ステロイド吸入薬では、口腔内カンジダ症や嗄声の予防のため、吸入後はうがいをするように指導するが、ザナミビル水和物吸入薬は、A型またはB型インフルエンザウイルス感染症の治療およびその予防薬であり、吸入直後のうがいは必要ない。
2　×　ザナミビル水和物吸入薬は、専用吸入器を用いて口腔内への吸入投与にのみ使用する。ザナミビルは、消化管からの吸収率が極めて低く、経口投与しても効果は期待できない（生物学的利用率2〜3%）。
3　○　記述の通り。
4　×　インフルエンザ治療薬の効果により、平熱に戻ってすぐの時期はまだインフルエンザウイルスが残存している可能性がある。インフルエンザウイルスの耐性化を防ぐため、ザナミビルは指示通り5日間吸入する。
5　○　インフルエンザ感染症では、体温が平熱に戻ってすぐの時期にはインフルエンザウイルスの感染力が残っている可能性がある。

Ans.　3、5

■ Point ■
〈ザナミビル水和物吸入薬の適用上の注意〉
●添付の専用吸入器（ディスクヘラー）を用いて、口腔内への吸入投与にのみ使用する。
●ネブライザーもしくは機械式人工呼吸器には使用しない。
●患者または保護者にディスクヘラーおよび使用説明書を渡し、使用方法を指導する。
●小児に対しては、適切に吸入投与できると判断された場合にのみ投与する。
●ザナミビル水和物は吸湿性が高いので、ブリスターは吸入の直前に穴をあける。

生物・化学・物理

衛生

薬理

薬剤

病態・薬物 治療

法規・制度・倫理

実務

問 233（衛生）

　この祖母からインフルエンザの予防接種について薬剤師に質問があった。インフルエンザの予防接種に関する記述のうち、正しいのはどれか。**2つ選べ。**

1　祖母は1年前にインフルエンザの予防接種を受けているので、今年はインフルエンザの予防接種を受ける必要はない。

2　祖母は70歳なので、インフルエンザの定期予防接種の対象者となる。

3　祖母が、この後にインフルエンザの予防接種を受けて健康被害を生じた場合、予防接種健康被害救済制度による救済措置を受けることができる。

4　インフルエンザ HA ワクチンは生ワクチンなので、ワクチンの接種によりインフルエンザを発症することがある。

5　インフルエンザは B 類疾病なので、集団予防に重点がおかれている。

▌Approach▌　予防接種に関する問題

▌Explanation▌

1　×　インフルエンザの予防接種では永久免疫は得られないため、接種を勧奨する。

2　○　インフルエンザ HA ワクチンは任意接種であるが、65歳以上の者、および60歳以上65歳未満であって、心臓、腎臓もしくは呼吸器の機能またはヒト免疫不全ウイルスによる免疫の機能に障害を有する者については、定期接種の B 類疾病に指定されているので、祖母は定期予防接種の対象者である。

3　○　予防接種法の定期接種（A 類疾病、B 類疾病）に指定されている予防接種による健康被害については、予防接種健康被害救済制度による救済措置（医療費、障害年金、死亡一時金など）を受けることができる。一方、任意接種により健康被害が生じた場合は、医薬品副作用被害救済制度により救済を受けることができる。

4　×　インフルエンザ HA ワクチンは、不活化ワクチンである。

5　×　B 類疾病は主に個人予防に重点が置かれている。

Ans.　2、3

▌Point▌

　インフルエンザのワクチンの分類（不活化ワクチンであること）、予防接種法の定期接種の B 類疾病であること（高齢者）、一般には任意接種であること等、インフルエンザワクチンを整理しておくことが必要である。また、予防接種法に規定されている予防接種とそうでない予防接種（任意接種）の費用（公的補助または自己負担）、救済制度の違い、実施主体（定期予防接種の実施は市町村長）についても理解しておくことが必要である。

> **問 234-235** ある新人薬剤師が、性的接触を介して感染する感染症と診断された患者に処方された
> 薬剤の調剤を何例か経験したため、この感染症に関する情報を調べた。我が国において、この感
> 染症は異性間よりも同性間の性的接触による感染の方が多く、また、症状が進行した場合はニュー
> モシスチス肺炎やカンジダ症を合併することが分かった。

問 234（衛生）

我が国におけるこの感染症の男女別の発生動向を示した図はどれか。1つ選べ。

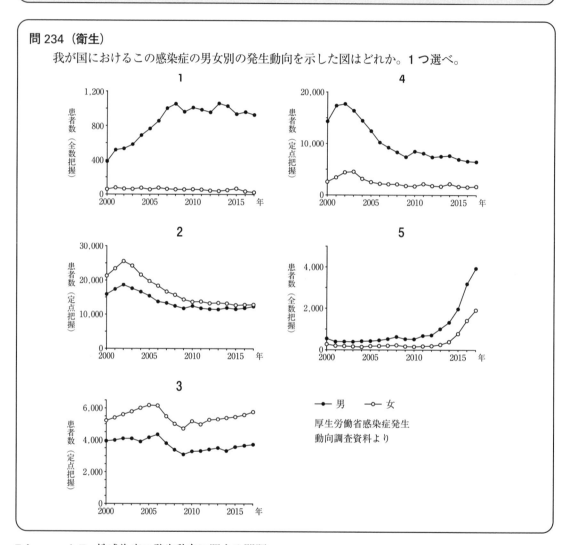

■Approach■　性感染症の発生動向に関する問題

■Explanation■

　　この性感染症は、異性間よりも同性間の性的接触による感染が多いニューモシスチス肺炎やカ
ンジダ症を合併するなどの特徴から、ヒト免疫不全ウイルス感染者（HIV 感染者）もしくは後天
性免疫不全症候群（AIDS）発症者だと考えられる。HIV 感染者の発生推移を示すのは 1 である
（五類感染症、全数把握疾患）。なお、2 は性器クラミジア感染症（五類感染症、定点把握疾患）、
3 は性器ヘルペスウイルス感染症（五類感染症、定点把握疾患）、4 は淋菌感染症（五類感染症、
定点把握疾患）、5 は梅毒（五類感染症、全数把握疾患）の発生推移である。

Ans. 1

■ Point ■

　この問題は、発生動向を知らなくても、感染症の特徴からヒト免疫不全ウイルス感染者（HIV感染者）もしくは後天性免疫不全症候群（AIDS）発症者だと考えられるが、主な性感染症の発生動向（年次推移）および年間の発生症例数を知っておく必要がある、また、梅毒およびAIDS（HIV）は全数把握数であるが、その他は定点把握数であることに注意する。

問 235（実務）

　この感染症の治療薬に含まれる成分として正しいのはどれか。1つ選べ。
1　バラシクロビル塩酸塩水和物
2　アジスロマイシン水和物
3　ミノサイクリン塩酸塩
4　エルビテグラビル
5　ソホスブビル

■ Approach ■　代表的な HIV 感染症治療薬に関する問題

■ Explanation ■

1　×　新人薬剤師が調査した感染症は、感染様式ならびに合併症から HIV 感染症である可能性が高い。バラシクロビル塩酸塩水和物は、単純ヘルペスウイルスおよび水痘・帯状疱疹ウイルス感染症治療薬であり、HIV 感染症の治療薬ではない。

2　×　選択肢1の解説を参照。アジスロマイシン水和物は、15員環マクロライド系抗生物質であり、HIV 感染症の治療薬ではない。

3　×　選択肢1の解説を参照。ミノサイクリン塩酸塩は、テトラサイクリン系抗生物質であり、HIV 感染症の治療薬ではない。

4　○　エルビテグラビルはインテグラーゼ阻害薬であり、コビシスタット、エムトリシタビンおよびテノホビル ジソプロキシル（アラフェナミド）フマル酸塩との4成分配合錠として、HIV 感染症の治療に使用される。

5　×　選択肢1の解説を参照。ソホスブビルは、C 型肝炎におけるウイルス血症の治療薬である。

Ans.　4

■ Point ■

〈エルビテグラビル配合剤〉

　エルビテグラビル配合剤は、インテグラーゼ阻害薬のエルビテグラビル、薬物動態学的増強因子（ブースター）のコビシスタット、ヌクレオシド系逆転写酵素阻害薬のエムトリシタビンおよびテノホビル ジソプロキシル（アラフェナミド）フマル酸塩の4成分を含有する。インテグラーゼ阻害薬であるエルビテグラビルは CYP3A 阻害薬のブースターであるコビシスタットと併用することにより、血漿中濃度が維持され1日1回投与にて抗ウイルス作用を示す。エルビテグラビル配合剤による治療では、患者の服薬回数および服薬錠数が軽減されている。

問 236-237　60歳男性。喫煙歴なし。極端な運動不足である。特定健康診査の案内が来ていたので、健診を受けることになった。後日、実施機関から健診結果及びこれに応じた生活習慣の改善に関する情報が届いたので、自宅近くの薬局を訪れ、薬剤師に相談した。健診結果は身長 165 cm、体重 81.7 kg、BMI 30、腹囲 100 cm、収縮期血圧 155 mmHg、拡張期血圧 95 mmHg、中性脂肪 220 mg/dL、HDL-C 35 mg/dL、空腹時血糖値 90 mg/dL、HbA1c 5.2%（NGSP 値）であった。

問 236（実務）

　この特定健康診査の結果から、この男性は特定保健指導の対象者となった。その原因となった検査項目として誤っているのはどれか。1つ選べ。

1　血圧
2　空腹時血糖値
3　腹囲
4　中性脂肪
5　HDL-C

■Approach■　特定健康診査に関する問題

■Explanation

1　×　特定健康診査では、収縮期血圧 130 mmHg 以上または拡張期血圧 85 mmHg 以上を血圧高めとするため、来局者の血圧（155/95 mmHg）は指導対象となる。

2　○　特定健康診査では、空腹時血糖 100 mg/dL 以上または HbA1c 5.6%以上を血糖値高めとするため、来局者の空腹時血糖値（90 mg/dL）は指導対象とならない。

3　×　特定健康診査では、男性の場合、腹囲 85 cm 以上を内臓脂肪型肥満とするため、来局者の腹囲（100 cm）は指導対象となる。

4　×　特定健康診査では、中性脂肪 150 mg/dL 以上または HDL コレステロール 40 mg/dL 未満を脂質異常とするため、来局者の中性脂肪（220 mg/dL）は指導対象となる。

5　×　選択肢 4 の解説を参照。来局者の HDL コレステロール（35 mg/dL）は指導対象となる。

Ans.　2

■Point■

〈特定健康診査〉

　特定健康診査の目的は、内臓脂肪症候群（メタボリックシンドローム）の予防と改善であり、診査の対象は 40 〜 74 歳のすべての被保険者・被扶養者である。メタボリックシンドロームの診断基準は、腹囲（内臓脂肪型蓄積・肥満）が基準以上であり、高血圧、高血糖、脂質異常の 3 つのうち 2 つに当てはまることである。内臓脂肪型肥満の基準は、腹囲が男性≧ 85 cm、女性≧ 90 cm、脂質異常の基準は、中性脂肪≧ 150 mg/dL または HDL コレステロール＜ 40 mg/dL、高血圧の基準は、収縮期血圧≧ 130 mmHg または拡張期血圧≧ 85 mmHg、高血糖の基準は、空腹時血糖≧ 100 mg/dL または HbA1c ≧ 5.6%である。

生物理・化学・

衛生

薬理

薬剤

病態・薬物
治療

法規・制度・
倫理

実務

問 237（衛生）

　特定健康診査の結果に基づき、この男性に対して行われる特定保健指導に関する記述のうち、正しいのはどれか。1つ選べ。

1　生活習慣の改善の意識付けを行うための「情報提供」の段階である。

2　生活習慣の改善に関する「動機付け支援」の段階である。

3　生活習慣の改善に関する「動機付け支援」に加え、糖尿病に対する栄養指導を受ける段階である。

4　早期に介入し、行動変容を促す「積極的支援」の段階である。

5　この男性への特定保健指導の階層化において、年齢を考慮する必要はない。

■ Approach ■　特定健康診査・特定保健指導に関する問題

■ Explanation ■

　この 60 歳男性は喫煙歴はないが、メタボリックシンドロームの必須項目（腹位 85 cm 以上）とその他の 3 つの項目（高血圧、脂質異常症、高血糖）のうち 2 つに該当しているため、メタボリックシンドロームと診断される。したがって、「積極的支援」の段階である。

Ans.　4

■ Point ■

特定保健指導対象者の選定と階層化（2018 年度から）

ステップ1　内臓脂肪蓄積に着目してリスクを判定

- 腹囲　男 ≧ 85 cm、女 ≧ 90 cm　　　　　　　　　→ (1)
- 腹囲　男 < 85 cm、女 < 90 cm　かつ　BMI ≧ 25　→ (2)

ステップ2

①血圧　ⓐ収縮期血圧 130 mmHg 以上 または ⓑ拡張期血圧 85 mmHg 以上

②脂質　ⓐ中性脂肪 150 mg/dL 以上 または ⓑ HDL コレステロール 40 mg/dL 未満

③血糖　ⓐ空腹時血糖（やむを得ない場合は随時血糖）100 mg/dL 以上 または ⓑ HbA1c（NGSP）の場合 5.6% 以上

④質問票　喫煙歴あり（①から③のリスクが 1 つ以上の場合のみカウント）

⑤質問票　①、②または③の治療に係る薬剤を服用している

ステップ3　ステップ1、2から保健指導対象者をグループ分け

(1) の場合　①～④のリスクのうち追加リスクが

　　　　2 以上の対象者は………積極的支援レベル

　　　　1 の対象者は……………動機づけ支援レベル

　　　　0 の対象者は……………情報提供レベル　とする。

(2) の場合　①～④のリスクのうち追加リスクが

　　　　3 以上の対象者は………積極的支援レベル

　　　　1 または 2 の対象者は…動機づけ支援レベル

　　　　0 の対象者は……………情報提供レベル　とする。

ステップ4

○服薬中の者については、医療保険者による特定保健指導の対象としない。

○前期高齢者（65 歳以上 75 歳未満）については、積極的支援の対象となった場合でも動機づけ支援とする。

腹囲	追加リスク		喫煙歴	対象	
	血糖・脂質・血圧			40 ～ 64 歳	65 ～ 74 歳
≧ 85cm（男性） ≧ 90cm（女性）	2つ以上該当			積極的支援	動機付け支援
	1つ該当		あり		
			なし		
上記以外で BMI ≧ 25	3つ該当			積極的支援	動機付け支援
	2つ該当		あり		
			なし		
	1つ該当				

問 238-239　62歳男性。進行性下行結腸がん手術後、テガフール・ウラシル配合剤を内服していた。その後、脾転移、腹膜播種が認められたため、FOLFIRI（ロイコボリン、5-FU、イリノテカン併用）＋セツキシマブ療法を行うことになった。化学療法実施に先立ち、以下の検査を行った。

KRAS 及び *NRAS* 遺伝子変異の有無	*UGT1A1* 遺伝子多型の有無
エクソン 2（コドン 12，13） エクソン 3（コドン 59，61） エクソン 4（コドン 117，146）	*UGT1A1*6* *UGT1A1*28*

その結果、①*KRAS* のエクソン 2（コドン 12，13）の変異のホモ接合型及び②*UGT1A1*28* のホモ接合型であった。

問 238（衛生）
この患者の遺伝子検査に関する記述のうち、正しいのはどれか。**2つ選べ。**
1　*RAS* 遺伝子はがん抑制遺伝子である。
2　*RAS* 遺伝子に①の変異があると、細胞増殖シグナルの不活性化が抑制される。
3　*RAS* 遺伝子産物はアポトーシスを誘導する。
4　*UGT1A1* 遺伝子に②の変異があると、*UGT1A1* 遺伝子産物の量が少なくなる。
5　*UGT1A1* 遺伝子に②の変異があると、イリノテカンが加水分解されにくくなる。

■ Approach ■　化学療法の効果に影響する遺伝子変異に関する問題

■ Explanation ■
1　×　*RAS* 遺伝子は、GTP 結合タンパク質をコードするがん遺伝子である。
2　○　RAS タンパク質は GTP と結合して活性化し、下流にシグナルを伝えた後、自身が持つGTPase 活性により不活化する。*KRAS* 遺伝子のエクソン 2（コドン 12、13）に変異があるとGTPase 活性が低下し、恒常的に活性化状態となり下流に細胞増殖シグナルを送り続ける。
3　×　RAS タンパク質は、細胞増殖シグナルを仲介し、アポトーシスを抑制する。
4　○　*UGT1A1*28* は、UGT1A1 プロモーター領域にある通常 6 回の TA 繰り返し配列が 7 回となっている遺伝子多型で、この遺伝子変異がある個体では UGT1A1 タンパク質の発現量が低下する。
5　×　UGT1A1 はイリノテカンの活性代謝物 SN-38 のグルクロン酸抱合を担う UDP-グルクロノシルトランスフェラーゼの分子種で、*UGT1A1*28* 変異により SN-38 の解毒代謝能が低下して副作用が生じる。イリノテカンを加水分解するのはカルボキシルエステラーゼである。

Ans.　2、4

■Point■

　抗がん薬の副作用が出やすいかどうかの遺伝子検査は、現段階（2020年2月）では*UGT1A1*のみである。一方、抗がん薬に対する感受性に関しては多くの遺伝子検査が実施されている。代表的なものを以下にまとめる。

がんの種類	遺伝子	変異による変化	薬剤	薬剤標的
悪性黒色腫	*BRAF*	恒常的活性化	ダブラフェニブ、ベブラフェニブ	BRAF
胃がん	*HER2*	過剰発現	トラスツズマブ	HER2
大腸がん	*KRAS*	恒常的活性化	セツキシマブ※1、パニツムマブ※1	EGFR
	BRAF			
肺がん	*EGFR*	恒常的活性化	ゲフィチニブ、エルロチニブ、アファチニブ	EGFR
	BRAF	恒常的活性化	ダブラフェニブ	BRAF
乳がん	*HER2*	過剰発現	トラスツズマブ	HER2
卵巣がん	*BRCA1/2*※2	機能低下	オラパリブ	PARP
慢性骨髄性白血病	*BCR－ABL*融合遺伝子	恒常的活性化	イマチニブ、ニロチニブ等	ABL

※1　遺伝子変異がない場合に使用、他は変異がある場合に使用する。

※2　がん抑制遺伝子。他はがん遺伝子。

問239（実務）

　遺伝子検査を実施する理由について、患者から質問があり、薬剤師が回答することになった。この遺伝子検査に関する記述のうち、正しいのはどれか。**2つ**選べ。

1　*RAS*遺伝子に①の変異があると、セツキシマブの有効性が低下する。

2　*RAS*遺伝子に①の変異があると、5－FUの有効性が向上する。

3　*RAS*遺伝子に①の変異があると、イリノテカンによる下痢が起こりやすくなる。

4　*UGT1A1*遺伝子に②の変異があると、5－FUによる骨髄抑制が起こりやすくなる。

5　*UGT1A1*遺伝子に②の変異があると、イリノテカンによる骨髄抑制が起こりやすくなる。

■Approach■　遺伝子多型が医薬品の効果・副作用へ及ぼす影響に関する問題

■Explanation■

1　○　セツキシマブ（遺伝子組換え）製剤は、抗ヒト上皮細胞増殖因子受容体（EGFR：Epidermal Growth Factor Receptor）モノクローナル抗体である。*RAS*遺伝子変異を有する患者は、抗EGFR抗体薬の投与により治療効果が得られにくくなる。

2　×　5－FU（フルオロウラシル）は、ピリミジン系代謝拮抗剤であり、*RAS*遺伝子変異は有効性に影響しない。

3　×　イリノテカンは、Ⅰ型DNAトポイソメラーゼ阻害薬であり、*RAS*遺伝子変異は下痢などの副作用の発現に影響しない。

4　×　選択肢2の解説を参照。*UGT1A1*遺伝子変異は、5－FUによる骨髄抑制などの副作用の発現に影響しない。

5　○　選択肢3の解説を参照。*UGT1A1*遺伝子変異を有する患者は、イリノテカンの投与により抗がん作用が強く現れ、副作用が起こりやすくなる。

Ans.　1、5

■ Point ■

〈抗 EGFR 抗体薬の効果と *RAS* 遺伝子変異〉

　EGFR の活性化を受け細胞内に細胞の増殖を伝える RAS タンパク質の遺伝子に変異があると、EGFR の活性を抑えてもがん細胞は増殖するため、*RAS* 遺伝子の変異の有無は、抗 EGFR 抗体薬の治療効果を予測できるバイオマーカーとして利用される。*RAS* 遺伝子検査はすでに保険診療として認められている。

〈イリノテカンの副作用と *UGT1A1* 遺伝子多型〉

　UDP グルクロン酸転移酵素（UGT1A1）の遺伝子多型は、イリノテカンによる下痢や白血球減少などの副作用を予測するためのバイオマーカーとして利用される。*UGT1A1* 遺伝子多型検査は保険診療で認められている。

問 240-241　有名芸能人がコカインを所持し、使用していた事件が報道された。地域の自治会より、健康サポート薬局の薬剤師にコカインの特徴や問題点について講演依頼があった。

問 240（実務）

　コカイン摂取により起こる影響について、薬剤師が地域住民に説明することになった。コカインに関する記述のうち、正しいのはどれか。2つ選べ。

1　一時的に集中力が上がったような錯覚が生じる。
2　中枢抑制作用により、不安と緊張がやわらぎ多幸感が生じる。
3　身体依存が生じやすく、中断により不快な身体症状が現れる。
4　耐性が生じやすく、使用量・使用回数が増えていくのが特徴である。
5　妊婦が摂取することで、早産、流産、胎児の死亡等のリスクが上昇する。

■ Approach ■　代表的な依存性薬物に関する問題

■ Explanation ■

1　○　コカインは、中枢刺激作用と多幸作用がある交感神経刺激薬である。コカインの使用は多幸感、活力向上感や全能感等を引き起こすとされる。
2　×　選択肢1の解説を参照。
3　×　コカインなどの中枢神経興奮作用を有する薬物は、精神依存を形成するが、身体依存は形成しないとされる。
4　×　コカインなどの中枢神経興奮作用を有する薬物を反復使用すると、少量でも効果が現れるようになることがあり、この現象を逆耐性あるいは増感現象などと呼ぶ。
5　○　記述の通り。

Ans.　1、5

■ Point ■

〈依存形成薬物の中枢作用と依存性・耐性〉

依存形成薬物	中枢作用	精神依存	身体依存	耐性
コカイン	興奮	ある	ない	ない（逆耐性）
モルヒネ等のオピオイド	抑制	ある	ある	ある

生物・物理・化学・

衛生

薬理

薬剤

病態・治療・薬物

法規・制度・倫理

実務

問 241（衛生）

コカインの構造、代謝及び作用機序に関する記述のうち、正しいのはどれか。**2つ**選べ。

1 神経伝達物質ドパミンと同様の骨格を有している。

2 バルビツール酸誘導体と同様に、中枢抑制作用を示す。

3 耐性が生じるのは、代謝物としてΔ^9−テトラヒドロカンナビノールが生成するためである。

4 妊婦が摂取すると、血管収縮作用により胎児への血流量が減少する。

5 体内で速やかに加水分解され、尿中に排泄される。

▌Approach▐　コカインの代謝および作用機序に関する問題

▌Explanation▐

1 ×　コカインはアトロピン類似のトロパン骨格を持ち、カテコールアミンであるドパミンと化学構造上の類似性はない。

2 ×　コカインはドパミントランスポーターを阻害して、間隙中のドパミン量を増加させ中枢興奮作用を示す。

3 ×　コカインの耐性獲得の機序は、ドパミン神経の応答性低下によると考えられている。Δ^9−テトラヒドロカンナビノールは大麻の幻覚成分であり、コカインの耐性とは関係がない。

4 ○　妊婦がコカインを摂取すると早産や流産のリスクが増えるが、その理由として胎児の血管収縮や低酸素症が関連していると考えられている。

5 ○　コカインはエステラーゼにより速やかに加水分解を受けて、ベンゾイルエクゴニンやエクゴニンメチルエステルとなり、尿中に排泄される。したがって、コカイン乱用者の尿からコカイン摂取を証明するためには、ベンゾイルエクゴニンやエクゴニンメチルエステルを検出する。

Ans.　4、5

▌Point▐

コカインはエステラーゼ（カルボキシルエステラーゼおよびブチリルコリンエステラーゼ）による加水分解により、以下のようにエクゴニンメチルエステルやベンゾイルエクゴニンとして尿中に排泄される。

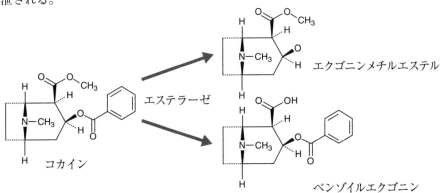

> 問 242-243　68歳男性。認知症の検査のため入院。問診に加え、ドパミントランスポーターシンチグラフィーを行うことになった。担当医より薬剤部に放射性医薬品の準備依頼があった。

問 242（実務）

この患者の検査に使用する放射性医薬品はどれか。1つ選べ。

1　過テクネチウム酸ナトリウム（^{99m}Tc）注射液
2　フルデオキシグルコース（^{18}F）注射液
3　クエン酸ガリウム（^{67}Ga）注射液
4　塩化インジウム（^{111}In）注射液
5　イオフルパン（^{123}I）注射液

▌Approach▌　代表的な放射線医薬品に関する問題

▌Explanation▌

1　×　過テクネチウム酸ナトリウム（^{99m}Tc）注射液は、脳腫瘍、脳血管障害の診断や甲状腺疾患の診断に使用される。^{99m}Tc は、血液－脳関門（blood brain barrier：BBB）や血管壁に障害がある場合に病巣に取り込まれる。

2　×　フルデオキシグルコース（^{18}F）注射液は、肺がん、乳がん、大腸がん等の診断に使用される。^{18}F は、グルコースと同様にグルコーストランスポーターにより細胞に取り込まれ、リン酸化体として細胞内に滞留する。

3　×　クエン酸ガリウム（^{67}Ga）注射液は、悪性腫瘍や炎症性病変の診断に使用される。^{67}Ga は、血清中のトランスフェリンと結合し、腫瘍細胞のトランスフェリンレセプターに作用し、細胞内に取り込まれる。

4　×　塩化インジウム（^{111}In）注射液は、骨髄シンチグラムによる造血骨髄の診断に使用される。^{111}In は、血清中のトランスフェリンと結合し、鉄イオンと類似した血中動態を示し、幼若赤血球に取り込まれる。

5　○　イオフルパン（^{123}I）注射液は、パーキンソン症候群およびレビー小体型認知症の診断におけるドパミントランスポーターシンチグラフィに使用される（Point 参照）。

Ans.　5

▌Point▌

〈ドパミントランスポーターシンチグラフィ〉

ドパミントランスポーター（DAT）は、脳の線条体内に存在する黒質線条体ドパミン神経の終末部に高発現している。また、パーキンソン病やレビー小体型認知症では、この発現量が低下することが知られている。したがって、DAT に高い親和性を示す ^{123}I-ioflupane を用いた SPECT 検査（シンチグラフィ）により、DAT の脳内分布を評価できる。

問 243（衛生）

　この検査で使用する画像診断法はどれか。1つ選べ。

1　X線CT（X-ray computed tomography）

2　MRI（magnetic resonance imaging）

3　PET（positron emission tomography）

4　SPECT（single photon emission computed tomography）

5　IVR（interventional radiology）

▌Approach▌　放射線検査に関する問題

▌Explanation▌

1　×　X線を人体の周りから照射して、コンピューター処理することにより、輪切りのような画像（断層画像）を構成する。

2　×　強い磁石と電磁波（ラジオ波）を用いて、生体を構成している水素原子の共鳴現象を利用して信号を取り出し、画像化する。放射線被ばくはない。

3　×　PETでは陽電子放出核種を使用する。陽電子は消滅する時に2個のγ線（消滅放射線）が180度の反対方向に放出されるので、これを検出する。SPECTに比べて分解能が優れている。ポジトロン放出核種を作るサイクロトロンが必要となる。

4　○　放射線の分布を体外の種々の方向から測定、コンピューターで画像を再構成し断層画像にする方法がSPECT検査である。SPECTはCTと比べると解像度が非常に悪く、しばしば病変を特定するのが困難な場合があるため、SPECTとCTを組み合わせたSPECT-CTも使用されている。

5　×　画像下治療と呼ばれ、X線やCTなどの画像診断装置で体の中を透見しながらカテーテルや針を使用して行う治療である。

Ans.　4

▌Point▌

　電離放射線を用いた画像診断法として、X線CT、シンチグラフィー、SPECT、PETなどが挙げられる。シンチグラフィーでは、放射性同位元素で標識した薬剤が特定の臓器に取り込まれ、そこから放出されるγ線を検出して画像化する。電離放射線を利用していない画像診断法として、核磁気共鳴を利用したMRI、超音波の反射を利用した超音波診断（エコー）などが挙げられる。

問 244-245　医療従事者が入院患者の採血を行い、患者の血液が付着した針を廃棄しようとした際、誤って指に針を刺してしまった。そこで、針刺し事故対応マニュアルに従い対処することになった。診療録で当該患者の情報を確認したところ、血中 HBs 抗原と HBe 抗原がともに陽性であった。受傷した医療従事者は 10 年前に B 型肝炎ワクチンの接種歴があるが、血中抗 HBs 抗体価を調べたところ、陰性であった。

問 244（実務）

感染制御部から薬剤部に対し、必要な薬剤確保の依頼があった。この受傷者に対して投与する薬剤の組合せとして正しいのはどれか。1 つ選べ。

	ポリエチレングリコール処理 人免疫グロブリン	ポリエチレングリコール処理 抗 HBs 人免疫グロブリン	組換え沈降 B 型肝炎ワクチン
1	○	×	×
2	×	○	×
3	×	×	○
4	○	○	×
5	○	×	○
6	×	○	○

○：投与する、×：投与せず

■ Approach ■　B 型肝炎ウイルス感染血液曝露への対応に関する問題
■ Explanation ■

　　ポリエチレングリコール処理人免疫グロブリンは、重症感染症における抗生物質との併用や川崎病の治療等に用いる。B 型肝炎ウイルス感染に対する予防や治療効果は期待できない。

　　患者の血液は血中 HBs 抗原と HBe 抗原がともに陽性なので、B 型肝炎発症予防のために、まずはポリエチレングリコール処理抗 HBs 人免疫グロブリンを投与する。また、針刺し事故の受傷者は血中抗 HBs 抗体が陰性なので、組換え沈降 B 型肝炎ワクチンも投与すべきである。

Ans.　6

■ Point ■
〈B 型肝炎ウイルス感染血液曝露後の対応〉

　　医療従事者が B 型肝炎ウイルス（HBV）ワクチン未接種か抗 HBs 抗体陰性の場合、HBV に感染した血液で汚染された注射針等による受傷によって HBV 感染が成立し、時に劇症肝炎による死亡も報告されているため、HBV 感染血液に曝露後の予防策として高力価抗 HBs 免疫グロブリン（HBIG）の投与と HBV ワクチンの接種が推奨されている。HBIG 投与は、曝露後できるだけ早期に投与する。

問 245（衛生）

　下記のうち、感染性廃棄物として廃棄する<u>必要がない</u>のはどれか。1つ選べ。

1　この患者に使用した輸液セットのチューブ及び針

2　この患者の血液が付着したので、高圧蒸気法で滅菌処理したガーゼ

3　受傷者の傷口の洗浄、消毒に使用したガーゼ

4　受傷者の抗 HBs 抗体の検査の際に血液を扱った器具

5　受傷者への薬剤投与のために包装を開封したが、使用しなかった注射針

■Approach■　感染性廃棄物に関する問題

■Explanation■

1　○　鋭利なもの（注射針）は、感染性廃棄物として扱う。

2　×　ガーゼやリネン類は滅菌処理をすることで、非感染性廃棄物として扱うことができる。

3　○　傷口の洗浄と消毒に使用したガーゼには血液が付着している可能性があるため、滅菌処理を行わなければ、感染性廃棄物として扱う。

4　○　血液が付着した器具は滅菌処理を行わなければ、感染性廃棄物として扱う。

5　○　鋭利なもの（注射針）は未使用であっても、感染性廃棄物として扱う。

Ans.　2

■Point■

　鋭利なもの（注射針、メスなど）は、滅菌処理を行っていたり未使用であっても感染性廃棄物として扱う。血液が付着したガーゼやリネン類、器具（鋭利なものを除く）は、感染性廃棄物として扱うが、滅菌処理を施せば非感染性廃棄物として扱うことができる。

【薬理、薬剤／実務】

◎指示があるまで開いてはいけません。

注 意 事 項

1 試験問題の数は、**問２４６**から**問２８５**までの**４０問**。
 １３時から**１４時４０分**までの**１００分以内**で解答すること。

2 解答方法は次のとおりである。

 (1) 一般問題（薬学実践問題）の各問題の正答数は、**問題文中に指示されている**。
  問題の選択肢の中から答えを選び、次の例にならって答案用紙に記入すること。
  なお、問題文中に指示された正答数と**異なる数を解答すると、誤りになる**から
  注意すること。

 (例) **問500** 次の物質中、常温かつ常圧下で液体のものはどれか。**２つ選べ**。

   1 塩化ナトリウム 2 プロパン 3 ベンゼン
   4 エタノール 5 炭酸カルシウム

 正しい答えは「**3**」と「**4**」であるから、答案用紙の

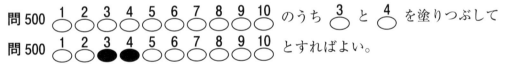

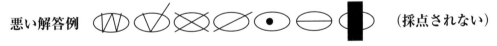

 (2) 解答は、◯の中全体をＨＢの鉛筆で濃く塗りつぶすこと。塗りつぶしが薄い
  場合は、解答したことにならないから注意すること。

  悪い解答例 ⊗ ⊘ ⊗ ⊘ ⊙ ⊖ ▮ （採点されない）

 (3) 解答を修正する場合は、必ず「消しゴム」で跡が残らないように完全に消すこと。
  鉛筆の跡が残ったり、「　⬛　」のような消し方などをした場合は、修正又は解
  答したことにならないから注意すること。

 (4) 答案用紙は、折り曲げたり汚したりしないよう、特に注意すること。

3 設問中の科学用語そのものやその外国語表示（化合物名、人名、学名など）には
 誤りはないものとして解答すること。ただし、設問が科学用語そのもの又は外国語
 の意味の正誤の判断を求めている場合を除く。

4 問題の内容については質問しないこと。

一般問題（薬学実践問題）【薬理、薬剤／実務】

> **問 246-247** 30歳女性。少し前から物が二重に見えることがあり、最近は階段を上るときに下肢のだるさを感じるようになった。また、夜は歯磨き程度でも腕が疲れるようになったため受診した。早期の重症筋無力症と診断され、以下の薬剤が処方された。
>
> （処方1）
> 　　ピリドスチグミン臭化物錠 60 mg　　　1回1錠（1日3錠）
> 　　　　　　　　　　　　　　　　　　　　1日3回　朝昼夕食後　7日分
> （処方2）
> 　　プレドニゾロン錠 5 mg　　　　　　　1回2錠（1日2錠）
> 　　　　　　　　　　　　　　　　　　　　1日1回　朝食後　7日分
> （処方3）
> 　　タクロリムスカプセル 1mg　　　　　　1回3カプセル（1日3カプセル）
> 　　　　　　　　　　　　　　　　　　　　1日1回　夕食後　7日分

> **問 246（実務）**
> 　　この患者の処方に関する記述のうち適切なのはどれか。**2つ**選べ。
> 1　処方1は疾患の根治を目的として処方されている。
> 2　処方1の発現頻度の高い注意すべき副作用として腹痛がある。
> 3　処方2の重大な副作用として低血糖がある。
> 4　処方3は、血清カリウム値を低下させる薬物との併用は禁忌である。
> 5　処方3を服用中は、感染症対策としての乾燥弱毒生風しんワクチンの接種は勧められない。

■ **Approach** ■　代表的な免疫抑制薬の副作用及び相互作用に関する問題

■ **Explanation** ■

1　✕　ピリドスチグミン臭化物錠は、抗コリンエステラーゼ剤である。抗コリンエステラーゼ剤は、重症筋無力症の対症療法において使用される。

2　○　選択肢1の解説を参照。ピリドスチグミン臭化物錠の主な副作用のうち、発現頻度が高いのは、下痢、腹痛、発汗等である。

3　✕　プレドニゾロン錠は、グルココルチコイド作用を有する合成副腎皮質ホルモン剤である。プレドニゾロンの糖新生作用により血糖が上昇し、糖尿病が増悪するおそれがある。

4　✕　タクロリムスカプセルは、カルシニューリン阻害作用を有する免疫抑制剤である。カルシニューリン阻害により尿中カリウム排泄が妨げられ、高カリウム血症が現れることがある。

5　○　記述の通り。

Ans.　2、5

■ **Point** ■

〈タクロリムスの免疫抑制作用に基づく副作用および相互作用〉

発現率の高い副作用	細菌性、ウイルス性、真菌性あるいは原虫性感染症が発現または増悪することがある。また、B型肝炎ウイルスの再活性化による肝炎やC型肝炎の悪化が現れることがある。
相互作用	乾燥弱毒生麻しんワクチン、乾燥弱毒生風しんワクチンおよび経口生ポリオワクチン等の生ワクチンを併用すると病原体による感染症の発症の可能性が増加するため禁忌である。

生物・化学
物理
衛生
薬理
薬剤
病態・薬物
治療
法規・制度・倫理
実務

問 247（薬理）

処方薬の服用により、症状の改善がみられたが、帯状疱疹を発症するとともに、下痢が顕著になった。帯状疱疹と下痢の発症のそれぞれに関係する薬物の作用機序として最も適切なのはどれか。**2つ**選べ。

1　コリンエステラーゼ阻害作用
2　カルシニューリン阻害作用
3　糖新生促進作用及び糖利用抑制作用
4　脂肪酸分解促進作用及び脂肪産生促進作用
5　IL-2（インターロイキン-2）受容体遮断作用

■**Approach**■　ピリドスチグミンおよびタクロリムスの副作用の発現機序に関する問題
■**Explanation**■

重症筋無力症では、アセチルコリン（ACh）受容体に対する抗体が産生・増加することにより、骨格筋の終板に存在するニコチン性アセチルコリン受容体（N_M 受容体）が抑制され、骨格筋機能が低下する。その結果、複視、眼瞼下垂、四肢の疲労感などの症状が出現する。治療には、コリンエステラーゼ阻害薬（ピリドスチグミン）、副腎皮質ステロイド製剤（プレドニゾロン）、免疫抑制薬（タクロリムス）などが用いられる。

1　○　ピリドスチグミンは ACh 分解を担うコリンエステラーゼを可逆的に阻害し、ACh を増大させることにより治療効果を発揮するが、過剰な ACh 増加は副作用にもつながる。本患者では、消化管のムスカリン性 ACh 受容体が刺激された結果、腸管運動の亢進および腸内への水分分泌増加が起こり、下痢を誘発したものと推察される。

2　○　タクロリムスは、T 細胞内で FKBP（タクロリムス結合タンパク質）と複合体を形成してカルシニューリンを阻害し、インターロイキンなどのサイトカイン産生を抑制することにより免疫抑制作用を発揮する。タクロリムスによって生じた免疫機能の低下は、体内に潜伏していたウイルスの増殖をもたらし、帯状疱疹を発症させる。

3　×　プレドニゾロンは糖新生を促進し、糖利用を抑制することにより血糖値が上昇し、糖尿病を悪化させるおそれがある。

4　×　プレドニゾロンは脂肪酸分解を促進する作用や脂肪産生を促進する作用を示し、脂質代謝異常を引き起こす。

5　×　タクロリムスはカルシニューリンを阻害することにより、T 細胞からのインターロイキン-2（IL-2）産生を抑制するが、IL-2 受容体遮断作用は持たない。活性化 T 細胞表面に発現する IL-2 受容体α鎖（CD25）に対して特異的に結合することにより、IL-2 の IL-2 受容体への結合を阻害する薬物には、バシリキシマブがある。

Ans.　1、2

■**Point**■

前回の薬剤師国家試験の薬理分野（104-247）でも、ピリドスチグミンの副作用に関する問題が出題された。過去問の出題内容を深く学習しておくことが重要である。

問 248-249　55 歳男性。コンピューター関連企業に勤務しており、勤務時間中は長時間コンピューターの画面を見ることが多い。1 年前、目のかすみや視野がぼやけることがあり眼科を受診したところ、緑内障と診断され処方 1 にて治療を行っていた。今回の受診の際、眼圧が高くなっていることを指摘され、処方 2 が追加となった。

（処方 1）
　　ラタノプロスト点眼液 0.005%（2.5 mL/ 本）　1 本
　　　　　　　　　　　　　　　　　　　1 回 1 滴　1 日 1 回　朝　両目点眼
（処方 2）
　　チモプトール®XE 点眼液 0.5%^(注)(2.5 mL/ 本) 1 本 → (注：チモロールマレイン酸塩持続性点眼液)
　　　　　　　　　　　　　　　　　　　1 回 1 滴　1 日 1 回　朝　両目点眼
　　（注：チモロールマレイン酸塩持続性点眼液）

問 248（実務）
　　追加された処方薬に対する薬剤師による指導内容として、適切なのはどれか。1 つ選べ。
1　同時に点眼する際には、処方 2 の薬剤を先に点眼すること。
2　点眼後は瞬きをして薬液を目の表面全体によくなじませること。
3　点眼直後に目がべたついた場合は、すぐに医師又は薬剤師に連絡すること。
4　点眼後に息苦しい感じがあったら、すぐに医師又は薬剤師に連絡すること。
5　副作用として血圧上昇に注意すること。

■ Approach ■　代表的な緑内障治療薬に関する問題
■ Explanation ■
1　×　チモロールマレイン酸塩持続性点眼液を他の点眼液と併用する場合には、チモロールマレイン酸塩持続性点眼液を最後に点眼する。
2　×　ラタノプロスト点眼液およびチモロールマレイン酸塩持続性点眼液の点眼方法は、原則として仰臥位で患眼を開瞼して結膜嚢内に点眼し、1 〜 5 分間閉瞼して涙嚢部を圧迫させた後に開瞼する。
3　×　チモロールマレイン酸塩持続性点眼液は、点眼直後に製剤の特徴として眼の表面で涙液と接触することにより点眼液がゲル化し、べたつきが数分間持続することがあるので、患者に十分説明し注意させる。
4　○　チモロールマレイン酸塩持続性点眼液は、β−受容体遮断作用を有する緑内障治療剤であり、β−受容体遮断による気管支平滑筋収縮作用により、ぜん息症状が現れることがある。
5　×　チモロールマレイン酸塩持続性点眼液の β−受容体遮断作用による、血圧の低下が現れる可能性がある。

Ans.　4

■ Point ■
　　チモロールマレイン酸塩持続性点眼液は、眼表面でゲル化するジェランガムを配合し、1 日 1 回点眼での眼圧コントロールを可能にした製剤である。チモロールマレイン酸塩持続性点眼液を点眼後に他の点眼液を使用するとゲル化した点眼液が他の点眼液の吸収を妨げるおそれがあるため、他の点眼液を併用するにあたっては、チモロールマレイン酸塩持続性点眼液を最後に点眼する。その際、チモロールマレイン酸塩持続性点眼液の投与前に少なくとも 10 分間の間隔をあけて投与する。

生物・物理・化学・

衛生

薬理

薬剤

治療・病態・薬物

倫理・法規・制度・

実務

問 249（薬理）

　薬剤師による指導内容の根拠として正しいのはどれか。1つ選べ。

1　ぶどう膜強膜流出経路からの眼房水流出効果が持続する。

2　虹彩や眼瞼への色素沈着が起こる。

3　血漿浸透圧の上昇により眼房水産生が増加する。

4　アドレナリン β 受容体遮断効果が全身に及ぶ。

5　眼房水産生に対する抑制効果が持続する。

▌Approach▌　緑内障治療薬チモロールの副作用の発現機序に関する問題

▌Explanation▌

　　追加された処方薬チモロールは、非選択的なアドレナリン β 受容体遮断薬で、毛様体上皮細胞の β 受容体を遮断することにより、房水産生を抑制し、眼圧を低下させる。点眼で用いるが、吸収されて全身性の副作用を起こすことがある。心臓の β_1 受容体が遮断されると心抑制を起こし、息苦しさを感じる。また、気管支平滑筋の β_2 受容体が遮断されると気管支収縮を起こし、喘息発作や呼吸困難などを生じる。

1　×　処方1のラタノプロストの作用機序である。ラタノプロストは、プロスタノイド $F_{2\alpha}$ 受容体（FP受容体）を選択的に刺激し、ぶどう膜強膜流出路からの房水流出を促進して眼圧を低下させる。

2　×　ラタノプロストの副作用である。

3　×　浸透圧性に眼内の水分を引き出して眼圧を低下させる薬物には、D-マンニトールなどがある。

4　○　チモロールの作用が全身に及び、心臓の β_1 受容体を遮断して心抑制を起こすと、息苦しさが感じられる。

5　×　点眼後に眼の表面で涙液と接触してゲル化することにより作用を持続化させた製剤として、チモプトール®XE点眼液があるが、本問で問われた副作用（息苦しさ誘発）の機序とは関係ない。

Ans.　4

▌Point▌

　　チモロールは緑内障の第二選択薬であり、臨床上でもよく用いられるが、全身性の副作用が問題となる。前回の薬剤師国家試験の薬理分野（104-249）では、β_2 受容体遮断による気管支喘息悪化の機序が問われたので、あわせて復習しておこう。

問 250-251　75 歳男性。大腸がんステージⅣに対して、mFOLFOX6 療法により治療中である。原発巣の痛みに対し、処方 1 の薬剤が投与されていたが痛みのコントロールが不十分であった。そのため、処方 2 を追加（1 週間ごとに増量）したところ、NRS（Numerical Rating Scale）は 6/10 から徐々に低下し持続痛はほとんどなくなり、開始 16 日目には NRS は 2/10 となった。しかし、開始 18 日目に下痢、発汗、発熱、見当識障害が出現し、開始 25 日目に不眠、焦燥感、体重減少を訴え、処方薬による副作用が疑われ、血液検査を行った。

（処方 1）

アセトアミノフェン錠 500 mg　　　　1 回 2 錠（1 日 8 錠）

1 日 4 回　朝昼夕食後・就寝前　28 日分

アミトリプチリン塩酸塩錠 25 mg　　1 回 1 錠（1 日 1 錠）

1 日 1 回　就寝前　28 日分

（処方 2）

（1 〜 7 日目）トラマドール塩酸塩口腔内崩壊錠 25 mg

1 回 1 錠（1 日 4 錠）

1 日 4 回　朝昼夕食後・就寝前　7 日分

（8 〜 14 日目）トラマドール塩酸塩口腔内崩壊錠 25 mg

1 回 2 錠（1 日 8 錠）

1 日 4 回　朝昼夕食後・就寝前　7 日分

（15 日目〜）トラマドール塩酸塩口腔内崩壊錠 25 mg

1 回 3 錠（1 日 12 錠）

1 日 4 回　朝昼夕食後・就寝前　14 日分

検査値：血清クレアチニン 0.9 mg/dL、BUN 31 mg/dL、

AST 38 U/L、ALT 45 U/L、総ビリルビン 1.2 mg/dL

問 250 （薬理）

副作用発現の作用機序として、最も適切なのはどれか。1つ選べ。

1　セロトニン再取り込み阻害作用
2　アドレナリン α_2 受容体刺激作用
3　電位依存性 Ca^{2+} チャネル阻害作用
4　オピオイド μ 受容体刺激作用
5　シクロオキシゲナーゼ-2（COX-2）阻害作用

Approach　麻薬拮抗性鎮痛薬トラマドールの副作用の発現機序に関する問題

Explanation

　本患者は、非オピオイドのアセトアミノフェン、鎮痛補助薬として三環系抗うつ薬アミトリプチリン、弱オピオイドのトラマドールにより、痛みのコントロールを行ったところ、セロトニン症候群と思われる種々の症状（下痢、発熱、見当識障害、不眠、焦燥など）が出現した。各々の薬物の作用機序は以下の通りである。

　アセトアミノフェンの作用機序は不明であるが、アスピリンに匹敵する鎮痛効果を有し、安全性が高いので、汎用されている。COX-1 および COX-2 阻害作用はない。

　アミトリプチリンはセロトニントランスポーターおよびノルアドレナリントランスポーターを非選択的に阻害し、セロトニンおよびノルアドレナリンの再取り込みを阻害することにより、下行性痛覚抑制系を賦活化する。適用外であるが、がん疼痛緩和の鎮痛補助薬として利用される。

　トラマドールはラセミ体であり、（＋）体は主にセロトニン再取り込み阻害作用を、（－）体は主にノルアドレナリン再取り込み阻害作用を発揮する。（＋）体と（－）体が体内で代謝されると、（＋）-M1 体と（－）-M1 体へと変換される。（＋）-M1 体は、オピオイド μ 受容体の部分作動薬として作用し、（－）-M1 体は未変化体と同程度のノルアドレナリン再取り込み阻害作用を示す。これらの作用の組合せにより、鎮痛効果を現すと考えられている。

1　○　アミトリプチリンおよびトラマドールの有するセロトニン再取り込み阻害によるセロトニン神経系の賦活化が、セロトニン症候群の原因となる。
2　×　アドレナリン α_2 受容体刺激作用を有する薬物は、処方中に含まれていない。
3　×　電位依存性 Ca^{2+} チャネル阻害作用を有する薬物は、処方中に含まれていない。
4　×　トラマドールの代謝物の1つ（＋）-M1 体は、オピオイド μ 受容体刺激作用を有するが、セロトニン症候群の発現機序ではない。
5　×　COX-2 阻害作用を有する薬物は、処方中に含まれていない。

Ans.　1

Point

　痛みの神経メカニズム（痛みの伝導路、受容体やオータコイドなど）を理解したうえで、各種鎮痛薬（麻薬性鎮痛薬、麻薬拮抗性鎮痛薬、鎮痛補助薬、NSAIDs）の機序を比較して覚える。

　トラマドールの有するセロトニン再取り込み阻害作用は副作用の原因となる。そこで、セロトニン再取り込み阻害作用を示さない（すなわち、ノルアドレナリン再取り込み阻害作用を有する）トラマドールの鏡像異性体を改良し、作られた強オピオイドとして、タペンタドールがあるので必ず覚えておく。タペンタドールは、 μ 受容体刺激作用とノルアドレナリン再取り込み阻害作用をあわせもち、強力な鎮痛効果を示す。

生物・物理・化学・

衛生

薬理

薬剤

病態・薬物　治療

法規・制度・倫理

実務

問 251（実務）
　副作用の改善を目的とした医師への処方提案として、最も適切なのはどれか。**1 つ選べ**。
1　アセトアミノフェンを中止し、オキシコドンに切り替える。
2　アミトリプチリンを中止し、トラマドールを増量する。
3　アミトリプチリンを中止し、デュロキセチンに切り替える。
4　トラマドールを中止し、オキシコドンに切り替える。
5　トラマドールを中止し、メサドンに切り替える。

▌Approach▌　代表的な非麻薬性鎮痛薬に関する問題

▌Explanation▌

1　×　検査値からは、肝障害が確認できない。また、副作用と疑われる症状の原因は、アセトアミノフェンとは判断できず、痛みのコントロールも達成できているので、アセトアミノフェンからオキシコドンへ切り替えることは適切でない。

2　×　トラマドールの用法・用量には、75 歳以上の高齢者は、1 日 300 mg を超えないことが望ましいとあるため、トラマドールを増量することは適切でない。

3　×　アミトリプチリンとデュロキセチンは、ともに神経障害性疼痛に適応がある。しかし、副作用と疑われる症状の原因はアミトリプチリンとトラマドールの相互作用による可能性があり、デュロキセチンでも同様の副作用が起こる可能性があるため、これらの切り替えは適切でない。

4　○　副作用と疑われる症状の原因は、トラマドールあるいはトラマドールとアミトリプチリンの相互作用である可能性があるため、オキシコドンへの切り替えは適切である。

5　×　トラマドールは、非麻薬性鎮痛剤である。メサドンは、他の強オピオイド鎮痛剤で治療困難な各種がんにおける鎮痛を適応とするため、メサドンへの切り替えは適切でない。

Ans.　4

▌Point▌
〈トラマドールと三環系抗うつ薬、セロトニン作用薬の相互作用〉
　トラマドールは、オピオイド作用およびモノアミン再取り込み阻害作用によって鎮痛効果を発揮する非麻薬性鎮痛剤である。したがって、三環系抗うつ薬や選択的セロトニン再取込み阻害剤等のセロトニン作用薬と併用すると、相加的に作用が増強され中枢性のセロトニンが蓄積しセロトニン症候群が現れることがある。セロトニン症候群の主な症状には、錯乱、発熱、発汗、運動失調、下痢などがある。

問 252-253　23歳女性。母親に連れられて病院を受診した。母親の話では、幻覚や妄想と思われるような意味の分からないことを話すようになったとのこと。今年、大学を卒業して企業で働き始めたが、最近は欠勤気味であった。

　患者は統合失調症と診断され、ハロペリドールによる治療を開始した。しかし、手の震えなどの錐体外路症状の訴えが患者からあったため、医師より代替薬について相談があった。

問 252（実務）

　この患者に対し、薬剤師が推奨できる薬物として適切なのはどれか。**2つ選べ**。

1　ブロムペリドール
2　スピペロン
3　アリピプラゾール
4　リスペリドン
5　クロザピン

▊ Approach ▊　代表的な統合失調症治療薬に関する問題

▊ Explanation ▊

1　×　ブロムペリドールは、ハロペリドールと同じブチロフェノン系の統合失調症治療薬であり、主な副作用に錐体外路症状がある。

2　×　スピペロンは、ハロペリドールと同じブチロフェノン系の統合失調症治療薬であり、発現頻度の高い副作用に錐体外路症状がある。

3　○　アリピプラゾールは、ドパミン・システムスタビライザーと呼ばれる統合失調症治療薬であり、錐体外路系の副作用が少ないとされる。

4　○　リスペリドンは、セロトニン・ドパミン・アンタゴニスト（SDA）と呼ばれる統合失調症治療薬である。錐体外路系の副作用はハロペリドールに比べ少ないとされる。

5　×　クロザピンは、ジベンゾジアゼピン系化合物の統合失調症治療薬であり、錐体外路系の副作用の発現頻度は低くない。

Ans.　3、4

▊ Point ▊

〈統合失調症治療薬による錐体外路症状〉

　ブチロフェノン系のハロペリドールやフェノチアジン系のクロルプロマジンなど、ドパミン受容体への作用が強い統合失調症治療薬では、ドパミン遮断作用による錐体外路症状としてアカシジア、振戦、流涎過多、筋固縮等が現れやすい。セロトニン・ドパミン・アンタゴニスト（SDA）のリスペリドンでは、ハロペリドール等に比べ少ないものの錐体外路症状が現れる。ドパミンD_2受容体部分アゴニストのアリピプラゾールは、ドパミン作動性神経伝達が過剰活動状態ではドパミンD_2受容体アンタゴニストとして作用し、ドパミン作動性神経伝達が低下状態ではドパミンD_2受容体アゴニストとして作用するため、錐体外路系の副作用が少ないと考えられる。

問 253 （薬理）

　医師に提案したそれぞれの薬物のもつ作用の特徴として、適切なのはどれか。**2つ**選べ。

1　セロトニン 5-HT$_{2A}$ 受容体遮断作用

2　ヒスタミン H$_1$ 受容体遮断作用

3　ドパミン D$_2$ 受容体部分刺激作用

4　アセチルコリン M$_1$ 受容体遮断作用

5　アドレナリン α$_1$ 受容体部分刺激作用

■ Approach ■　統合失調症治療薬アリピプラゾールおよびリスペリドンの作用機序に関する問題

■ Explanation ■

　ハロペリドールなどのドパミン D$_2$ 受容体遮断薬は、中脳−辺縁系の D$_2$ 受容体を遮断することにより、統合失調症の陽性症状を改善するが、黒質−線条体系の D$_2$ 受容体も遮断し、錐体外路症状の副作用を引き起こす。

　リスペリドンは、D$_2$ 受容体遮断による陽性症状改善効果と、セロトニン 5-HT$_2$ 受容体遮断による陰性症状改善効果を併せもつ。また、セロトニン作動性神経系は、黒質−線条体系のドパミン作動性神経系を抑制しているため、5-HT$_2$ 受容体遮断により黒質−線条体系のドパミン作動性神経系が賦活化され、錐体外路傷害が起こりにくいという特徴をもつ。

　アリピプラゾールは、D$_2$ 受容体、D$_3$ 受容体、セロトニン 5-HT$_{1A}$ 受容体の部分刺激作用、セロトニン 5-HT$_{2A}$ 受容体遮断作用を併せもつ。ドパミン受容体に対する部分刺激薬として作用するので、ドパミンが過剰に働いている中脳−辺縁系ではドパミン遮断作用が現れて陽性症状を改善し、ドパミンが不足している中脳−皮質系ではドパミン刺激作用が現れて陰性症状を改善すると考えられている。また、5-HT$_{2A}$ 遮断作用により、錐体外路障害を生じにくい。

1　○　リスペリドンおよびアリピプラゾールの機序であり、錐体外路症状の改善に有効と考えられる。

2　×（○）　ヒスタミン H$_1$ 受容体の遮断は、鎮静に有効と考えられており、そのような機序をもつ薬物には、クエチアピンやオランザピンなどがある。なお、リスペリドンやアリピプラゾールにも H$_1$ 遮断作用が報告されているので、不適切な出題である。

3　○　アリピプラゾールの機序である。

4　×　D$_2$ 遮断作用を有する薬物の投与により、黒質−線条体系のドパミン作動性神経系の機能低下が生じると、相対的に線条体のコリン作動性神経の機能が亢進し、錐体外路症状（薬剤性パーキンソン症候群）を発症する。錐体外路症状の改善には、中枢性抗コリン薬（M$_1$ 受容体遮断薬）が有効である。M$_1$ 受容体遮断作用をもち、錐体外路症状を起こしにくい統合失調症治療薬には、オランザピンなどがある。

5　×　アドレナリン α$_1$ 受容体の遮断は、鎮静に有効と考えられており、そのような機序をもつ薬物には、クエチアピンなどがある。

Ans.　1、3

■ Point ■

　中枢神経系におけるドパミンの役割（①中脳−辺縁系、②黒質−線条体系、③視床下部−下垂体系、④延髄脳室周囲系）、統合失調症の病態生理について理解したうえで、関連薬物の作用機序を覚える。SDA（セロトニン・ドパミン・アンタゴニスト）、MARTA（多元受容体標的化抗精神病薬）、DSS（dopamine system stabilizer）は、「非定型抗精神病薬」と呼ばれ、陰性症状にも有効で錐体外路障害が少ないので、統合失調症の治療の主流となりつつある。各薬物の特徴を作用機序とリンクさせて覚えておくこと。

問 254-255　55歳男性。10年前に高血圧を指摘され、5年前からニフェジピン徐放錠を服用している。血圧は良好にコントロールされていたが、最近は軽い胸痛を感じることがあった。1週間前、出勤で階段を上っているときに胸部激痛と背部痛が出現し、冷や汗と呼吸困難、意識障害も生じたため救急搬送された。

　　冠動脈造影検査にて左前下行枝の高度狭窄が認められ、心筋梗塞と診断された。直ちにカテーテル治療により薬剤溶出ステントが留置された。

身体所見：体温 36.3℃、血圧 145/90 mmHg、脈拍 75 回/分、呼吸数 15 回/分

　　現在、以下の処方薬による治療を受けている。

（処方1）
　　クロピドグレル錠 75 mg　　1回1錠（1日1錠）
　　アスピリン腸溶錠 100 mg　　1回1錠（1日1錠）
　　　　　　　　　　　　　　　　1日1回　朝食後　7日分

（処方2）
　　ニフェジピン徐放錠 40 mg　1回1錠（1日1錠）
　　　　　　　　　　　　　　　　1日1回　朝食後　7日分

しかし、血圧コントロール不良のため、降圧薬の追加について医師より薬剤師に相談があった。

問 254（実務）

追加が推奨される心筋梗塞後に用いられる薬物として適切なのはどれか。**2つ**選べ。

1　アムロジピンベシル酸塩
2　メトプロロール酒石酸塩
3　プラゾシン塩酸塩
4　エナラプリルマレイン酸塩
5　ヒドララジン塩酸塩

▌Approach▌　心筋梗塞後の血圧コントロールに関する問題

▌Explanation▌

1　×　ニフェジピン徐放錠が以前から処方されているため、同効薬（長時間作用型カルシウム拮抗薬）のアムロジピンベシル酸塩は、追加薬に適さない。

2　○　心筋梗塞後の患者は、β-受容体遮断薬やレニン-アンジオテンシン-アルドステロン（RAA）系阻害薬による血圧コントロールにより予後が改善するとの報告がある。メトプロロール酒石酸塩はβ-受容体遮断薬であり、追加薬に適している。

3　×　選択肢2の解説を参照。プラゾシン塩酸塩はα-受容体遮断薬であり、追加薬に適さない。

4　○　選択肢2の解説を参照。エナラプリルマレイン酸塩はアンジオテンシン変換酵素阻害薬（RAA系阻害薬）であり、追加薬に適している。

5　×　選択肢2の解説を参照。ヒドララジン塩酸塩は、末梢細動脈の血管平滑筋拡張薬である。虚血性心疾患の既往のある患者に投与すると、虚血性心疾患を誘発するおそれがあるため、追加薬に適さない。

Ans.　2、4

■Point■

〈心筋梗塞後における血圧コントロール〉

　急性心筋梗塞の原因には、高血圧、脂質異常、高血糖、喫煙習慣などがある。したがって、心筋梗塞後も、これらをコントロールすることが心筋梗塞二次予防において重要である。心筋梗塞後の患者には、β-受容体遮断薬およびアンジオテンシン変換酵素阻害薬、アンジオテンシン受容体拮抗薬、抗アルドステロン薬（RAA系阻害薬）による降圧が適し、死亡率を減少し予後を改善するとの報告がある。

問 255 （薬理）

　前問で推奨された薬物の1つ（薬物Aとする）を追加して治療を行っていたが、狭心症発作を起こした。そこでジルチアゼムが追加処方されたが、徐脈が起きたため、ジルチアゼムとの相互作用を疑い薬物Aを中止した。中止した薬物Aの作用として正しいのはどれか。1つ選べ。

1　ブラジキニン分解抑制
2　心筋L型Ca^{2+}チャネル遮断
3　血管平滑筋アドレナリンα_1受容体遮断
4　血管平滑筋可溶性グアニル酸シクラーゼ活性化
5　心筋アドレナリンβ_1受容体遮断

■Approach■　ジルチアゼムとメトプロロールの相互作用の機序に関する問題

■Explanation■

　ジルチアゼムは、心臓および血管平滑筋に存在する電位依存性L型Ca^{2+}チャネルを遮断することにより、心抑制および血管拡張作用を発揮するため、高血圧、不整脈、狭心症の治療薬として用いられる。メトプロロールは、心臓において選択的にβ_1受容体を遮断することにより、心抑制を起こすため、高血圧、不整脈、狭心症の治療薬として用いられる。心抑制作用を有する両薬物の併用は、「作用点が異なり、機序も異なる2薬が協力的に作用する相乗作用」に相当する。そのため、過度の心抑制が現れて、徐脈の副作用を起こしやすい。添付文書に「併用注意」と記されている。

1　×　エナラプリル（前問選択肢4）の機序である。エナラプリルはブラジキニンの分解を担うキニナーゼⅡ（アンジオテンシン変換酵素と同一酵素）を阻害し、ブラジキニンを増加させる。

2　×　心筋の電位依存性L型Ca^{2+}チャネルを遮断する薬物には、ジルチアゼムやベラパミルがある。また、血管平滑筋のL型Ca^{2+}チャネルを遮断する薬物には、アムロジピン（前問選択肢1）やニフェジピン（処方2）などがある。

3　×　プラゾシン（前問選択肢3）の機序である。

4　×　血管平滑筋の可溶性グアニル酸シクラーゼを活性化し、血管を拡張させる薬物には、ニトログリセリンなどがある。

5　○　メトプロロール（前問選択肢2）の機序である。なお、ヒドララジン（前問選択肢5）は、末梢細動脈の血管平滑筋に直接作用して、血管を拡張させる。

Ans.　5

■Point■

　2種以上の薬物を併用したときの協力作用（相加作用と相乗作用）、拮抗作用（化学的拮抗、薬理学的拮抗、競合的拮抗、非競合的拮抗、機能的拮抗または生理学的拮抗）について、本問のような具体例を使って説明できるように練習しておく。

問 256-257　52 歳女性。全身倦怠感と微熱、手足の関節痛と朝のこわばりを訴えて受診したところ、関節リウマチと診断された。メトトレキサート過敏症の既往歴があるため、代替薬について、医師より薬剤師に相談があった。

問 256（実務）

　医師に推奨すべきメトトレキサートの代替薬として適切なのはどれか。2つ選べ。

1　レフルノミド

2　モルヒネ塩酸塩

3　サラゾスルファピリジン

4　インフリキシマブ

5　スリンダク

▌Approach▌　代表的な抗リウマチ薬（DMARD）に関する問題

▌Explanation▌

1　○　レフルノミドは、抗リウマチ薬（DMARD）であり、メトトレキサート（MTX）の代替薬として適切である。

2　×　モルヒネ塩酸塩は、オピオイド鎮痛薬であり MTX の代替薬にはならない。

3　○　サラゾスルファピリジンは、DMARD であり MTX の代替薬として適切である。

4　×　インフリキシマブは、生物学的製剤に分類されるリウマチ治療薬であり MTX と併用する必要があるため、代替薬にはできない。

5　×　スリンダクは、非ステロイド性抗炎症薬であり MTX の代替薬にはならない。

Ans.　1、3

▌Point▌

〈抗リウマチ薬メトトレキサート（MTX）〉

　MTX は、優れた骨破壊抑制効果、QOL・生命予後改善効果を兼ね備えた低分子抗リウマチ薬（DMARD）である。長期にわたる有効性、安全性、生物学的製剤との併用における有用性などからリウマチ治療のアンカードラッグに位置付けられている。MTX への過敏症の既往がある場合には、他の DMARD であるサラゾスルファピリジン、レフルノミド、ブシラミン、あるいは免疫抑制薬のタクロリムス、ミゾリビンなどによる治療を検討する。

問 257 （薬理）

医師に推奨すべきそれぞれの薬物の作用機序はどれか。<u>2 つ</u>選べ。

1 シクロオキシゲナーゼ（COX）の阻害
2 ピリミジンヌクレオチドの合成抑制
3 T細胞及びマクロファージでのサイトカイン産生抑制
4 腫瘍壊死因子（TNF)−αの捕捉
5 オピオイドμ受容体の刺激

■ **Approach** ■ 関節リウマチ治療薬レフルノミドおよびサラゾスルファピリジンの作用機序に関する問題

■ **Explanation** ■

1 × スリンダク（前問選択肢 5）は、体内で活性代謝物となった後、COX を阻害する。関節
   リウマチにおける疼痛緩和の目的で用いられる。

2 ○ レフルノミド（前問選択肢 1）の機序である。関節リウマチの原因となる自己反応性のリン
   パ球増殖は、*de novo* 経路からのピリミジンヌクレオチド供給に依存している。レフルノミ
   ドは、体内で活性代謝物に変換された後、*de novo* ピリミジン生合成に関与するジヒドロオ
   ロテートデヒドロゲナーゼを阻害することにより、自己反応性リンパ球の増殖を抑制する。

3 ○ サラゾスルファピリジン（前問選択肢 3）の機序である。サラゾスルファピリジンは、抗
   炎症作用を有する 5−アミノサリチル酸と抗菌作用を有するスルファピリジンをアゾ結合さ
   せた化合物で、詳細な作用機序は不明であるが、T 細胞およびマクロファージからのサイ
   トカイン（IL−1、IL−2、IL−6 など）産生を抑制することにより、抗炎症作用および抗体産
   生抑制作用を発揮することが明らかとなっている。

4 × インフリキシマブ（前問選択肢 4）の機序である。

5 × モルヒネ（前問選択肢 2）の機序である。

Ans. 2、3

■ **Point** ■

関節リウマチは、多発性関節炎を主訴とする慢性炎症性疾患で、関節の中でもとくに滑膜が侵
され、疼痛や腫脹を伴う。治療薬は、①鎮痛の緩和、②炎症の抑制、③免疫異常の正常化を目的
としたものに大別できる。使用目的を理解したうえで、各薬物の作用機序を論理立てて覚えてい
こう。

生物・物理・化学・

衛生

薬理

薬剤

病態・薬物 治療

法規・制度・ 倫理

実務

問 258-259　23歳女性。医療系大学の学生で現在、学外実習を行っている。最近、実習先への電車移動中に腹痛を伴う下痢を経験するようになり、電車を利用するのが怖くなった。近医を受診し精密検査を受けた結果、下痢型の過敏性腸症候群と診断され、以下の処方による治療が行われている。
（処方1）
　　ビオフェルミン錠剤[注]　　　　　　1回1錠（1日3錠）
　　　　　　　　　　　　　　　　　　　1日3回　朝昼夕食後　7日分

　（注：1錠中にビフィズス菌 12 mg を含有する）
（処方2）
　　メペンゾラート臭化物錠7.5 mg　　1回2錠（1日6錠）
　　　　　　　　　　　　　　　　　　　1日3回　朝昼夕食後　7日分

問 258 （実務）
　2週間経っても症状の改善がみられなかったため、薬剤の追加が検討された。追加薬剤の候補として適切なのはどれか。2つ選べ。
1　ドンペリドン錠
2　ロペラミド塩酸塩カプセル
3　メサラジン錠
4　チキジウム臭化物カプセル
5　ラモセトロン塩酸塩口腔内崩壊錠

■ Approach ■　代表的な過敏性腸症候群治療薬に関する問題

■ Explanation ■
1　×　ドンペリドン錠は、悪心、嘔吐等の症状に対して使用する消化管運動改善剤であり、過敏性腸症候群（irritable bowel syndrome ; IBS）の適応はない。
2　○　ロペラミド塩酸塩カプセルは、腸管運動抑制薬であり、IBSに伴う下痢の治療に適している。
3　×　メサラジン錠は、潰瘍性大腸炎・クローン病治療薬である。
4　×　チキジウム臭化物カプセルはメペンゾラートと同じく抗コリン薬である。2週間後も症状の改善がみられなかったことから、他の薬剤を選択すべきである。
5　○　ラモセトロン塩酸塩口腔内崩壊錠は、セロトニン受容体拮抗薬であり、下痢型のIBSの治療に適している。

Ans.　2、5

■ Point ■
〈IBS の主な治療目的と治療薬〉

治療目的	治療薬
下痢型 IBS	ラモセトロン塩酸塩（セロトニン受容体拮抗薬）、メペンゾラート臭化物（抗コリン薬）
IBS に伴う下痢	ロペラミド塩酸塩（腸管運動抑制薬）等
便秘型 IBS	リナクロチド（グアニル酸シクラーゼC受容体アゴニスト）
IBS に伴う便秘	ピコスルファートナトリウム、酸化マグネシウム、ルビプロストン（下剤）等
IBS に伴う腹痛	ブチルスコポラミン臭化物、チキジウム臭化物（抗コリン薬）
IBS に伴う便通異常	トリメブチンマレイン酸塩（消化管運動調整薬）、ポリカルボフィルカルシウム（高分子化合物）、整腸剤

問 259 （薬理）

候補となるそれぞれの薬物の作用機序として正しいのはどれか。**2つ選べ**。

1 ドパミン D_2 受容体遮断
2 セロトニン 5-HT_3 受容体遮断
3 オピオイド μ 受容体刺激
4 ロイコトリエン B_4 産生阻害
5 アセチルコリン M_3 受容体遮断

■ **Approach** ■ 過敏性腸症候群治療薬ラモセトロンおよびロペラミドの作用機序に関する問題

■ **Explanation** ■

過敏性腸症候群は、ストレスや睡眠不足などの生活の乱れが原因で、副交感神経の緊張が亢進し、大腸や小腸の過敏症状が生じている状態である。腸におけるセロトニン分泌亢進も一因と考えられている。便秘型、下痢型、便秘-下痢交代型があるが、本患者は下痢型であるため、止瀉作用を有するロペラミドとラモセトロンの追加が検討されている。

ロペラミドは、中枢にはほとんど移行せず、腸神経叢のコリン作動性神経系のシナプス前膜に存在するオピオイド μ_2 受容体を刺激することにより、アセチルコリンの遊離を抑制し、腸運動抑制と水分泌抑制作用を発揮する。その結果、止瀉作用が現れる。

ラモセトロンは、腸神経叢の遠心性神経の神経節に存在するセロトニン 5-HT_3 受容体を遮断することにより、神経終末からのアセチルコリン遊離を抑制し、腸運動ならびに水分泌を抑制する。その結果、止瀉作用が現れる。また、腸神経叢の求心性神経の神経終末に存在する 5-HT_3 受容体を遮断することにより、痛覚の伝達を抑制し、腹痛や知覚過敏を改善する。

1 × ドンペリドン（前問選択肢 1）の機序である。ドンペリドンは、D_2 受容体を遮断することにより、延髄の CTZ（化学受容器引き金帯）における嘔吐を抑制する他、コリン作動性神経からのアセチルコリン遊離を促進し、胃腸の運動を亢進させる。

2 ○ ラモセトロン（前問選択肢 5）の機序である。

3 ○ ロペラミド（前問選択肢 2）の機序である。

4 × メサラジン（前問選択肢 3）の機序である。メサラジンは、5-アミノサリチル酸をエチルセルロースでコーティングした徐放性製剤で、炎症性細胞から放出される活性酸素を消去する作用、ロイコトリエン B_4 やインターロイキン等の産生を阻害する作用を有する。炎症性腸疾患であるクローン病や潰瘍性大腸炎の治療に用いられる。

5 × チキジウム（前問選択肢 4）およびメペンゾラート（処方 2）の機序である。チキジウムは M_3 受容体を遮断して腸運動を抑制し、止瀉作用を発揮する。

Ans. 2、3

■ **Point** ■

腸運動機能を調節する自律神経系、受容体、オータコイド類を理解したうえで、関連薬物の作用機序を覚える。便秘、下痢、過敏性腸症候群などの病態生理についても、復習しておく。

問 260-263　57 歳女性。大腿骨頸部骨折の治療を目的とした手術のために本日入院した。手術は 4 日後に予定している。病棟担当薬剤師が患者の持参薬を確認したところ、下記 5 種類の薬剤を所持していた。
持参薬
　　アムロジピンベシル酸塩錠
　　アトルバスタチンカルシウム水和物錠
　　アルファカルシドールカプセル
　　ラロキシフェン塩酸塩錠
　　ロキソプロフェンナトリウム水和物錠

問 260（実務）
　　医師に休薬を提案すべき薬剤として適切なのはどれか。1 つ選べ。
1　アムロジピンベシル酸塩錠
2　アトルバスタチンカルシウム水和物錠
3　アルファカルシドールカプセル
4　ラロキシフェン塩酸塩錠
5　ロキソプロフェンナトリウム水和物錠

▌Approach▌　手術等による長期不動状態における薬剤投与の可否に関する問題

▌Explanation▌

1　×　アムロジピンベシル酸塩錠は、持続型カルシウム拮抗剤である。直ちに休薬はせず、長期間安静時においても経口投与が可能であれば、血圧コントロールのために服用を継続する。

2　×　アトルバスタチンカルシウム水和物錠は、HMG-CoA 還元酵素阻害剤である。直ちに休薬はせず、長期間安静時においても経口投与が可能であれば、脂質異常改善のために服用を継続する。

3　×　アルファカルシドールカプセルは、1α-OH-D_3 製剤である。直ちに休薬はせず、長期間安静時においても経口投与が可能であれば、ビタミン D 代謝異常に伴う症状改善のために服用を継続する。

4　○　ラロキシフェン塩酸塩錠は、選択的エストロゲン受容体モジュレーター（SERM）と呼ばれる骨粗しょう症治療薬である。静脈血栓塞栓症のリスクが上昇するため、手術などにより長期間安静を要する場合は、安静に入る 3 日前には服用を中止する。

5　×　ロキソプロフェンナトリウム水和物錠は、非ステロイド性抗炎症薬である。直ちに休薬はせず、周術期においては、使用される麻酔薬、鎮痛薬、抗炎症薬との相互作用を検討の上、服用の可否を判断する。術後は、服薬の要否を含め検討する。

Ans.　4

▌Point▌

〈長期不動状態に関連したラロキシフェン塩酸塩錠の禁忌及び重要な基本的注意〉

●禁忌
　長期不動状態（術後回復期、長期安静期等）にある患者

●重要な基本的注意
　静脈血栓塞栓症（深部肺静脈血栓症、肺塞栓症等）のリスクが上昇するため、長期不動状態に入る 3 日前には服用を中止し、完全に歩行可能になるまでは投与を再開しない。

問 261 （薬理）

手術前から休薬すべき薬剤のその理由となる副作用はどれか。1つ選べ。

1　房室ブロック
2　高血糖
3　高 Na^+ 血症
4　血栓形成
5　消化器障害

▌**Approach**▌　骨粗しょう治療薬ラロキシフェンの副作用に関する問題

▌**Explanation**▌

ラロキシフェンは、閉経後骨粗しょう症の第一選択薬で、破骨細胞のエストロゲン受容体を刺激することにより、破骨細胞の活性を抑え、骨吸収を抑制する。しかし、エストロゲン様作用を有するため、血液凝固因子を増加させ、静脈血栓塞栓症などを起こす。長期不動状態となると、血栓症のリスクが上昇するため、手術の3日前にはラロキシフェンの服用は中止しなければならない。

1　× 　アムロジピン（前問選択肢1）が該当する。アムロジピンは、血管選択性の高い Ca 拮抗薬であるが、心臓の房室結節に対する Ca 拮抗作用が現れたときには、房室ブロックなどを起こす。
2　× 　アトルバスタチン（前問選択肢2）が該当する。HMG−CoA 還元酵素の阻害は、コレステロールを低下させるが、糖代謝にも影響を及ぼして高血糖・糖尿病の悪化をもたらす。
3　× 　アルファカルシドール（前問選択肢3）は Ca^{2+} 吸収促進作用などを有するので、高 Ca^{2+} 血症の副作用が報告されている。高 Na^+ 血症の副作用を起こす薬物には、トルバプタンがある。
4　○ 　ラロキシフェン（前問選択肢4）が該当する。
5　× 　ロキソプロフェン（前問選択肢5）が該当する。ロキソプロフェンは、COX 阻害作用による消化器障害を起こす。

Ans.　4

▌**Point**▌

薬物の副作用を1つ1つ丸暗記するのではなく、薬物の作用機序からどのような副作用が生じうるか推定できるような論理的思考を身に付けておきたい。

問 262-263　53歳男性。2型糖尿病、高血圧症及び高コレステロール血症（非家族性）のため、生活習慣の改善に加え以下の処方による治療を行っている。しかし、LDL-Cの改善が認められたものの、そのコントロールが不十分なので処方の追加について医師から薬剤師に相談があった。

（処方）

テネリグリプチン臭化水素酸塩水和物錠 20 mg	1回1錠（1日1錠）
アゼルニジピン錠 8 mg	1回1錠（1日1錠）
ロスバスタチン錠 10 mg	1回2錠（1日2錠）
	1日1回　朝食後　28日分

家族歴：父親が50歳で心筋梗塞

検査値：血圧 131/79 mmHg、血清クレアチニン値 1.1 mg/dL、HbA1c 6.7%（NGSP値）、LDL-C 179 mg/dL、HDL-C 42 mg/dL、TG（トリグリセリド）120 mg/dL、CK（クレアチンキナーゼ）57 U/L、AST 53 IU/L、ALT 41 IU/L

問 262（実務）

医師へ提案する薬物として、適切なのはどれか。2つ選べ。

1　エゼチミブ
2　イコサペント酸エチル
3　エボロクマブ
4　シンバスタチン
5　ベザフィブラート

Approach　代表的な脂質異常症治療薬に関する問題

Explanation

1　○　エゼチミブは、小腸コレステロールトランスポーター阻害薬である。高コレステロール血症に適応があり、ロスバスタチンとは作用機序が異なるため、追加薬として適切である。

2　×　イコサペント酸エチルはEPA製剤である。脂質異常症に適応があり、ロスバスタチンとは作用機序が異なるが、ロスバスタチンを投与しても効果が不十分であり、主な作用がトリグリセリド（TG）の低下であることから、追加薬としての優先度は低い。

3　○　エボロクマブは、ヒト抗PCSK9モノクローナル抗体である。エボロクマブは、心血管イベントの発現リスクが高く、HMG-CoA還元酵素阻害薬で効果不十分な高コレステロール血症に適応がある。既往歴（糖尿病、高血圧、脂質異常症）、家族歴（父が心筋梗塞）から、追加薬として適している。

4　×　シンバスタチンは、ロスバスタチンと同じくHMG-CoA還元酵素阻害薬であるため、追加薬として適さない。

5　×　ベザフィブラートは、フィブラート系脂質異常症治療薬である。総コレステロール、TG低下作用があり、ロスバスタチンとは作用機序が異なるが、患者のTG値は正常範囲にあり、またロスバスタチンとの相互作用に注意が必要なことから、追加薬としての優先度は低い。

Ans.　1、3

■ Point ■

〈主な脂質異常症治療薬の特徴〉

分類	特徴
HMG–CoA 還元酵素阻害薬	● 肝臓でのコレステロール合成抑制 ● LDL コレステロールを強力に低下 ● TG も低下
ヒト抗 PCSK9 モノクローナル抗体	● 血中 LDL コレステロールの肝細胞内への取り込みを促進 ● HMG–CoA 還元酵素阻害薬で効果不十分な高コレステロール血症が適応
小腸コレステロールトランスポーター阻害薬	● 腸内でコレステロールを多く含む胆汁酸の再吸収を抑制
陰イオン交換樹脂	● 腸内でコレステロールを多く含む胆汁酸と結合して便中に排泄
EPA	● TG を低下

問 263（薬理）

提案した薬物それぞれの作用機序として正しいのはどれか。**2つ選べ。**

1　転写因子 sterol–responsive element binding protein（SREBP）–2 の活性化を介して、LDL（低密度リポタンパク質）受容体の合成を促進する。

2　コレステロールトランスポーター（NPC1L1）を阻害することで小腸における食物由来のコレステロール吸収を抑制する。

3　SREBP–1c を抑制し、肝臓での TG 合成を抑制する。

4　リソソームにおける LDL 受容体の分解を抑制し、LDL 受容体の細胞膜へのリサイクリングを増加させる。

5　ペルオキシソーム増殖剤応答性受容体（PPARα）を刺激することで TG の加水分解を促進させる。

■ Approach ■　脂質異常症治療薬エゼチミブおよびエボロクマブの作用機序に関する問題

■ Explanation ■

　　本患者の検査値から、LDL が高値で、トリグリセリドは正常値であることがわかる。すでに処方されているスタチン系のロスバスタチンと併用しやすく、LDL を下げる薬物の選択が有用である。

　　エゼチミブは、小腸壁細胞に存在するコレステロールトランスポーター（NPC1L1）を選択的に阻害し、食事性および胆汁性コレステロールの吸収を抑制する。小腸からのコレステロール吸収が低下すると、肝臓のコレステロール含量が低下するので、これを補うために肝細胞表面の LDL 受容体数が増加して、血中 LDL の取り込みが促進される。

　　エボロクマブは、ヒトプロタンパク質転換酵素サブチリシン／ケキシン 9 型（PCSK9：Proprotein Convertase Subtilisin/Kexin type 9）に対するモノクローナル抗体製剤で、PCSK9 と特異的に結合することにより、PCSK9 と肝細胞表面の LDL 受容体との結合を阻害する。PCSK9 と結合した LDL 受容体は、肝細胞内のリソソームで分解されるが、PCSK9 と結合していない LDL 受容体は分解されず、細胞表面へとリサイクルされる。よって、エボロクマブは LDL 受容体の細胞膜へのリサイクリングを促進することにより、血中 LDL を低下させる。

　　なお、イコサペント酸エチルは、トリグリセリドを下げるのには有効であるが、LDL を低下させる作用は弱い。また、シンバスタチンやベザフィブラートをロバスタチンと併用することは、

横紋筋融解症のリスクを高めるため、適切ではない。

1 ×（○）　ロスバスタチン（処方薬）およびシンバスタチン（前問選択肢4）の機序である。スタチン系薬物は、HMG-CoA還元酵素を選択的かつ競合的に阻害し、肝細胞内におけるコレステロール合成を阻害する。細胞内コレステロールが低下すると、転写因子SREBP-2が活性化してLDL受容体の合成を促進し、細胞表面のLDL受容体数を増加させる。その結果、肝へのLDL取り込みが促進され、血中LDLが低下する。

2 ○　エゼチミブ（前問選択肢1）の機序である。

3 ×　イコサペント酸エチル（前問選択肢2）の機序の1つとして報告されている。イコサペント酸エチルの機序は多岐にわたり、不明な点が多い。トリグリセリドの超低比重リポタンパク質への取り込み阻害、PPARα増大、SREBP-1c抑制などの報告がある。

4 ○　エボロクマブ（前問選択肢3）の機序である。

5 ×　ベザフィブラート（前問選択肢5）の機序である。フィブラート系薬物は、PPARαを刺激してトリグリセリドやLDLを低下させる。とくに、トリグリセリド低下作用が強く、高トリグリセリド血症の第一選択である。

Ans.　2、4

■Point■

　コレステロールやトリグリセリドの吸収、合成、代謝に関する基礎知識を理解したうえで、各薬物の作用機序と特徴を比較して覚える。

　エボロクマブは、PCSKを阻害して血中LDLを低下させるという新しい機序をもつ脂質異常症治療薬であり、HMG-CoA還元酵素阻害薬（スタチン系）との併用により、既存薬では十分にLDLを低下できない高コレステロール血症患者に対する有効性が期待されている。同じ機序をもつアリロクマブも覚えておくこと。

　エゼチミブはNPC1L1を阻害して食事性および胆汁性コレステロールの吸収を抑制することにより、小腸からのコレステロール吸収を低下させ、肝細胞のLDL受容体の合成を促進する。LDL受容体の合成には、SREBP-2活性化が関与するので、選択肢1も正解となりうる。不適切な出題であった。

問 264-265　73 歳男性。胃全摘出術後 4 日目に発熱があり、CRP も上昇していた。胸部単純レント
　ゲン写真で右下肺野に浸潤影を認め、喀痰培養の結果にて MRSA が検出されたため、バンコマイ
　シンの投与を開始した。7 日間投与したが効果が得られなかったため、病棟担当薬剤師に薬剤の変
　更について医師から相談があり、作用機序の異なるリネゾリドの静脈内投与を提案した。
　検査値：体温 38.1℃、CRP 5.8 mg/L、Ccr 44.5 mL/min、
　　　　　赤血球数 $420 × 10^4/\mu L$、白血球数 $4,000 \mu L$、血小板数 $25 × 10^4/\mu L$

問 264（薬理）
　　リネゾリドの作用機序はどれか。1 つ選べ。
1　細菌内で還元されたニトロ化物が細菌の DNA を切断する。
2　細菌の細胞壁合成の初期段階で N−アセチルムラミン酸の合成を阻害する。
3　細菌の DNA ジャイレースに作用し、DNA の高次構造形成を阻害する。
4　細菌のペニシリン結合タンパク質に共有結合する。
5　細菌のリボソームと結合し、翻訳過程の 70S 開始複合体の形成を阻害する。

■Approach■　オキサゾリジノン系抗菌薬リネゾリドの作用機序に関する問題
■Explanation■
　1　×　メトロニダゾールの機序である。メトロニダゾールはニトロ基（$R-NO_2$）を持ち、原虫また
　　　　は細菌内の酸化還元系で還元され、ニトロソ化合物（$R-NO$）となる。この反応途中で生成し
　　　　たヒドロキシラジカルが原虫や細菌の DNA を切断し、DNA らせん構造の不安定化させるとと
　　　　もに、$R-NO$ 自身も抗原虫・抗菌作用を発揮する。
　2　×　ホスホマイシンの機序である。ホスホマイシンは、細菌の UDP−N−acetylglucosamine
　　　　enolpyruvyl transferase と呼ばれる酵素を阻害することにより、N−アセチルグルコサミンから
　　　　N−アセチルムラミン酸の生成を阻害し、細胞壁合成の初期段階を阻害して抗菌効果を示す。
　3　×　ニューキノロン系抗菌薬（レボフロキサシンなど）の機序である。ニューキノロン系抗
　　　　菌薬は、細菌の DNA 複製に必要な DNA ジャイレースおよびトポイソメラーゼ IV を阻害
　　　　し殺菌的に抗菌作用を発揮する。
　4　×　ペニシリン系抗菌薬（メチシリン）などの機序である。ペニシリン系抗菌薬は、細菌の
　　　　細胞壁合成に関与するペニシリン結合タンパク質（PBP）に共有結合して PBP 内のトラン
　　　　スペプチダーゼを阻害することにより、細胞壁合成を抑え、殺菌的に抗菌作用を発揮する。
　5　○　リネゾリドの機序である。リネゾリドは、翻訳開始反応における 50S リボソームに結合し、
　　　　リボソームにおける 50S、30S−mRNA、fMet−tRNA で構成される 70S 開始複合体の形成を
　　　　阻害することにより、タンパク質合成を阻害し、細菌の増殖を抑制する。

Ans.　5

■Point■
　　細菌の増殖・生存に関わる分子を整理したうえで、各抗菌薬の作用機序を論理立てて覚える。
　　従来のタンパク質合成阻害作用を有する抗菌薬であるリンコマイシン、クロラムフェニコー
　ル、マクロライド、テトラサイクリンおよびアミノグリコシド系が、ペプチド鎖の伸長および終
　結過程を阻害するのに対し、リネゾリドはタンパク質合成過程の極めて初期段階を抑制して抗菌
　力を発揮するため、既存の抗菌薬に対して耐性を有する菌にも交叉耐性を示さない。そのため、
　MRSA およびバンコマイシン耐性腸球菌に適用される。

問 265（実務）

リネゾリドをこの患者に使用する上での留意点として適切なのはどれか。**2つ**選べ。

1　投与終了 1 ～ 2 時間後の血中濃度を測定する必要がある。
2　効果不十分な場合は、点滴静注時間を 15 分に短くすることで効果を高めることができる。
3　中等度腎障害のため、減量して投与する。
4　骨髄抑制を起こすことがあるので、定期的に血液検査を行う。
5　経口投与が可能な状態になったら、経口剤への切り替えを提案する。

▌Approach▌　代表的な MRSA 治療薬に関する問題

▌Explanation▌

1　×　リネゾリドは、MRSA 感染症に適応を有するオキサゾリジノン系合成抗菌薬である。リネゾリドは、肝機能、腎機能などによる用量調整がほぼ不要の薬物であり、治療薬物モニタリング（TDM）の対象薬ではない。

2　×　リネゾリド投与で効果不十分な場合は、起炎菌、感受性を含めて再検討する。リネゾリド注射液は、1 回 30 分～ 2 時間かけて点滴静注する。リネゾリド注射液の点滴速度は、10 mL/kg/hr 以下とする。

3　×　選択肢 1 の解説を参照。リネゾリドは、高度の腎障害を除き用量調節が不要である。

4　○　リネゾリドの投与中止によって回復しうる骨髄抑制が現れることがあるので、血液検査を定期的に実施する。

5　○　リネゾリド注射液は、経口投与が可能になった場合、同じ用量の錠剤に切り替えることができる。

Ans.　4、5

▌Point▌

〈オキサゾリジノン系合成抗菌薬 リネゾリド注射液の特徴〉

●作用機序は、ペプチド合成の開始複合体の形成阻害（静菌的）である。
●他の抗 MRSA 薬と交叉耐性を示さない。
● MRSA 感染症、VRE 感染症に適応がある。
●各組織へ広範囲に速やかに分布する。
●腎機能障害による薬物動態の変化がない。
●注射剤から同じ用量の錠剤に切り替えができる。

問 266-267　68歳男性。狭心症。かかりつけ医を受診し、定期的に処方1の薬剤を服用している。来局時の聞き取りにより、この患者は最近、他の医療機関で非小細胞肺がんと診断され、エルロチニブ塩酸塩錠による化学療法の実施が予定されているとのことであった。

（処方1）

アスピリン腸溶錠100 mg　　　　　　　1回1錠（1日1錠）

エソメプラゾールマグネシウム水和物カプセル20 mg

　　　　　　　　　　　　　　　　　　1回1カプセル（1日1カプセル）

ビソプロロールフマル酸塩錠5 mg　　　1回1錠（1日1錠）

　　　　　　　　　　　　　　　　　　1日1回　朝食後　28日分

問 266（実務）

　薬剤師は、かかりつけ医に化学療法に関する聞き取りの内容を伝え、処方変更について提案した。その内容として最も適切なのはどれか。1つ選べ。

1　アスピリン腸溶錠を中止する。

2　エソメプラゾールマグネシウム水和物カプセルを中止する。

3　エソメプラゾールマグネシウム水和物カプセルをラニチジン錠に変更する。

4　ビソプロロールフマル酸塩錠を中止する。

5　ビソプロロールフマル酸塩錠をベラパミル塩酸塩錠に変更する。

■Approach■　代表的な医薬品の相互作用に関する問題

■Explanation■

1　×　アスピリン腸溶錠はエルロチニブ塩酸塩錠との相互作用はなく、狭心症における血栓・塞栓形成の抑制を目的に処方されているため、中止すべきではない。

2　○　エソメプラゾールマグネシウム水和物カプセルはプロトンポンプ阻害剤である。エルロチニブ塩酸塩錠は、プロトンポンプ阻害剤と併用すると持続的な胃内 pH の上昇によって溶解度が低下し、吸収が低下する可能性があるため、エソメプラゾールマグネシウム水和物カプセルの中止は適切である。

3　×　ラニチジン塩酸塩錠は H_2 受容体拮抗剤である。エルロチニブ塩酸塩錠は、H_2 受容体拮抗剤と併用すると、胃内 pH の上昇によって溶解度が低下し、吸収が低下する可能性がある。

4　×　ビソプロロールフマル酸塩錠は選択的 β_1 アンタゴニストであり、狭心症に適応がある。エルロチニブとの相互作用はなく、中止すべきではない。

5　×　選択肢4の解説を参照。ベラパミル塩酸塩錠はカルシウム拮抗薬であり、狭心症に適応があるが、ビソプロロールフマル酸塩錠から変更しなければならない理由はみあたらない。

Ans.　2

Point

〈エソメプラゾールの胃酸分泌抑制作用により相互作用を受ける医薬品〉

医薬品	相互作用
アタザナビル硫酸塩（併用禁忌）	溶解性が低下し、血中濃度が低下することがある。
リルピビリン塩酸塩（併用禁忌）	吸収が低下し、血中濃度が低下することがある。
イトラコナゾール、ゲフィチニブ ニロチニブ、エルロチニブ（併用注意）	溶解性が低下し、血中濃度が低下することがある。
ジゴキシン、メチルジゴキシン（併用注意）	加水分解が抑制され、血中濃度が上昇することがある。

問 267（薬剤）

処方変更をしない場合に問題となる、エルロチニブの体内動態の変化として適切なのはどれか。1つ選べ。

1　吸収の低下
2　肝代謝の阻害
3　肝代謝の亢進
4　尿中排泄の阻害
5　胆汁排泄の阻害

Approach
エルロチニブと併用薬との薬物相互作用に関する問題

Explanation
エルロチニブなどのチロシンキナーゼ阻害薬は、消化管内のpHを上昇させる薬物を投与すると、溶解性が低下して、吸収の低下が起こる。

エソメプラゾールはプロトンポンプ阻害薬（PPI）なので、消化管内pHを上昇させる。エルロチニブは弱塩基性薬物なので、消化管内のpHが上昇すると溶解性が低下して胃内容排出時間が遅延し、腸管での吸収速度が低下することがある。

Ans.　1

Point
消化管内のpH変化に伴う薬物吸収への影響についてまとめておく。

pHを上昇させる薬物・飲食物	AlやMgなどを含有する薬剤、制酸剤、抗コリン薬 消化性潰瘍治療薬（H₂拮抗薬、プロトンポンプ阻害薬 プロスタグランジンE製剤）、牛乳等の乳製品
pHを低下させる飲食物	炭酸飲料（コーラ、サイダー、ビール） カフェイン含有飲食物（コーヒー、緑茶など） 酸性飲料（果物ジュース、レモン水など）

併用薬による変化
①胃内での溶解性の変化
②解離度の変化
③酸による分解や析出
④製剤特性の変化

> 問 268-269 65歳男性。花粉症のため近医を受診した。医師が服用中の薬について確認したところ、以下の処方による治療を受けていることがわかった。そこで、医師は地域連携の会議等でよく顔を合わせている薬剤師に電話して、抗アレルギー剤の選択について相談した。
>
> （処方）　テルミサルタン錠 40 mg　　　　　　　　　　　　1回1錠（1日1錠）
> 　　　　　　　　　　　　　　　　　　　　　　　　　　　1日1回　朝食後　14日分
>
> 　　　　沈降炭酸カルシウム錠 500 mg（高リン血症用）　1回2錠（1日6錠）
> 　　　　　　　　　　　　　　　　　　　　　　　　　　　1日3回　毎食直後　14日分

> 問 268（実務）
> 　以下の抗アレルギー剤のうち、処方を避けることが望ましい薬剤として、医師に伝えるのはどれか。1つ選べ。
> 1　アゼラスチン塩酸塩錠
> 2　エバスチン錠
> 3　ケトチフェンフマル酸塩錠
> 4　ジフェンヒドラミン塩酸塩錠
> 5　レボセチリジン塩酸塩錠

■Approach■　腎障害時の薬物治療に関する問題

■Explanation■

1　×　沈降炭酸カルシウム錠が処方されていることから、患者は腎不全保存期あるいは透析期であることがわかる。アゼラスチン塩酸塩錠は、ロイコトリエンやヒスタミンなどの遊離抑制、拮抗作用を有するアレルギー疾患治療剤であり、腎機能に基づく特別な用量の調節を必要としない。

2　×　選択肢1の解説を参照。エバスチン錠は持続性選択 H_1 受容体拮抗剤であり、腎機能に基づく特別な用量の調節を必要としない。

3　×　選択肢1の解説を参照。ケトチフェンフマル酸塩錠はアレルギー疾患治療剤であり、腎機能に基づく特別な用量の調節を必要としない。

4　×　選択肢1の解説を参照。ジフェンヒドラミン塩酸塩錠はアレルギー疾患治療剤であり、腎機能に基づく特別な用量の調節を必要としない。

5　○　選択肢1の解説を参照。レボセチリジン塩酸塩錠は持続性選択 H_1 受容体拮抗・アレルギー性疾患治療剤である。腎障害患者では用量調節が必要であり、重度の腎障害には禁忌となっている。

Ans.　5

■Point■

〈腎障害時におけるレボセチリジン塩酸塩の用法・用量（成人）〉

　レボセチリジン塩酸塩は、腎障害患者では血中濃度半減期の延長が認められ、血中濃度が増大するため、クレアチニンクリアランス（Ccr）に応じて投与量の調節が必要である。なお、Ccrが 10 mL/min 未満の患者への投与は禁忌である。

Ccr	用法・用量
≧ 80	5 mg を 1 日 1 回
50 ～ 79	2.5 mg を 1 日 1 回
30 ～ 49	2.5 mg を 2 日 1 回
10 ～ 29	2.5 mg を週に 2 回

問 269（薬剤）

その薬剤の処方を避けることが望ましい理由として、適切なのはどれか。1 つ選べ。

1 テルミサルタンの血漿タンパク結合を阻害するため。
2 テルミサルタンの代謝を阻害するため。
3 沈降炭酸カルシウムへの吸着により、その薬物の薬効が減弱するため。
4 肝機能障害患者では、その薬物の活性代謝物への代謝が抑制されるため。
5 腎機能障害患者では、その薬物の高い血中濃度が持続するため。

▌Approach▌ レボセチリジンに関する問題

▌Explanation▌

1 × 血漿タンパク結合率は、テルミサルタンは 99％以上、レボセチリジンは 92％であり、血漿タンパク結合能は高い。しかし、テルミサルタンの血漿タンパク結合をレボセチリジンが阻害するという記載はインタビューフォームにはない。
2 × テルミサルタンはほとんど代謝されず、未変化体として尿中に排泄されるので、レボセチリジンによる代謝阻害は起こらない。
3 × レボセチリジンが沈降炭酸カルシウムに吸着することはない。
4 × 活性代謝物は生成されない。
5 ○ 腎機能障害者では、レボセチリジンの腎排泄が遅くなるため、高い血中濃度が持続する。

Ans. 5

▌Point▌

〈レボセチリジンの薬物相互作用（併用注意）〉

①テオフィリン：セチリジンのクリアランスが 16％減少する（機序不明）。
②リトナビル：セチリジンの腎排泄が阻害される可能性がある。
※レボセチリジンは、ラセミ体であるセチリジンの R-エナンチオマーである。

問 270-271　58 歳男性。体重 60 kg。生体腎移植を受けるため入院した。持病である胃潰瘍、高コレステロール血症及び三叉神経痛の治療のため、以下の薬剤を服用している。
（処方）

ラベプラゾールナトリウム錠 10 mg	1 回 1 錠（1 日 1 錠）	
	1 日 1 回　朝食後　28 日分	
ピタバスタチンカルシウム口腔内崩壊錠 1 mg	1 回 1 錠（1 日 1 錠）	
	1 日 1 回　朝食後　28 日分	
カルバマゼピン錠 100 mg	1 回 2 錠（1 日 4 錠）	
	1 日 2 回　朝夕食後　28 日分	

　この患者に対し、手術前にタクロリムス 12 mg に相当するタクロリムス水和物徐放性カプセルを経口単回投与した。タクロリムスの血中濃度を数回測定し、解析したところ、血中濃度時間曲線下面積が 720 ng・h/mL となり、これは母集団平均値の約 2 倍であった。

問 270（実務）

　病棟担当薬剤師は、術後の投与量設定を医師と打ち合わせるため、タクロリムスの血中濃度が高値となった原因を探索した。原因として可能性が高いのはどれか。1 つ選べ。
1　*CYP2C19* の変異型遺伝子をホモで有している
2　*CYP3A5* の変異型遺伝子をホモで有している
3　ラベプラゾールナトリウム錠の併用
4　ピタバスタチンカルシウム口腔内崩壊錠の併用
5　カルバマゼピン錠の併用

■Approach■　代表的な免疫抑制薬の薬物動態に関する問題
■Explanation■
1　×　薬物代謝酵素 CYP2C19 は、タクロリムスの体内動態に関与しない。
2　○　*CYP3A5* 遺伝子多型が、タクロリムスの体内動態に影響を及ぼすとの報告がある（Point 参照）。
3　×　ラベプラゾールナトリウム錠はプロトンポンプ阻害剤である。ラベプラゾールナトリウムはタクロリムスとの相互作用を認めない。
4　×　ピタバスタチンカルシウム水和物口腔内崩壊錠は HMG-CoA 還元酵素阻害剤である。ピタバスタチンは、タクロリムスと同効薬のシクロスポリンとは併用禁忌であるが、タクロリムスとの相互作用は認めない。
5　×　カリバマゼピンは抗てんかん薬である。カリバマゼピンは、タクロリムスの代謝酵素を誘導するため、併用によりタクロリムスの血中濃度が低下する。

Ans.　2

■Point■
〈タクロリムスの体内動態に影響を及ぼす *CYP3A5* 遺伝子多型〉
　タクロリムス水和物徐放性カプセルの添付文書情報には、「健康成人 16 例に本剤 1.5 mg、4 mg 及び 10 mg を経口投与したとき、AUC の平均値は各々 75.10、205.91、516.26 ng・h/mL であり、投与量に比例して増加した。」とある。設問文では、タクロリムス 12 mg 相当を経口単回投与したとき、AUC 720 ng・h/mL が得られており、添付文書情報から予測される AUC 619 ng・h/mL

より高値となっている。処方薬との間にタクロリムスの血中濃度が上昇するような相互作用は認められないため、タクロリムスに対する患者自身の代謝・排泄に原因があると考えられる。

タクロリムスでは、*CYP3A5* 遺伝子多型が体内動態に影響を及ぼすとの報告がある（免役抑制薬 TDM 標準化ガイドライン　日本 TDM 学会・日本移植学会）。

問 271（薬剤）

術後、タクロリムス水和物徐放性カプセルを経口投与し、定常状態におけるタクロリムスの平均血中濃度を 10 ng/mL としたい。この患者に対するタクロリムスの 1 日投与量（mg/day）として最も適切なのはどれか。1 つ選べ。ただし、この患者におけるタクロリムスの全身クリアランス及びバイオアベイラビリティは腎移植前後で変化しないものとする。

1　1.0
2　2.0
3　4.0
4　6.0
5　8.0

■ Approach ■　経口繰り返し投与に関する計算問題

■ Explanation ■

タクロリムス 12 mg（D）を単回経口投与したときの血中濃度時間曲線下面積（AUC）720 ng·h/mL から、全身クリアランス（CL_{tot}）を求める。このときのバイオアベイラビリティを F とする。

$$CL_{tot} = \frac{F \times D}{AUC} = \frac{12 \times F \,(mg)}{720 \,(ng \cdot h/L)} = \frac{12 \times F \times 10^6 \,(ng)}{720 \,(ng \cdot h/L)} = \frac{F \times 10^5}{6} \quad (mL/h)$$

術後、タクロリムスを繰り返し経口投与し、定常状態での平均血中濃度（$\overline{C_{ss}}$）を 10 ng/mL にすることを目標に 1 日投与量（$D^*\,(mg/day)$）を求める。

繰り返し経口投与なので、$\overline{C_{ss}} = \dfrac{F \times D^*}{CL_{tot} \times \tau}$ の式を用いて求める。

全身クリアランスとバイオアベイラビリティは、腎移植の術前術後で変わらないので、単回投与で求めた値を用いる。投与間隔（τ）は 1 日なので、24 h である。

$$D^* = \frac{\overline{C_{ss}} \times CL_{tot} \times \tau}{F} = \frac{10\,(ng/mL) \times \frac{F}{6} \times 10^5\,(mL/h) \times 24\,(h)}{F} = 4.0 \times 10^6\,(ng) = 4.0\,(mg)$$

この患者に対するタクロリムスの 1 日投与量は、4.0（mg）である。

Ans.　3

■ Point ■

経口投与データから全身クリアランスを求める。

繰り返し投与での定常状態における平均血中濃度を求める式、$\overline{C_{ss}} = \dfrac{F \times D^*}{CL_{tot} \times \tau}$ を用いる。

右側余白縦書きタブ：物理・化学・生物／衛生／薬理／薬剤／病態・薬物治療／法規・制度・倫理／実務

問 272-273　54 歳女性。152 cm、48 kg。高血圧、脂質異常症、深在性皮膚真菌症の治療のため処方 1 と処方 2 の薬剤を服用していた。その後、深部静脈血栓塞栓症を発症し、その治療のため処方 3 が追加となった。

（処方 1）

アムロジピン口腔内崩壊錠 5 mg	1 回 1 錠（1 日 1 錠）
イトラコナゾール錠 100 mg	1 回 1 錠（1 日 1 錠）
	1 日 1 回　朝食直後　14 日分

（処方 2）

| イコサペント酸エチル粒状カプセル 900 mg | 1 回 1 包（1 日 2 包） |
| | 1 日 2 回　朝夕食直後　14 日分 |

（処方 3）

| ワルファリンカリウム錠 1 mg | 1 回 3 錠（1 日 3 錠） |
| | 1 日 1 回　朝食後　7 日分 |

PT-INR を治療目標域に到達させるため、ワルファリン投与量の調節を試みたが、PT-INR が 3.0 〜 6.0 で推移し、コントロールが困難であった。医師は患者や薬剤師と相談し、薬物動態関連遺伝子の多型を検査することにした。

問 272（薬剤）

　多型を検査すべき遺伝子として、適切なのはどれか。1 つ選べ。

1　*CYP2C9*
2　*CYP2C19*
3　*CYP2D6*
4　*UGT1A1*
5　*NAT2*

▌Approach ▌　ワルファリンの代謝に関与する薬物代謝酵素に関する問題

▌Explanation ▌

　　インタビューフォームによると、ワルファリンは光学異性体（*S*-ワルファリン、*R*-ワルファリン）のラセミ体である。ワルファリンは投与後、主に肝臓で代謝され、その主な代謝物としては 7-水酸化体、6-水酸化体、ワルファリンアルコール等が認められている。*S*-ワルファリンは主に *CYP2C9* により 7 位が水酸化されるが、*R*-ワルファリンは *CYP1A2* により 6 位と 8 位が水酸化され、*CYP3A4* により 10 位が水酸化されるとともに、カルボニル還元酵素によりアルコール体に代謝される。

　　以上より、多型を検査すべき遺伝子は *CYP2C9* であり、他に *CYP1A2* と *CYP3A4* が候補である。

Ans.　1

▌Point ▌

　　ワルファリンの代謝に主に関与する代謝酵素を覚えておくこと。

物理・化学・生物
衛生
薬理
薬剤
病態・薬物 治療
法規・制度・倫理
実務

問 273（実務）

遺伝子多型検査の結果、ホモの変異を有することが判明し、医師は代替薬について薬剤師に相談した。医師に提案すべき抗血栓薬として最も適切なのはどれか。1つ選べ。

1　アピキサバン錠
2　シロスタゾール錠
3　ダビガトランエテキシラートメタンスルホン酸塩カプセル
4　チクロピジン塩酸塩錠
5　リバーロキサバン錠

▌Approach▌ 代表的な抗凝固薬に関する問題

▌Explanation▌

1　○　アピキサバン錠は血液凝固活性化第X因子（FXa）を阻害する経口抗凝固薬であり、深部静脈血栓症の治療を適応とする。アピキサバンは主に CYP3A4/5 によって代謝され、イトラコナゾールと併用注意となっている。

2　×　シロスタゾール錠は抗血小板薬であり、動脈閉塞症を適応とする。

3　×　ダビガトランエテキシラートメタンスルホン酸カプセルは直接トロンビン阻害薬であり、心房細動に基づく塞栓症の発症抑制を適応とする。また、ダビガトランはイトラコナゾールと併用禁忌である。

4　×　チクロピジン塩酸塩錠は抗血小板薬であり、動脈閉塞症等を適応とするが、深部静脈血栓塞栓症の治療は適応としない。

5　×　リバーロキサバン錠は選択的直接作用第Xa因子を阻害する経口抗凝固薬であり、深部静脈血栓症の治療を適応とする。ただし、リバーロキサバンはイトラコナゾールと併用禁忌である。

Ans.　1

▌Point▌

〈深部静脈血栓症の薬物治療〉

深部静脈血栓症の治療では、肺塞栓症の予防、深部静脈血栓症状の軽減等を目的にヘパリン注射液の投与に続き、経口抗凝固薬の投与による抗凝固療法が行われる。経口抗凝固薬には、ワルファリン、第Xa因子阻害薬、直接トロンビン阻害薬があるが、深部静脈血栓症に適応があるのは、ワルファリン、アピキサバン、エドキサバン、リバーロキサバンである。

問 274-275　14歳女児。身長 160 cm、体重 52 kg。造血幹細胞移植後の真菌感染症予防のため、フルコナゾールカプセルで管理を行っていた。しかし、画像診断や検査値などからアスペルギルス症が疑われ、注射用ボリコナゾールが投与されることになった。

検査値：AST 25 IU/L、ALT 37 IU/L、γ-GTP 40 IU/L、
　　　　血清クレアチニン値 0.7 mg/dL

問 274（実務）

　病棟担当薬剤師は、注射用ボリコナゾールの投与にあたり、処方監査を行い、投与後のモニタリングについて検討した。薬剤師の対応として適切なのはどれか。**2 つ選べ。**

1　経口剤への変更を提案する。
2　体重あたりの用量（mg/kg）が、成人の標準用量よりも低用量で開始されていることを確認する。
3　ボリコナゾールによって代謝が強く阻害される薬剤が併用されていないことを確認する。
4　ボリコナゾールの血漿中濃度は 24 時間以内に定常状態に達すると考えられるため、TDM 用の採血は投与開始日の翌日に行う。
5　重篤な肝障害が現れることがあるので、肝機能を定期的にモニタリングする。

‖ Approach ‖　代表的な抗真菌薬の相互作用に関する問題

‖ Explanation ‖

1　×　ボリコナゾールは、アスペルギルス症の第一選択薬である。アゾール系の抗真菌薬であり、小児では、経口投与時の AUC_{0-12} は静脈内投与時と比較して低くなる可能性があることから、注射剤から投与を開始することとされている。
2　×　注射用ボリコナゾールの初日の投与量は、成人と 12 歳以上で体重 50 kg 以上の小児は同じであり、ともに 1 回 6 mg/kg を 1 日 2 回点滴静注となっている。
3　○　ボリコナゾールは CYP3A に対する強い阻害作用を有する。併用薬に CYP3A に関して相互作用を受けやすい薬剤が含まれている場合は、必要に応じて併用薬を減量するなど慎重に投与する。
4　×　ボリコナゾールの TDM における採血は、投与開始 4 ～ 7 日目の投与前が適している。
5　○　重篤な肝障害が現れることがあり、死亡例も報告されている。投与にあたっては、観察を十分に行い、必要に応じて肝機能検査を定期的に行う。

Ans.　3、5

‖ Point ‖

〈ボリコナゾールの相互作用〉

　ボリコナゾールは、肝代謝酵素 CYP2C19、2C9 および 3A4 で代謝され、CYP2C19、2C9 および 3A4 の阻害作用を有する。特に CYP3A に対する阻害作用は強いとされる。

　ボリコナゾールの CYP3A に対する阻害作用のため併用禁忌となっている薬剤には、リファブチン、エファビレンツ、ピモジド、キニジン硫酸塩、麦角アルカロイド、トリアゾラムがある。

問 275（薬剤）

初日はボリコナゾールとして 1 回 300 mg を 1 日 2 回、2 日目以降は 1 回 200 mg を 1 日 2 回点滴静注し、治療を行ったが、症状やレントゲン陰影の改善はみられなかった。この患者におけるボリコナゾールの定常状態での平均血漿中濃度は 1.0 mg/L であったため、薬剤師は治療域に達していないと判断した。この患者における定常状態における平均血漿中濃度を 2.5 mg/L としたい。ボリコナゾールの 1 日投与量（mg/day）として最も適切なのはどれか。1 つ選べ。

ただし、ボリコナゾールの定常状態における平均血漿中濃度と体内からの消失速度の関係は Michaelis–Menten 式で表され、K_m 値は 0.50 mg/L とする。

1　500
2　600
3　700
4　800
5　1,000

Approach Michaelis-Menten 式に従う薬物の経口繰り返し投与における投与速度（1 日当たりの投与量）を求める計算問題

Explanation

2 日目以降は 1 回 200 mg を 1 日 2 回なので、1 日投与量（V）は、400 mg である。この投与速度で投与したときの定常状態での平均血漿中濃度（$\overline{C_{ss}}$）が 1.0 mg/L である。K_m 値は 0.50 mg/L なので、最大消失速度（V_{max}）を求める。

Michaelis–Menten 式　$V = \dfrac{V_{max} \times \overline{C_{ss}}}{K_m + \overline{C_{ss}}}$ に値を代入する。

$$400\,(\text{mg}) = \frac{V_{max} \times 1.0\,(\text{mg/L})}{0.50\,(\text{mg/L}) + 1.0\,(\text{mg/L})}$$

$V_{max} = 400\,（\text{mg}）\times 1.5 = 600\,（\text{mg}）$

よって、平均血中濃度を 2.5 mg/L にするための 1 日投与量（V^*）を求める。

$$V^* = \frac{600\,(\text{mg}) \times 2.5\,(\text{mg/L})}{0.50\,(\text{mg/L}) + 2.5\,(\text{mg/L})} = \frac{1500}{3.0}\,(\text{mg}) = 500\,(\text{mg})$$

Ans.　1

Point

Michaelis–Menten 式　$V = \dfrac{V_{max} \times \overline{C_{ss}}}{K_m \times \overline{C_{ss}}}$ を覚えておくこと。

> 問 276-277　47歳男性。1年前に潰瘍性大腸炎と診断され、メサラジンで治療を受けていた。しかし、コントロール不良のため、アザチオプリンが投与されることになった。薬剤師が処方監査の際、検査値を確認したところ、あるウイルスの既感染者であることに気付き、ウイルスの再活性化に注意しながらアザチオプリンを投与するように医師に提案した。
> 検査値：ALT 13 IU/L、AST 20 IU/L、HCV 抗体（−）、HBs 抗原（−）、HBs 抗体（−）、HBc 抗体（＋）、eGFR 39 mL/min/1.73 m^2

問 276（実務）

　検査値から判断して、この患者において、再活性化に注意すべきウイルスはどれか。1つ選べ。

1　サイトメガロウイルス
2　単純ヘルペスウイルス
3　B 型肝炎ウイルス
4　C 型肝炎ウイルス
5　ヒト免疫不全ウイルス

▋Approach▋　B 型肝炎ウイルスの再活性化に関する問題

▋Explanation▋

1　×　サイトメガロウイルス抗体に関する検査項目が含まれていない。

2　×　単純ヘルペスウイルス抗体に関する検査項目が含まれていない。

3　○　B 型肝炎ウイルス（HBV）に関する検査値のうち、HBs 抗原（−）、HBs 抗体（−）、HBc 抗体（＋）および肝機能検査値の ALT 値、AST 値が正常値であることから、患者は過去に HBV に感染し、急性肝炎を起こすことなく自然治癒したものと推測される。ただし、肝細胞内には HBV が残存しており、免疫抑制療法により HBV の再活性化が起こる可能性がある。

4　×　C 型肝炎ウイルス（HCV）抗体が陰性なので、HCV に感染している可能性は低い（HCV 感染のウインドウ期を除く）。

5　×　ヒト免疫不全ウイルス（HIV）に関する検査項目の HIV 抗体と HIV ウイルス量が含まれていない。

Ans.　3

▋Point▋

〈B 型肝炎ウイルス（HBV）の再活性化に注意を要する医薬品〉

　免疫抑制剤等を投与された HBV キャリアの患者において、HBV の再活性化による肝炎が現れることがあるため、重要な基本的注意がなされている。対象となる医薬品には、アザチオプリン、エベロリムス、シクロスポリン、タクロリムス、ミゾリビン、ミコフェノール酸モフェチル等の免疫抑制薬、デキサメタゾン、プレドニゾロン等のステロイド剤、メトトレキサートや抗リウマチ薬の生物学的製剤などがある。

問 277（薬剤）

　アザチオプリンで治療を継続していたところ、9ヶ月後にウイルスの再活性化が確認され、患者の腎機能を考慮して、核酸アナログであるテノホビルアラフェナミドフマル酸塩に変更されることになった。

　テノホビルアラフェナミドはテノホビルの経口吸収性を改善したプロドラッグであり、同様のプロドラッグとしてテノホビルジソプロキシルが臨床で先行使用されている。いずれのプロドラッグも血漿中や標的細胞中で加水分解されてテノホビルとなり、さらに細胞内でリン酸化されて活性代謝物のテノホビル二リン酸となり、抗ウイルス作用を発現する。また、テノホビルアラフェナミドの　ア　は、テノホビルジソプロキシルに比べて　イ　。その結果、テノホビルアラフェナミドを投与すると、標的細胞内において、テノホビル二リン酸がより高い濃度で産生される。

　　ア　及び　イ　に適する語句の組合せとして最も適切なのかどれか。1つ選べ。

	ア	イ
1	消化管からの吸収速度	遅い
2	血漿中での加水分解速度	遅い
3	標的細胞中での加水分解速度	遅い
4	腎クリアランス	大きい
5	バイオアベイラビリティ	小さい

Approach テノホビルアラフェナミド(TAF)とテノホビルジソプロキシル (TDF)の体内動態に関する問題

Explanation

　文章中の内容から得られる情報を基に、最も適した選択肢を選ぶ。

①テノホビルアラフェナミドもテノホビルジソプロキシルもテノホビル（TFV）の消化管吸収性を改善したプロドラッグである。

②これらのプロドラッグは血漿中および標的細胞中で加水分解されて、テノホビルになる。

③テノホビルは細胞内でリン酸化されて、活性代謝物のテノホビル二リン酸となる。

④テノホビルアラフェナミドはテノホビルジソプロキシルよりも標的細胞内においてテノホビル二リン酸濃度が高い。

1　×　消化管からの吸収速度に関しては、いずれも吸収性は改善されているが、これだけの情報から速いか遅いかの判断はできない。

2　○　血漿中での加水分解速度が遅いほうが、より多く標的細胞内に移行することができる。この結果、標的細胞内で加水分解を受けた活性代謝物のテノホビル二リン酸の濃度が高くなる。標的細胞内でのテノホビル二リン酸濃度が高いのはテノホビルアラフェナミドである。

3　×　標的細胞中での加水分解速度が遅いと、活性代謝物のテノホビル二リン酸濃度は低い状態のままとなり、高い抗ウイルス作用は期待できないことになる。

4　×　腎クリアランスに関しては、これだけの情報から大きいか小さいかの判断はできない。

5　×　バイオアベイラビリティに関しては、これだけの情報から大きいか小さいかの判断はできない。

Ans.　2

■Point■

　薬物動態パラメータの値を知らなくても、与えられた文章中の情報を整理すれば、判断することができる。新傾向問題。

〈TAF と TDF の代謝機構〉

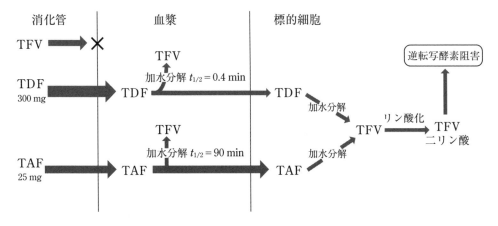

問 278-279 5歳女児。熱や咳の症状があり母親に連れられて受診し、下記内容の処方箋を持って来局した。母親との会話において、子どもは以前にも散剤や顆粒剤を服用したことがあり、問題なく飲めたとのことであった。また、母親が右手に包帯をしており、物を取扱いにくいため、一包にまとめて欲しいと医師に申し入れ済みとのことであった。

（処方）

アスベリン®散 10%	1回 0.1 g（1日 0.3 g）
幼児用 PL 配合顆粒	1回 2 g（1日 6 g）
以上、混合	

1日3回　朝昼夕食後　5日分

問 278（薬剤）

　薬剤師はこの処方の調剤方法を検討するため、アスベリン®散と幼児用 PL 配合顆粒の処方量を十分に振とう混合してみた。このときの状態を模式的に表す図として、最も適切なのはどれか。1つ選べ。

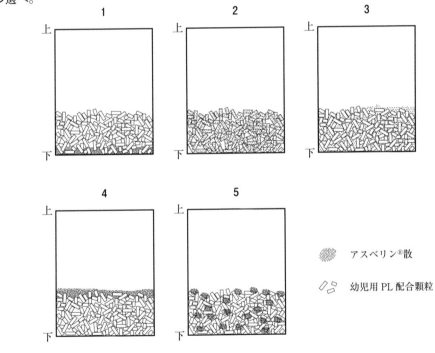

■**Approach**■　散剤と顆粒剤の混合に関する問題

■**Explanation**■

　粒子径が大きく異なる固体粒子同士を混合する場合、混合をすればするほど粒子径の小さい粒子は容器の底の方に移動してしまう。

Ans.　1

■**Point**■

　一般に、散剤と顆粒剤の混合は行わず別々に分包するか、2段分割（2度撒き）で分包する。

> **問 279（実務）**
>
> 前問での検討結果を踏まえて、この患者に対する最も適切な調剤方法はどれか。1つ選べ。
> 1　両剤を計量し、乳鉢にて、乳棒で混和し分包した。
> 2　アスベリン®散を乳糖で賦形したものと幼児用 PL 配合顆粒を、2段分割(2度撒き)で分包した。
> 3　両剤を計量し、乳鉢にて、スパーテルで混和し分包した。
> 4　幼児用 PL 配合顆粒を調剤用ミルで粉砕してから、アスベリン®散と乳棒・乳鉢にて混和し分包した。
> 5　アスベリン®散を乳糖で賦形したものをふるいで篩過してから、幼児用 PL 配合顆粒と乳棒・乳鉢にて混和し分包した。

▌Approach▌　計量調剤に関する問題

▌Explanation▌

1　×　散剤と顆粒剤の組合せなので、乳鉢・乳棒では均一に混合できない。
2　○　散剤と顆粒剤の組合せなので均一に混合できないため、2段分割が適している。また、散剤の処方量が少なく均一な分包が難しい場合は、賦形した後に分包する必要がある。
3　×　散剤と顆粒剤の組合せなので、乳鉢・スパーテルでは均一に混合できない。
4　×　散剤と顆粒剤の容量に大きな差があるので、顆粒を粉砕しても乳鉢・乳棒では均一に混合するのは難しい。
5　×　散剤の賦形により、賦形しない場合と比べ顆粒剤と混ぜやすくなるが、乳鉢・乳棒では均一に混合できない。

Ans.　2

▌Point▌

〈散剤等の計量調剤における2段分割（2度撒き）〉

計量調剤における散剤と顆粒剤の混合のように、嵩や比重、流動性が著しく異なる薬剤が一緒に処方されている場合は、それらを直接混合せずに2度に分けて分割して分包する。2段分割（2度撒き）によって調剤することにより、それぞれの薬剤が均一に分割され、分包できる。

問 280-281　食道がん全摘出後の患者（体重 65 kg）の栄養管理として、高カロリー輸液による中心静脈栄養法が実施されていた。NST（栄養サポートチーム）が患者ラウンドを行った際に、患者の皮膚状態が乾燥し、鱗状になっていることを発見した。NST の薬剤師は、必須脂肪酸欠乏を疑い、医師らとともに他の臨床症状や検査値を確認した。協議の結果、静注用脂肪乳剤（イントラリポス® 輸液 20%、100 mL、1 本）を投与することになった。

問 280（実務）
　看護師から病棟薬剤師に、静注用脂肪乳剤を投与する時の注意点について質問があった。薬剤師による説明として、最も適切なのはどれか。1 つ選べ。
1　遮光して投与してください。
2　ゆっくり（3 時間以上かけて）投与してください。
3　高カロリー輸液に混合してください。
4　ポリカーボネート製三方活栓を使用してください。
5　0.2 μm 孔径の輸液フィルターを用いて投与してください。

■ Approach ■　静注用脂肪乳剤の適用上の注意に関する問題
■ Explanation ■
1　×　イントラリポス® 輸液 20%は静注用脂肪乳剤であり、投与中および貯蔵中においても特別な遮光は要しない。
2　○　イントラリポス® 輸液 20%は、投与速度が速すぎると副作用の初期症状として熱感、発熱、悪心等が現れるおそれがあるため、ゆっくり注入する。投与速度の目安は、通常、1 日 250 mL（ダイズ油として 20%液）を投与する場合、3 時間以上かけて点滴静注する。
3　×　イントラリポス® 輸液 20%は、他剤との混合により脂肪乳剤の安定性が損なわれ、脂肪粒子サイズの粗大化、凝集等が現れる可能性がある。また、臨床上の副作用増大の可能性があるため、高カロリー輸液には混合しない。
4　×　静注用脂肪乳剤は、接合部がポリカーボネート製の輸液セット等を使用した場合、その接合部にひび割れが生じて薬液漏れ等が起こる可能性があるので、ポリカーボネート製の三方活栓は使用しない。
5　×　静注用脂肪乳剤は、製剤に含まれる大部分の脂肪粒子の粒子径が輸液フィルターの孔径 0.22 μm より大きいので、フィルターを使用して投与できない。

Ans.　2

■ Point ■
〈静注用脂肪乳剤（イントラリポス® 輸液 20%）の製剤学的特徴〉
　イントラリポス® 輸液 20%は、精製大豆油を主成分とする白色の乳濁した液で、わずかに粘性がある。添加物に精製卵黄レシチンを含む。通常、脂肪乳剤の粒子径は 1 μm 以下で製剤化されているため、ほとんどの粒子は輸液フィルター（0.22 μm）を通過できずに目詰まりする。また、脂肪粒子の表面は、脂肪乳剤に添加されている両性界面活性剤のレシチンにより陰性荷電しているため、陽イオンを含む他剤と混合すると脂肪のエマルジョンが破壊され、粒子径が粗大化する。1 μm 以上の粒子径を多く含む脂肪乳剤を投与すると毒性が高くなるとの報告がある。

問 281（薬剤）

　今回投与されることになった静注用脂肪乳剤には以下の成分が含まれている。前間における説明の理由として正しいのはどれか。1つ選べ。

成分		100 mL 中
有効成分	精製大豆油	20 g
添加物	精製卵黄レシチン	1.2 g
	濃グリセリン	2.2 g
	水酸化ナトリウム	適量

1　脂肪乳剤の乳濁安定性を高めるため。
2　精製大豆油の分解を抑えるため。
3　精製卵黄レシチンの添加により投与器具への有効成分の吸着を抑えるため。
4　濃グリセリンが脂肪粒子の最大粒子径を 0.2 μm 以下にする目的で添加されているため。
5　血中での過剰な脂肪粒子の停滞を防ぐため。

▌Approach▌　脂肪乳剤の添加剤に関する問題

▌Explanation▌

　脂肪がエネルギーとして利用されるためには、加水分解され脂肪酸となる必要がある。血中に入った脂肪乳剤の粒子は、HDL（高比重リポタンパク）から脂肪の加水分解酵素（リポタンパクリパーゼ）を調節するアポタンパクを受け取り、加水分解が可能なリポタンパクを生じる。投与速度が速いと HDL からのアポタンパクの供給が間に合わず、リポタンパクが生じないため、過剰な脂肪粒子が血中に停滞してしまう可能性が指摘されている。

Ans.　5

▌Point▌

〈脂肪乳剤の投与時間の例〉

　イントラリポス® 輸液 20%　50 mL →　2 時間
　イントラリポス® 輸液 20% 100 mL →　4 時間
　イントラリポス® 輸液 20% 250 mL → 10 時間

物理・化学・生物

衛生

薬理

薬剤

病態・薬物治療

法規・制度・倫理

実務

問 282-283 73歳女性。卵巣がん Stage Ⅲ c に対して TC（パクリタキセル＋カルボプラチン）療法を施行していたが6ヶ月後に再発した。そこで2次療法として、ドキソルビシン塩酸塩を MPEG-DSPE(注)修飾リポソームに封入した注射剤（ドキシル®注）を導入することになった。

　　注：*N*-（Carbonyl-methoxypolyethylene glycol 2000）-1, 2-distearoyl-*sn*-
　　　　glycero-3-phosphoethanolamine sodium salt

問 282（薬剤）

　ドキシル®注に関する記述のうち、正しいのはどれか。**2つ選べ**。

1　添加物に卵由来の成分が含まれているので、卵アレルギーの患者には慎重に投与する。
2　ステルス機能を有する能動的ターゲティング製剤である。
3　希釈には生理食塩液を使用する。
4　従来のドキソルビシン塩酸塩製剤に比べて、インフュージョンリアクションが現れやすい。
5　リポソームへの MPEG-DSPE 修飾により、細網内皮系に異物として認識されにくい。

▌Approach▌　リポソームに封入した注射剤に関する問題

▌Explanation▌

1　×　ドキソルビシン塩酸塩製剤又は本剤の成分に対して過敏症の既往歴のある患者には、慎重に投与する。
2　×　ドキシル®注は、ステルス機能を有する受動的ターゲティング製剤である。
3　×　本剤を希釈するには5％ブドウ糖注射液を用いる。
4　○　インフュージョンリアクションの発現の危険性を最小限にするため、投与速度は1 mg/分を超えないこと、と添付文書に記載されている。
5　○　MPEG-DSPE により修飾されたリポソームは、細網内皮系に異物として認識されにくいので、血中滞留時間が延長する。

Ans. 4、5

▌Point▌

　リポソームは肝臓や脾臓の細網内皮系やマクロファージに貪食されるため、血中滞留時間が短く、肝臓や脾臓以外へのターゲティングに適さなかった。しかし PEG などで修飾することによって、血中に長時間滞留させることを可能にしたステルスリポソームによる受動的ターゲティングが実用化された。

問 283（実務）

　5コース目の投与中に、患者から、刺入部に耐え難い焼かれるような痛みを感じ、赤く腫れているとの訴えがあり、ドキシル®注の血管外漏出が疑われた。本剤の血管外漏出の対処法として、適切なのはどれか。**2つ**選べ。

1　患部を温める。
2　すぐに留置針を抜く。
3　患部を生理食塩液でフラッシュする。
4　デクスラゾキサンを静脈内投与する。
5　漏出部周囲から薬液や血液を吸引・除去する。

█ Approach █　抗悪性腫瘍薬の静脈内投与時における血管外漏出に関する問題

█ Explanation █

1　×　ドキシル®注はアントラサイクリン系抗腫瘍性抗生物質であり、ドキソルビシン塩酸塩をリポソームに封入した製剤である。ドキシル®注の血管外漏出が生じた場合には、局所の血管収縮による薬剤の局在化を期待して患部を冷却することが推奨される。ただし、抗悪性腫瘍薬の種類によっては、冷却を避けることや加温することが推奨される場合がある。

2　×　点滴ルートや留置針に残存しているドキシル®注を吸引してから、抜針する。

3　×　選択肢2の解説を参照。フラッシュを行うと、点滴ルートや留置針に残存しているドキシル®注を患部に漏出させる可能性があるため、フラッシュは行わない。

4　○　注射用デクスラゾキサンは、アントラサイクリン系抗悪性腫瘍剤の血管外漏出治療剤である。

5　○　選択肢2の解説を参照。

Ans.　4、5

█ Point █

〈アントラサイクリン系抗悪性腫瘍剤の血管外漏出と治療剤〉

　抗悪性腫瘍剤の血管外漏出（extravasation：EV）は、EV周囲の組織に障害を起こし、発赤、疼痛、壊死、潰瘍化など様々な自他覚症状を引き起こす。アントラサイクリン系抗悪性腫瘍剤は壊死起因性抗悪性腫瘍剤に分類され、EVの薬剤が少量であっても重度の組織障害や組織壊死を生じる可能性がある。注射用デクスラゾキサンは、アントラサイクリン系抗悪性腫瘍剤のEV治療剤である。1日1回3日間の静脈内投与で有効性が確認されている。

問 284-285　68歳女性。肝及び腎機能の検査値は正常範囲内であった。変形性関節症と膀胱炎のため、処方1の薬剤で治療を受けていた。

（処方1）
　　ヤクバン® テープ 40 mg (注1)　　　　　1回1枚
　　　　　　　　　　　　　　　　　　　　1日2回　両膝に各1枚貼付　7日分（全28枚）

　　　注1：1枚中に有効成分としてフルルビプロフェンを 40 mg 含有する。14時間単回貼付
　　　　　　時の C_{max} は 39 ng/mL、$AUC_{0-\infty}$ は 902 ng・h/mL。

　　ロキソプロフェンナトリウム錠 60 mg　1回1錠（1日3錠）
　　ノルフロキサシン錠 100 mg　　　　　1回1錠（1日3錠）
　　　　　　　　　　　　　　　　　　　　1日3回　朝昼夕食後　7日分

　　外来診察時に患者より、「痛みが治まらず、もっと効く薬が欲しい。」と訴えがあり、以下の処方2に変更された。

（処方2）
　　ロコア® テープ (注2)　　　　　　　　　1回1枚
　　　　　　　　　　　　　　　　　　　　1日1回　両膝に各1枚貼付　7日分（全14枚）

　　　注2：1枚中に有効成分としてエスフルルビプロフェンを 40 mg、ハッカ油を 36.2 mg 含
　　　　　　有する。24時間単回貼付時の C_{max} は 751 ng/mL、$AUC_{0-\infty}$ は 19,000 ng・h/mL。

　　ロキソプロフェンナトリウム錠 60 mg　1回1錠（1日3錠）
　　ノルフロキサシン錠 100 mg　　　　　1回1錠（1日3錠）
　　　　　　　　　　　　　　　　　　　　1日3回　朝昼夕食後　7日分

問 284（薬剤）
　　ロコア® テープには、フルルビプロフェンの光学異性体のうち活性体のみが配合されており、従来のフルルビプロフェン貼付剤と比較して鎮痛効果が高い製剤として臨床で使用されている。この高い鎮痛効果を示す薬剤学的な理由として考えられる最も適切なのはどれか。1つ選べ。
1　ハッカ油の配合で、エスフルルビプロフェンの基剤／皮膚間の分配係数が高くなるため。
2　ハッカ油の配合で、エスフルルビプロフェンの揮発性が高くなるため。
3　ハッカ油の配合で、テープ剤の皮膚粘着性が低くなるため。
4　ハッカ油の配合で、エスフルルビプロフェンの経皮吸収性が高くなるため。
5　基剤中に大量の水を含むことで、エスフルルビプロフェンの溶解性が低下するため。

▌Approach▌　経皮吸収型製剤の特徴に関する問題

▌Explanation▌
　　ロコア® テープはエスフルルビプロフェンとハッカ油を有効成分とする経皮吸収型 NSAIDs である。ハッカ油については開発過程で高濃度になったことで、結果的に添加物としてではなく、配合成分として位置づけられている。このハッカ油を含む基剤が工夫されたことによって経皮吸収性が高まり、より標的組織への移行性が向上した。実際、本剤2枚（エスフルルビプロフェン 80 mg）反復貼付7日目の全身曝露量は、フルルビプロフェン経口剤（40 mg、1日3回）の定常状態の全身曝露量と同程度であるという高い経皮吸収性を有する。

Ans.　4

▌Point▌

〈経皮吸収性に影響を及ぼす薬物側の要因〉

1) 分子量が小さいこと（分子量 500 以下が目安である）
2) 適度な脂溶性を有していること（オクタノール／水分配係数の対数値 logP が 2 ～ 3 程度）
3) 融点が低いこと

問 285（実務）

処方を受け取った薬剤師が行う内容として、優先度が高いのはどれか。**2つ選べ**。

1 ロコア®テープの用法・用量について医師に照会する。
2 ロキソプロフェンナトリウム錠とロコア®テープの併用について医師に照会する。
3 ノルフロキサシンとエスフルルビプロフェンの相互作用について医師に照会する。
4 妊娠の有無について患者に確認する。
5 ノルフロキサシン錠からロメフロキサシン塩酸塩錠への変更について医師に照会する。

▌Approach▌ 代表的な経皮吸収型非ステロイド性鎮痛消炎剤に関する問題

▌Explanation▌

1 × ロコア®テープの用法・用量は処方2の通りであり、同時に2枚を超えて貼付しないことに注意する。
2 ○ ロコア®テープ貼付時は、他の全身作用を期待する消炎鎮痛剤との併用は可能な限り避ける。
3 ○ ロコア®テープはノルフロキサシンを投与中の患者に対して禁忌である。
4 × ロコア®テープは妊娠後期の女性には禁忌であるが、妊娠後期以外の妊婦または妊娠している可能性のある女性には有益性投与となっている。
5 × ロコア®テープはノルフロキサシンと同様にロメフロキサシンを投与中の患者に対しても禁忌である。

Ans. 2、3

▌Point▌

〈ロコア® テープの特徴〉

ロコア®テープは、フルルビプロフェンの活性体であるエスフルルビプロフェン（光学異性体：S 体）を有効成分とし、ハッカ油を含有するテープ剤である。有効成分のエスフルルビプロフェンの吸収性が高いテープ剤であり、2枚貼付時の全身曝露量がフルルビプロフェンの経口剤の通常用量投与時と同程度となるため、1日に貼付できる枚数は2枚までとされている。また、1日1回の貼付で有効性が維持される。

【病態・薬物治療、法規・制度・倫理／実務、実務】

◎指示があるまで開いてはいけません。

注 意 事 項

1 試験問題の数は、**問２８６から問３４５までの６０問。**
　１５時３０分から１８時までの１５０分以内で解答すること。

2　解答方法は次のとおりである。

　(1)　一般問題（薬学実践問題）の各問題の正答数は、**問題文中に指示されている**。
　　問題の選択肢の中から答えを選び、次の例にならって答案用紙に記入すること。
　　なお、問題文中に指示された正答数と**異なる数を解答すると、誤りになる**から
　　注意すること。

　　（例）**問 500**　次の物質中、常温かつ常圧下で液体のものはどれか。**２つ**選べ。

　　　　1　塩化ナトリウム　　　2　プロパン　　　　　3　ベンゼン
　　　　4　エタノール　　　　　5　炭酸カルシウム

　　正しい答えは「**3**」と「**4**」であるから、答案用紙の

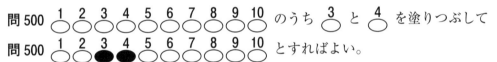

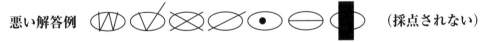

　(2)　解答は、◯の中全体をＨＢの鉛筆で濃く塗りつぶすこと。塗りつぶしが薄い
　　場合は、解答したことにならないから注意すること。

　　悪い解答例　　　　　　　　　　　　　　　　　　　　　　　　（採点されない）

　(3)　解答を修正する場合は、必ず「消しゴム」で跡が残らないように完全に消すこと。
　　鉛筆の跡が残ったり、「　　　」のような消し方などをした場合は、修正又は解
　　答したことにならないから注意すること。

　(4)　答案用紙は、折り曲げたり汚したりしないよう、特に注意すること。

3　設問中の科学用語そのものやその外国語表示（化合物名、人名、学名など）には
　誤りはないものとして解答すること。ただし、設問が科学用語そのもの又は外国語
　の意味の正誤の判断を求めている場合を除く。

4　問題の内容については質問しないこと。

一般問題（薬学実践問題）【病態・薬物治療、法規・制度・倫理／実務】

問 286-287 9歳男児。体重 26 kg。咳を伴う 40℃近くの発熱が 2 日間続いた。近医を受診し、ア セトアミノフェン錠とセフカペンピボキシル塩酸塩錠が 5 日分処方された。3 日間経過しても解熱 傾向が見られず、夜も眠れないほどの乾いた咳が続いているため、総合病院に紹介され入院治療 を行うことになった。喀痰のグラム染色で陽性菌も陰性菌も同定されなかった。胸部レントゲン 検査で多発性のすりガラス状陰影を認めた。セフカペンピボキシル塩酸塩錠を中止し、以下の処 方を開始した。

（処方）
エリスロマイシン腸溶錠 200 mg 　　1回1錠（1日4錠）
　　　　　　　　　　　　　　　　　1日4回　朝昼夕食後、就寝前　14日分

問 286（病態・薬物治療）

この患者の入院時の血液検査の結果として、妥当なのはどれか。**2 つ選べ。**

1 CRP 増加
2 白血球数減少
3 赤血球沈降速度（赤沈、ESR）促進
4 β-D-グルカン陽性
5 抗ストレプトリジン O（ASO）抗体陽性

■ **Approach** ■　マイコプラズマ肺炎を中心とした検査値の変動に関する問題

■ **Explanation** ■

　　　　①9 歳、②発熱、乾性咳嗽の症状、③セフェム系抗生物質が無効、④喀痰の G（＋）・（－）菌 も同定されず、⑤胸部 X 線検査で多発性すりガラス状陰影、⑥マクロライド系抗生物質が処方、 などから、マイコプラズマ肺炎が疑われる。

1 ○　C 反応性タンパク（CRP）は、炎症性疾患や体内組織の壊死がある場合に著増する代表 的な炎症マーカーである。基準値は 0.3 mg/dL 以下（ラテックス凝集免疫比濁法；LA）。細 菌・ウイルス感染症、膠原病、悪性腫瘍、心筋・肺・脳梗塞、消化器疾患（急性・慢性肝炎、 肝硬変、胆嚢炎）などで異常値となる。

2 ×　マイコプラズマ肺炎の血液検査では、白血球はほぼ正常であり、寒冷凝集反応（CA）（通 常のヒト体温である 37℃では反応しない冷式の抗赤血球抗体を検出）は非特異的ながら高 い陽性頻度を示す。

3 ○　赤血球沈降速度（赤沈）（ESR）は、抗凝固薬で凝固を阻止した静脈血中を赤血球が沈降 する速度で、炎症、組織崩壊、血漿タンパク異常などをかなり鋭敏に反映する炎症マーカー である。基準値は、成人男性で 2 ～ 10 mm/hr、成人女性で 3 ～ 15 mm/hr。

4 ×　β-D-グルカンは、キチン、マンナンとともに接合菌を除いたすべての真菌の細胞壁を構 成する多糖体で、深在性真菌症の診断、治療効果判定、経過観察に用いられる。基準値は 20.0 pg/mL 以下。

5 ×　ストレプトリジンは、病原性 β 溶血性連鎖球菌から産生される溶血毒素で、溶連菌感染 時には中和抗体である ASO 抗体が産生されやすい。基準値は成人で 160 U/mL 以下、小児 で 250 U/mL 以下。急性糸球体腎炎、リウマチ熱、扁桃炎、猩紅熱などで異常値となる。

Ans. 1、3

▌Point▐

　マイコプラズマ肺炎の治療では、マクロライド系抗生物質を第一選択として、テトラサイクリン系抗生物質、ニューキノロン系抗菌薬などで抗菌薬治療を行う。特に小児や妊婦ではテトラサイクリン系やニューキノロン系は使用できないため、マクロライド系が選択される。重症例には副腎皮質ステロイド薬を併用する場合が多い。マイコプラズマは細胞壁をもたないため、細胞壁合成を阻害するβラクタム系抗生物質は無効である。

問 287（実務）

　処方変更後 3 日目には咳は軽快し解熱傾向を認めたものの、37.5℃前後の微熱が継続している。薬剤師が今後の治療方針を医師と確認した。その内容として最も適切なのはどれか。1 つ選べ。

1　ロキソプロフェンナトリウム水和物の追加投与
2　フルコナゾールへの変更
3　現在の処方薬による 14 日間の治療完遂
4　テオフィリンの追加投与
5　インフルエンザウイルス感染の追加検査

▌Approach▐　マイコプラズマ肺炎の薬物治療に関する問題

▌Explanation▐

1　×　ロキソプロフェンナトリウムは、非ステロイド性抗炎症薬（NSAIDs）である。患児は、発熱などの症状、検査所見およびエリスロマイシン（EM）投与後の経過から、マイコプラズマ肺炎の可能性が高い。EM の投与で解熱傾向がみられるので、NSAIDs は不要である。
2　×　選択肢 1 の解説を参照。フルコナゾールは、トリアゾール系の抗真菌薬でありマイコプラズマ肺炎に適応はない。
3　○　EM によるマイコプラズマ肺炎の治療では、14 日間の投与が推奨されている（Point 参照）。
4　×　選択肢 1 の解説を参照。咳は軽快しており、テオフィリンは不要である。
5　×　選択肢 1 の解説を参照。発熱が現れてから 1 週間以上が経過し、解熱傾向を認めるため、インフルエンザウイルス感染に対する追加検査は不要である。

Ans.　3

▌Point▐

〈マイコプラズマ肺炎の治療薬と投与期間〉

　マイコプラズマ肺炎の薬物治療には、マクロライド系抗生物質、キノロン系抗菌薬あるいはテトラサイクリン系抗生物質が使用される。キノロン系抗菌薬のうち、小児に適応があるのはトスフロキサシンのみである。マクロライド感受性のマイコプラズマ肺炎であれば、マクロライド系抗生物質が第一選択薬であり、投与期間はエリスロマイシンが 14 日間、クラリスロマイシンが 10 日間、アジスロマイシンは 3 日間の投与が推奨されている。

問 288-289 28歳女性。日頃から月経による出血量が多く、痛みも強い。食事は炭水化物中心で不規則だった。3ヶ月前から階段を上がるときに息切れを感じていたが、運動不足と寝不足が原因と考え、放置していた。2週間前より動悸、息切れ、めまいなどの自覚症状が増強した。かかりつけ医を受診したところ、顔面や眼瞼結膜の蒼白などの他覚症状が認められ、血液検査でヘモグロビン値 7.2 g/dL、赤血球数 260万/μL であった。下記の薬剤が処方され来局した。

（処方）　クエン酸第一鉄ナトリウム錠 50 mg　　1回2錠（1日2錠）
　　　　　　　　　　　　　　　　　　　　　　　　1日1回　夕食後　14日分

　薬局の薬剤師は患者から、膝の外傷部の化膿に対して整形外科からセフジトレンピボキシル錠と耐性乳酸菌製剤が処方され、数日前から服用中であることを聴取した。

問 288（実務）

　薬剤師の患者への対応として正しいのはどれか。**2つ**選べ。

1　鉄剤は耐性乳酸菌の効果を低下させるので、服用時刻をずらすよう説明する。
2　肉類や緑黄色野菜の摂取を心がけるよう勧める。
3　鉄剤の服用を開始してもすぐには症状が改善しないが、服用を続けるよう説明する。
4　鉄剤をお茶で服用すると、鉄の吸収が過剰になることを説明する。
5　クエン酸第一鉄ナトリウムはセフジトレンピボキシルの吸収を低下させるので、服用時刻をずらすよう説明する。

■ **Approach** ■　鉄欠乏性貧血患者に対する生活指導および服薬指導に関する問題

■ **Explanation** ■

1　×　患者は、現病歴、自他覚症状、検査所見および処方薬から鉄欠乏性貧血の可能性が高い。処方薬は、非イオン型クエン酸第一鉄ナトリウムを主薬とする鉄欠乏性貧血治療剤であり、耐性乳酸菌の効果に影響を与えるような相互作用はない。

2　○　鉄欠乏性貧血では、造血に必要なタンパク質を多く含む肉類やビタミンC、葉酸を含む緑黄色野菜の摂取を心掛ける。ビタミンCには、鉄の吸収を促進する効果も期待される。

3　○　通常、鉄欠乏性貧血の症状は、鉄剤の服用を開始してから2〜3週間で改善する。

4　×　クエン酸第一鉄ナトリウムをお茶などのタンニン酸を含有する食品とともに服用すると、鉄の吸収が阻害されるおそれがある（Point 参照）。

5　×　クエン酸第一鉄ナトリウムとセフジトレンピボキシルに相互作用はなく、服用時間の間隔を空ける必要はない（Point 参照）。

Ans.　2、3

■ **Point** ■

〈クエン酸第一鉄ナトリウムの相互作用〉

併用薬等	機序・臨床症状等
セフジニル	鉄がセフジニルと高分子キレートを形成し、セフジニルの吸収が阻害されるおそれがある。3時間以上間隔を空けて鉄剤を投与する。
キノロン系抗菌薬	鉄がキノロン系抗菌薬と高分子キレートを形成し、キノロン系抗菌薬の吸収が阻害されるおそれがある。
甲状腺ホルモン製剤	鉄が甲状腺ホルモンと高分子キレートを形成し、甲状腺ホルモンの吸収が阻害されるおそれがある。
制酸剤	pH の上昇により、難溶性の鉄重合体が形成され、鉄の吸収が阻害されるおそれがある。
タンニン酸を含有する食品	鉄がタンニン酸と高分子キレートを形成し、鉄の吸収が阻害されるおそれがある。

問 289（病態・薬物治療）

　薬物治療によってヘモグロビン値が 11.6 g/dL、赤血球数が 390 万/μL となった。改善が期待できる臨床所見として適切なのはどれか。**2つ**選べ。

1　点状出血
2　歩行障害
3　スプーン状爪
4　舌炎
5　脾腫

■Approach■　鉄欠乏性貧血の症状に関する問題

■Explanation■

　動悸、息切れ、めまいなどの自覚症状や顔面・眼瞼結膜の蒼白などの他覚症状、Hb 値 7.2 g/dL（基準値；女性 11.6 ～ 14.8）、赤血球数 260 万/μL（基準値；女性 386 ～ 492 万）などから貧血が強く疑われ、①28 歳女性、②月経による多量出血、③炭水化物中心の食事、④クエン酸第一鉄ナトリウム錠が処方されている、などから、患者は鉄欠乏性貧血である可能性が高い。

1　×　点状出血は、血小板異常か血管異常が原因であることが多い。鉄欠乏性貧血では点状出血は認められないので、改善ができる臨床所見ではない。なお、凝固因子に異常がある場合は深部出血が多い。

2　×　歩行障害の原因は脳血管障害、脳腫瘍、パーキンソン病、筋ジストロフィーなど様々だが、鉄欠乏性貧血の症状ではない。

3　○　鉄は細胞増殖に欠かせない因子であるため、鉄欠乏性貧血では、まず細胞増殖能が高い皮膚、粘膜、爪に症状が発現する。爪の上皮細胞の鉄需要は大きいため、重度の鉄欠乏性貧血（組織鉄の減少）では爪がもろくなり、真ん中がへこんで、いわゆるスプーン状爪（匙状爪）となる。

4　○　鉄欠乏性貧血の特徴的な症状としては、スプーン状爪の他、舌乳頭萎縮（平たい赤い舌）、舌炎、口角炎、異食症（普段は口にしないような氷、土などを好んで食べる）、萎縮性胃炎などがある。粘膜は上部消化管から下降性に障害されやすい。小球性低色素性貧血に舌炎、口角炎、嚥下障害を合併した病態を Plummer-Vinson 症候群という。

5　×　脾腫とは、通常 100 ～ 150 g の脾臓重量を超えた状態をいう。脾腫の原因は造血器腫瘍（悪性リンパ腫、慢性骨髄性白血病、急性白血病など）、溶血性貧血、門脈圧亢進、感染症など様々だが、鉄欠乏性貧血の症状ではない。

Ans.　3、4

■Point■

　鉄欠乏性貧血では、まず、万が一の場合に備えてストックしてある貯蔵鉄が減少し、血清鉄に引き続き Hb 鉄が減少して、軽度の鉄欠乏貧血となる。最終的に組織鉄が減少し、細胞の代謝がうまく回らない状態となって、設問にあるような鉄欠乏性貧血独特な症状を呈する。鉄剤で治療した場合には、逆に組織鉄 → Hb 鉄 → 血清鉄 → 貯蔵鉄の順に回復する。

問 290-291　17歳男性。身長 170 cm。断続的に続く腹痛と下痢を呈し、3ヶ月間で体重が 60 kg から 54 kg へと減少した。最近は、38℃前後の発熱を認めることがある。近医を受診し、内視鏡検査を行ったところ、回盲部と空腸から横行結腸にかけて非連続的な潰瘍病変が観察された。そこで、プレドニゾロン（50 mg/日）とメトロニダゾール（750 mg/日）による治療が開始された。なお、この患者は B 型及び C 型肝炎ウイルスには感染していない。

問 290（病態・薬物治療）
　　この患者の病態と治療に関する記述のうち、正しいのはどれか。2つ選べ。
1　潰瘍病変は、縦走潰瘍や敷石像が特徴的所見である。
2　粘膜層に限局した炎症が認められる。
3　赤血球沈降速度（赤沈、ESR）が遅延している。
4　中心静脈栄養による栄養療法は適応とならない。
5　合併症として、腸管の瘻孔や狭窄のおそれがある。

■Approach■　クローン病の病態と治療に関する問題
■Explanation■
　　断続的に続く腹痛と下痢、体重減少、発熱などから炎症性腸疾患が疑われ、① 17 歳男性、② 回盲部と空腸から横行結腸に病変、③非連続的な潰瘍病変などから、患者はクローン病の可能性が高い。
1　○　クローン病では、内視鏡検査や消化管造影で、全消化管に非連続的・区域的（skip lesion）に縦走潰瘍（腸管の長軸に沿った 4 〜 5 cm の長さを有する潰瘍）や敷石像（潰瘍間に認められる不揃いな密集した連続隆起）などが認められる。
2　×　クローン病では全層性炎症を生じ、潰瘍性大腸炎（浅い粘膜層・粘膜下層）と鑑別に重要な点である。
3　×　血液検査では、炎症マーカーである白血球・CRP は増加、赤沈は亢進する。その他、低タンパク血症が認められる。
4　×　クローン病に根治療法はなく、長期にわたる栄養療法、薬物療法の他に、顆粒球（単球）吸着療法や、外科的治療が行われる。栄養療法は、腸管の安静と食事性アレルゲン除去を目的とし、原則として成分栄養剤または消化態栄養剤を用いる経腸栄養とし、経口摂取不能であれば完全静脈栄養（中心静脈栄養）とする。
5　○　クローン病では、腹痛（特に右下腹部痛または臍下部痛）、下痢、発熱、体重減少を四徴とし、合併症として虹彩毛様体炎、アフタ性口内炎、関節痛・関節炎、肛門病変、結節性紅斑などの他、器質的腸管障害として腸管の瘻孔（内・外腸瘻）や腸狭窄などが認められる。

Ans.　1、5

■Point■
　　炎症性腸疾患（狭義）のうち、潰瘍性大腸炎は薬物療法が主体で、クローン病は栄養療法と薬物療法が主体となる。治療法が異なるため、両者の鑑別は重要である。

問 291（実務）

治療開始後も症状改善が見られないため、10月中旬より入院してアダリムマブによる治療を開始することになり、患者の治療方針を医療チームで話し合うことになった。薬剤師がチームに提案することとして適切なのはどれか。**2つ選べ。**

1　抗アダリムマブ抗体の有無を検査すること。
2　流行に備えて、インフルエンザワクチンを接種すること。
3　胸部レントゲン検査を行い、結核感染の有無を調べること。
4　レジパスビル/ソホスブビル配合錠を投与すること。
5　抗ミトコンドリア抗体の有無を検査すること。

■ **Approach** ■　クローン病の薬物治療に関する問題

■ **Explanation** ■

1　×　注射用アダリムマブは、ヒト型抗ヒト TNFα モノクローナル抗体製剤であり、投与によりアダリムマブに対する抗体が産生されることがある。したがって、アダリムマブ投与前における抗アダリムマブ抗体の検査は不要である（Point 参照）。

2　○　注射用アダリムマブは、細胞性免疫反応を調節する TNFα の生理活性を抑制するので、感染症に対する宿主免疫能に影響を及ぼす可能性がある。注射用アダリムマブ投与患者におけるインフルエンザ予防の基本は、流行前のインフルエンザワクチンの接種である。

3　○　注射用アダリムマブの投与により結核を活動化させるおそれがあるので、胸部 X 線検査等により結核感染の有無を確認する必要がある。

4　×　レジパスビル/ソホスブビル配合錠は、ジェノタイプ1またはジェノタイプ2のC型肝炎治療薬である。患者はC型肝炎ウイルスに感染していないことから、レジパスビル/ソホスブビル配合錠の投与は不要である。

5　×　抗ミトコンドリア抗体は、原発性胆汁性肝硬変に対する診断特異性の高い自己抗体である。患者は現病歴、自覚症状、検査所見および薬物治療から、クローン病の可能性が高く、抗ミトコンドリア抗体の検査は必要ない。

Ans.　2、3

■ **Point** ■

〈抗アダリムマブ抗体（anti-adalimumab antibody；AAA）〉

注射用アダリムマブの投与により、アダリムマブに対する抗体が産生されることがある。臨床試験における日本人での AAA 産生率は、関節リウマチでは 44.0%、クローン病では 6.1% 等との報告がある。AAA は、アダリムマブに対する中和抗体であり、血清アダリムマブ濃度を低下させ、治療効果を減弱させる可能性がある。メトトレキサート（MTX）を併用することで AAA の産生が低下することが知られており、関節リウマチの治療では MTX との併用が考慮される。

問 292-293　35歳女性。身長 153 cm、体重 40 kg。半年前に出産した。出産直後より暑がりになり、水をよく飲み、汗をたくさんかくようになった。1ヶ月ほど前から食欲はあるが、やせてきたと感じていた。また、起床時の顔や手のむくみ、動悸や手指の振戦も自覚するようになった。最近、家族から眼球が突出し、首が腫れていると指摘され、近医を受診した。その際の血圧は 148/70 mmHg、脈拍は 120 回/分であった。

問 292 （実務）

この患者の治療薬として適切なのはどれか。2つ選べ。

1　プラゾシン塩酸塩錠
2　プロピルチオウラシル錠
3　レボチロキシンナトリウム錠
4　フロセミド錠
5　プロプラノロール塩酸塩錠

■ Approach ■　甲状腺機能亢進症の薬物治療に関する問題
■ Explanation ■

1　×　患者は現病歴、自他覚症状、血圧および脈拍から、甲状腺機能亢進症である可能性が高い。プラゾシン塩酸塩錠は、交感神経 α_1 受容体遮断薬であり、甲状腺機能亢進症に伴う収縮期血圧が高い高血圧の治療には適さない（Point 参照）。
2　○　プロピルチオウラシル錠は、甲状腺機能亢進症の治療薬である。
3　×　レボチロキシンナトリウム錠は、甲状腺ホルモン製剤であり、甲状腺機能低下症の治療薬である。
4　×　選択肢1の解説を参照。フロセミド錠は、ループ利尿薬であり甲状腺機能亢進症に伴う収縮期血圧が高い高血圧の治療には適さない（Point 参照）。
5　○　プロプラノロール塩酸塩錠は、β 受容体遮断薬であり、甲状腺機能亢進症に伴う頻脈や振戦の治療に使用される（Point 参照）。

Ans.　2、5

■ Point ■
〈甲状腺機能亢進症に伴う高血圧〉

甲状腺機能亢進症では、甲状腺ホルモンの心臓への直接作用などにより血圧が上昇すると考えられる。したがって、治療の中心はチアマゾールなどの抗甲状腺薬である。ただし、動悸や頻脈及び収縮期血圧のコントロールには β 受容体遮断薬が有効であり、抗甲状腺薬により甲状腺機能が正常化するまで投与される場合がある。

▌問 293（病態・薬物治療）

　薬物治療により自覚症状が改善した。治療前と比べて血液検査所見で認められる変化はどれか。
<u>2 つ選べ。</u>
1　白血球数の増加
2　赤血球数の増加
3　血清コレステロール値の上昇
4　空腹時血糖値の上昇
5　血中 TSH 値の上昇

▌Approach▌　バセドウ病の病態と治療による血液検査値の変動に関する問題
▌Explanation▌

　35 歳女性、暑がり、多飲、発汗過多、体重減少、手足のむくみ、動悸、手指振戦などから、甲状腺機能亢進症が疑われ、首の腫れ（甲状腺腫）、眼球突出、頻脈（以上、Merseburg 三徴）が認められるので、バセドウ病の可能性が高い。治療には、患者が授乳期であることを考慮して抗甲状腺薬のプロピルチオウラシルと、交感神経過敏症状に対してプロプラノロール塩酸塩が用いられる。

1　×　バセドウ病自体では白血球数に変化は認められないが、プロピルチオウラシルの重篤な副作用に無顆粒球症があるため、白血球は減少する。
2　×　バセドウ病自体でも、治療薬によっても、赤血球値の変動は考えにくい。
3　○　甲状腺ホルモンは、肝臓で LDL 受容体を増加させ、血中コレステロール値を低下させる。バセドウ病ではコレステロール値は低下するので、治療によりコレステロール値は上昇する。
4　×　甲状腺ホルモンは、消化管から糖の吸収を促進し、血糖値を上昇させる。バセドウ病では二次性糖尿病となるため、治療により、プロプラノロールの血糖低下作用も相まって空腹時血糖値は低下する。
5　○　バセドウ病では、抗 TSH 受容体抗体が TSH 受容体を刺激して甲状腺ホルモンが過剰となっているため、強力な負のフィードバックにより血中 TSH 値は低下する。治療により、血中 TSH は上昇すると考えられる。

Ans.　3、5

▌Point▌

　バセドウ病は抗 TSH 受容体抗体を認める自己免疫疾患であること、Merseburg 三徴、抗甲状腺薬の副作用と相違などをおさえておく必要がある。

　抗甲状腺薬のチアマゾール（MMI）とプロピルチオウラシル（PTU）の相違をまとめる。
○作用機序；ペルオキシダーゼ阻害
○力価・甲状腺内滞留時間：MMI ＞ PTU
○副作用：無顆粒球症；PTU ≧ MMI、SLE 様症状；PTU ＞ MMI、肝障害・関節痛；MMI ≧ PTU、皮膚症状；MMI ＞ PTU
○催奇形性：MMI ＝ PTU（重篤な奇形；MMI ＞ PTU）
○胎盤・母乳移行性：MMI ＞ PTU

問 294-295　26 歳女性。糖尿病の既往がある。大学卒業後、就職し、仕事が増え始めた頃から奇異な言動が見られ始め、部屋に引きこもり、独り言を言う、壁を叩く、蹴るような行動が見られるようになった。心配した家族とともに精神科を受診したところ、統合失調症と診断されて入院となり、アリピプラゾールによる治療が開始された。入院時の検査値は Na 142 mEq/L、K 4.1 mEq/L、Ccr 110 mL/min、AST 22 U/L、ALT 43 U/L、HbA1c 6.4％（NGSP 値）であった。アリピプラゾールを徐々に増量し、30 mg/日まで増量した結果、壁を叩くような行動はなくなった。しかし、薬剤師が病室を訪問した際、患者はろれつが回りにくく、手指振戦をきたしていることに気付いた。患者と面談したところ、トイレに行くための歩行もしづらく、日常生活に支障が生じるので困るとの訴えがあった。

問 294（病態・薬物治療）

　この患者に認められた手指振戦は、抗精神病薬の有害作用と考えられる。その作用発現に関係するドパミン神経経路はどれか。1 つ選べ。

1　中脳−辺縁系
2　中脳−皮質系
3　黒質−線条体系
4　漏斗下垂体系
5　青斑核−扁桃体系

■ Approach ■　抗精神病薬の副作用発現経路に関する問題

■ Explanation ■

1　×　中脳（腹側被蓋野）からは多くのドパミンニューロンが投射され、中脳−辺縁系路（海馬、扁桃体、側坐核など）と中脳−皮質路（前頭前野；前頭葉の大部分）がある。中脳−辺縁系路は正の強化因子、快情動、報酬系に関わる情動回路を動かすドパミンを分泌する経路で、統合失調症の陽性症状発現に関与する。

2　×　中脳−皮質路は、不安やストレスによって活性化し、負の行動を起こす陰性症状や認知機能障害の発現に関与する。

3　○　黒質−線条体系では、中脳の黒質を起始核とするドパミンニューロンが、線条体で GABA を伝達物質とする抑制性神経細胞を抑制的にコントロールしている。このコントロールがきかなくなる一方、アセチルコリン神経の活性化により GABA 神経が興奮し、視床が抑制されて手指振戦などの不随意運動（錐体外路障害）が生じる。

4　×　漏斗下垂体系はホルモンの分泌に関与する。下垂体前葉は腺性下垂体と呼ばれ、前葉ホルモンを産生して全身にあるホルモン産生器官を制御している。下垂体後葉は神経性下垂体と呼ばれ、ホルモン産生は行われない。視床下部で産生されたホルモンは、下垂体漏斗を通過して下垂体後葉に軸索輸送され、分泌される。

5　×　青斑核（脳幹網様体）はノルアドレナリン神経の起始核で、扁桃体（大脳辺縁系）をはじめとする中枢の主要部に投射している。脳全体の機能調節に関係しているが、青斑核−扁桃体系は恐怖条件付けに重要な役割を果たしている。

Ans.　3

■Point■

　大脳基底核は、大脳皮質と視床や脳幹を結びつける神経核の集合体で、線条体（尾状核＋被殻）、淡蒼球（＋被核＝レンズ核）、黒質、視床下核から構成される。運動調節、認知機能、感情、動機付けや学習など様々な機能を担っており、錐体外路の中継核として不随意運動を制御するうえで重要な役割を果たしている。この領域の障害によってパーキンソン病が発症する。また、大脳基底核の一部である前脳基底部はアセチルコリン産生の神経細胞群で、記憶に関与している。ここに存在するマイネルト基底核は、大脳皮質、扁桃体、視床にニューロンを投射しており、この領域が障害されると、アセチルコリン産生が低下してアルツハイマー型認知症やレビー小体型認知症が発症する。

問 295（実務）

　今後の治療方針について薬剤師が行う医師への提案として最も適切なのはどれか。1つ選べ。

1　しばらく経過観察
2　アリピプラゾールの増量
3　クエチアピンへの処方変更
4　クレアチンキナーゼ値の測定
5　ビペリデンの処方追加

■Approach■　統合失調症治療薬の副作用への対応に関する問題

■Explanation■

1　×　患者の症状であるろれつが回りにくい、手指振戦や歩行がしづらいなどは、アリピプラゾールが原因の可能性がある。副作用の錐体外路症状が疑われるため、経過観察ではなく適切な対応が必要である。

2　×　選択肢1の解説を参照。

3　×　クエチアピンは、多元受容体標的化抗精神病薬であり、アリピプラゾールと同様に錐体外路症状の副作用があるため、処方変更は適切でない。

4　×　クレアチンキナーゼは、筋強剛等を症状とする悪性症候群の発症時に血清中濃度が上昇する酵素である。

5　○　ビペリデンは、抗コリン性の抗パーキンソン剤であり抗精神病薬投与による錐体外路症状に適応がある。

Ans.　5

■Point■

〈アリピプラゾールの副作用〉

　アリピプラゾールは、ドパミン・システムスタビライザーとも呼ばれるドパミン D_2 受容体部分アゴニストであり、抗精神病薬の中では錐体外路系の副作用が少なく、プロラクチン値が上昇しない等の特徴がある（**問252** の解説を参照）。しかし、アリピプラゾールにおいてもアカシジア、振戦などの錐体外路症状の発症率が5％以上あり、歩行異常、ジストニア、ジスキネジアなどの発症率も1〜5％未満あることから適切な対応が必要である。

物理・化学・生物

衛生

薬理

薬剤

病態・薬物　治療

法規・制度・倫理

実務

問 296-297　59歳男性。162 cm、51 kg。慢性腎炎が進行し、13 年前より血液透析（HD）治療を受けている。HD に際しては、HD 開始前にそう痒予防のためにジフェンヒドラミン塩酸塩錠 10 mg を 4 錠内服している。また、体外循環中の凝固防止の目的でナファモスタットメシル酸塩注（後発品）を用いている。最近 15 日間における患者の体温と CRP 値は図のようになった。

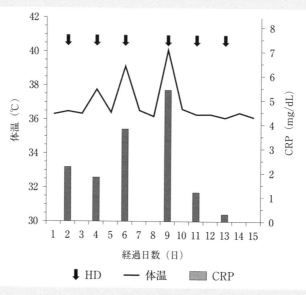

問 296（病態・薬物治療）

　HD 実施日に発熱が見られたため検査した結果、抗ナファモスタット IgE が陽性であることが第 9 日に明らかとなった。抗ナファモスタット IgE が陽性になった機序に関する記述のうち、適切なのはどれか。1 つ選べ。

1　Th1 細胞（1 型ヘルパー T 細胞）の指令を受け B 細胞から分化した形質細胞により、ナファモスタットに特異的な IgE が産生された。

2　Th2 細胞（2 型ヘルパー T 細胞）の指令を受け B 細胞から分化した形質細胞により、ナファモスタットに特異的な IgE が産生された。

3　Th1 細胞の指令を受けた T 細胞から分化した形質細胞により、ナファモスタットに特異的な IgE が産生された。

4　Th2 細胞の指令を受けた T 細胞から分化した形質細胞により、ナファモスタットに特異的な IgE が産生された。

5　特異的受容体と結合した感作 T 細胞により、ナファモスタットに特異的な IgE が産生された。

■**Approach**■　ナファモスタットの副作用発現機序に関する問題

　T 細胞は、ヘルパー T 細胞〔Th1 細胞、Th2 細胞、Th17 細胞、Tfh（濾胞性ヘルパー T）細胞〕、細胞傷害性 T 細胞（CTL）、レギュラトリー T（Treg）細胞などに分類され、獲得免疫に重要な役割を担っている。ヘルパー T 細胞のうち、Th1 細胞は IL-2、IFN-γ を産生して CTL・マクロファージ・NK 細胞を活性化することにより細胞性免疫に関与する。一方、Th2 細胞はマスト細胞・好酸球・抗塩基球の活性化や、IL-4・5・6 などを産生して B 細胞から抗体（主に IgE）産生細胞（形質細胞）を分化誘導し、体液性免疫に関与する。

　　タンパク分解酵素阻害薬であるナファモスタットは、抗プラスミン作用と抗トロンビン作用を併せ持ち、出血性病変または出血傾向のある血液透析患者の凝固防止に多用されている。近年、ナファモスタットの副作用の1つにアレルギー性機序によるものが報告されており、その発現に抗ナファモスタット特異 IgE 抗体が強く関与している。IgE は、マスト細胞や好塩基球の細胞膜表面の Fc 受容体と結合し、Ⅰ型アレルギーに関与する。

Ans.　2

▌Point▌

　　プロテアーゼ阻害薬のナファモスタットは、血液透析患者の凝固防止の他、急性膵炎、慢性膵炎急性増悪にも使用され、さらに線溶優位型 DIC にも有効である。同じタンパク分解酵素阻害薬であるガベキサートも急性膵炎や DIC に用いられるが、抗線溶活性はあまり強力ではない。

問 297（実務）

　　検査結果を受けて対処した結果、第 11 日以後は HD 後の症状が見られなくなった。対処した内容として考えられるのはどれか。1 つ選べ。

1　HD 前の投与薬としてデキサメタゾン錠を追加した。
2　HD 前の投与薬としてナルフラフィン塩酸塩カプセルを追加した。
3　HD 中のナファモスタットメシル酸塩注射用をダルテパリンナトリウム注射液（低分子ヘパリン）に変更した。
4　経過観察した。
5　ナファモスタットメシル酸塩注射用を後発品から先発品に変更した。

▌Approach▌　血液体外循環時の灌流血液の凝固防止剤に関する問題

▌Explanation▌

1　×　第 9 日までの血液透析（HD）のタイミング、体温、CRP 値および抗ナファモスタット IgE 抗体検査の結果が陽性であったことから、第 11 日以降の HD において体温や CRP 値が上昇しなくなった主な理由は、ナファモスタットメシル酸塩注射液の使用中止である。デキサメタゾンは、ナファモスタットの投与によりアレルギー症状が出現した場合の適切な処置として使用される可能性はある。

2　×　選択肢 1 の解説を参照。ナルフラフィン塩酸塩カプセルは、オピオイド κ 受容体選択的作動性の経口そう痒症改善剤である。

3　○　選択肢 1 の解説を参照。ダルテパリンナトリウム注射液は、血液体外循環時の灌流血液の凝固防止を適応とする低分子ヘパリンである。

4　×　選択肢 1 の解説を参照。

5　×　選択肢 1 の解説を参照。

Ans.　3

▌Point▌

〈抗ナファモスタット IgE 抗体〉

　　ナファモスタットメシル酸塩注の重大な副作用には、アナフィラキシーショック様症状がある。アナフィラキシーは、Ⅰ型アレルギーに属し、その発症には主に IgE 抗体が関与する。ナファモスタットメシル酸塩注の投与により、抗ナファモスタット IgE 抗体が現れる場合があるため、注意が必要である。アレルギー症状が現れ、抗ナファモスタット IgE 抗体陽性が確認された場合は、ナファモスタットメシル酸塩注の投与を中止し、適切な代替薬に変更する。

> 問 298-299　60 歳男性。身長 160 cm、体重 60 kg。40 歳頃に糖尿病と診断され、経口糖尿病薬の内服を開始した。50 歳頃に腎障害を指摘され、55 歳頃に、目のかすみ、眼性疲労、眼痛を自覚したため眼科を受診した。検査値は HbA1c 6.5％（NGSP 値）、血清クレアチニン値 1.2 mg/dL であった。眼圧が右 23 mmHg、左 28 mmHg で、視野欠損が認められ、閉塞隅角緑内障に対し、ラタノプロスト点眼液 0.005％とチモロールマレイン酸塩点眼液 0.25％による治療が開始されていた。

問 298（病態・薬物治療）

この患者の眼科受診時の病態として可能性が高いのはどれか。**2 つ選べ。**

1　眼圧は正常値より低い。
2　角膜が混濁している。
3　隅角が狭まり房水の流出路が閉ざされたことで、眼痛が起きている。
4　水晶体混濁が認められる。
5　眼底検査で網膜視神経線維欠損が認められる。

■ Approach ■　閉塞隅角緑内障の病態と検査に関する問題

■ Explanation ■

患者は約 20 年間、糖尿病の薬物治療を行っており、HbA1c が 6.5％ということから、熊本宣言 2013（糖尿病診療における合併症予防のための管理目標値：7％未満）を鑑みて、糖尿病網膜症を発症しているとは考えにくい。

1　×　眼圧の基準値は 15 mmHg（10 ～ 21 mmHg）なので、患者の眼圧は正常値より高い。

2　×　角膜の混濁（角膜変性）は、角膜ジストロフィーなどの遺伝性疾患や角膜ヘルペスなどの感染性角膜炎などの疾患で生じる。視力障害を起こし、眼鏡やコンタクトレンズを使用しても視力回復ができない場合もある。

3　○　閉塞隅角緑内障では、隅角の閉塞により急激に眼圧が上昇し、急性発作を発症する例が多い。急激な眼痛、眼のかすみ（霧視）、虹視、視力低下などの眼症状の他、激しい頭痛、や悪心・嘔吐などがみられる。

4　×　水晶体に混濁が起こるのは白内障である。緑内障は、眼圧上昇や視神経の脆弱性などにより視神経が障害され、それに対応した視野障害をきたす疾患である。

5　○　眼底検査では、網膜視神経線維層欠損や視神経乳頭陥凹の拡大などが認められる。

Ans.　3、5

■ Point ■

緑内障は、原因疾患のない原発緑内障と原因疾患により二次的に発症する続発緑内障に大別され、原発性緑内障は、開放隅角緑内障と閉塞隅角緑内障に分類される。このうち、地域差はあるものの、原発開放隅角緑内障が最も多く、そのなかでも正常眼圧緑内障が大半を占める。

問 299（実務）

　最近、仕事が多忙で通院が滞りがちになっていたところ、朝から特に誘因なく急激な頭痛があり、嘔吐したため、総合病院を緊急受診し、急性閉塞隅角緑内障の発作と診断された。受診時の血液検査では、HbA1c 7.2%（NGSP 値）、血清クレアチニン値 1.7 mg/dL であり、糖尿病と腎機能の悪化も認めている。この患者に最初に行う治療法として最も適切なのはどれか。1つ選べ。

1　20%マンニトール 300 mL を 60 分かけて点滴静注する。
2　ロキソプロフェンナトリウム錠 60 mg を内服する。
3　濃グリセリン・果糖配合製剤 500 mL を 60 分かけて点滴静注する。
4　アセタゾラミドナトリウム注射用 500 mg を静注する。
5　ピレノキシン点眼液 0.005%を点眼する。

▌**Approach**▌　急性閉塞隅角緑内障の薬物治療に関する問題

▌**Explanation**▌

1　○　20%マンニトールは、眼内圧降下を適応とする浸透圧利尿剤であり、急性閉塞隅角緑内障の発作の治療に適している。マンニトールは体内で代謝されないため糖尿病患者に投与できるが、糖尿病性腎症の腎機能障害には慎重投与である。

2　×　急性閉塞隅角緑内障の発作には、緑内障治療点眼液、浸透圧利尿薬、炭酸脱水酵素抑制薬を投与し、必要に応じてレーザー虹彩周囲切開を行う。急性閉塞隅角緑内障の発作に伴う頭痛に対して、ロキソプロフェン等の NSAIDs の投与は行わない。

3　×　濃グリセリン・果糖配合製剤は、眼内圧降下を適応とする浸透圧利尿剤であるが、5%の果糖を含有するため糖尿病患者には慎重投与である。また、0.9%の塩化ナトリウムを含むことから腎障害の患者にも慎重投与であり、この患者の初期治療には適さない。

4　○　アセタゾラミドナトリウム注射用は、眼圧低下作用のある炭酸脱水酵素抑制薬である。緑内障に適応があり、この患者の初期治療に適している。

5　×　ピレノキシン点眼液は、老人性白内障治療点眼剤であり、この患者の治療には適さない。

Ans.　1、4※

（※いずれか1つ選んで正解とする）

▌**Point**▌
〈眼内圧降下に適応のある浸透圧利尿剤の主な特徴〉

薬剤	20%マンニトール	濃グリセリン・果糖配合製剤
主な成分 浸透圧比	20% D-マンニトール［体内では代謝されず、尿中に排泄される］ 浸透圧比：約5	10%グリセリン 5%果糖、0.9%塩化ナトリウム 浸透圧比：約7
主な適応	脳圧降下 眼内圧降下	頭蓋内圧亢進・頭蓋内浮腫治療 眼内圧降下
慎重投与	・脱水状態 ・尿閉または糖尿病性腎症等の腎機能障害 ・心疾患などによる腎機能低下	・循環器系機能障害 ・腎障害［塩化ナトリウムの過剰投与］ ・糖尿病患者［果糖の投与］

問 300-301　75 歳女性。153 cm、48 kg。心疾患の治療中に骨密度の低下を認め、以下の処方薬を継続して服用している。家の中で転倒後、腰痛が持続するため、かかりつけ医を受診し、整形外科病院に紹介入院となった。MRI 検査の結果、腰椎圧迫骨折と診断され、1 ヶ月間の入院加療と安静が指示された。患者は 60 歳頃から趣味で編み物をしている。喫煙歴はなく、時折、グラスに 2 ～ 3 杯のワインを飲むことを楽しみにしている。

（処方）

エルデカルシトールカプセル 0.5 μg	1 回 1 カプセル（1 日 1 カプセル）
	1 日 1 回　朝食後　28 日分
L-アスパラギン酸カルシウム錠 200 mg	1 回 1 錠（1 日 3 錠）
	1 日 3 回　朝昼夕食後　28 日分
アレンドロン酸ナトリウム錠 35 mg	1 回 1 錠（1 日 1 錠）
	毎週月曜日　起床時　4 日分（投与実日数）
ジゴキシン錠 0.125 mg	1 回 1 錠（1 日 1 錠）
	1 日 1 回　朝食後　28 日分

問 300（病態・薬物治療）

　この患者の病態と治療に関する記述のうち、正しいのはどれか。2 つ選べ。

1　ジゴキシンの副作用による続発性の骨粗しょう症と推測される。
2　骨吸収マーカーにより骨折のリスクが予測できる。
3　長期入院による認知症の発症予防が必要である。
4　エルデカルシトールはアレンドロン酸ナトリウムの副作用防止のために処方されている。
5　アレンドロン酸ナトリウムは骨吸収を抑制して骨密度を高め、骨折リスクを低下させる。

■ Approach ■　原発性骨粗しょう症の病態と治療に関する問題

■ Explanation ■

1　×　ジゴキシンの副作用で骨粗しょう症の報告はない。閉経後骨粗しょう症か老人性骨粗しょう症かは判断できないが、原発性骨粗しょう症であると考えられる。

2　×　骨吸収マーカーには、I 型コラーゲン架橋 N-テロペプチド（NTX）・C-テロペプチド（CTX）、酒石酸抵抗性酸性ホスファターゼ（TRACP-5b）、デオキシピリジノリン（DPD）などがあり、治療効果の判定によく用いられる。骨折リスクの評価には、骨密度（BMD）、既存骨折の有無、骨代謝マーカーおよび年齢や店頭リスクの有無が総合的にその基準となる。

3　○　腰椎圧迫骨折で、入院と安静が指示されているので、もし入院が長期化するようであれば、廃用症候群による精神機能の低下は認知症に進行するため、発症には要注意である。

4　×　エルデカルシトールは、活性型ビタミン D_3 製剤であるカルシトリオールの誘導体で、骨吸収とともに骨形成も活性化し、骨のリモデリングを促進する。骨密度増加効果は強力で、同系統の薬物のなかで骨折予防効果に関するエビデンスが最も明確である。エルデカルシトールは副作用で高 Ca 血症、アレンドロン酸は低 Ca 血症を起こすため、結果的に相殺される形になるが、副作用防止目的の併用ではない。

5　○　ビスホスホネート製剤は、骨基質成分であるヒドロキシアパタイトに高親和性を示し、破骨細胞に取り込まれてアポトーシスを誘導することによって破骨細胞を減少させ、骨吸収を強力

に阻害する。優れた骨密度増加効果と骨折予防効果を示し、骨粗しょう症治療薬の第一選択と位置づけられている。

Ans.　3、5

Point

骨粗しょう症治療薬は、作用機序で分類したうえで個々の薬物の特徴をおさえておくとよい。

①骨吸収抑制薬：ビスホスホネート製剤、抗 RANKL 抗体製剤、エストロゲン製剤、SERM、
　　　　　　　　カルシトニン製剤

②骨形成促進薬：PTH 製剤、活性型ビタミン D_3 製剤、ビタミン K_2 製剤

③骨代謝調整薬：活性型ビタミン D_3 製剤

④疼痛緩和薬：カルシトニン製剤

問 301（実務）

患者の退院時に薬剤師が行う指導として適切なのはどれか。**2つ選べ。**

1　アレンドロン酸ナトリウム錠を服用後、30 分間は飲食を控えることを伝える。

2　さらなる骨折は QOL を低下させるため、退院後は軽度な運動も控えることを伝える。

3　カルシウム製剤が処方されているので、乳製品は控えることを伝える。

4　アルコール飲料の過度の摂取は骨粗しょう症のリスク因子であることを伝える。

5　アレンドロン酸ナトリウム錠は水なしで服用することを伝える。

Approach　骨粗しょう症患者に対する生活指導及び服薬指導に関する問題

Explanation

1　○　患者は現病歴、検査所見から骨粗しょう症であり、退院後も治療が必要である。アレンドロン酸ナトリウム錠は、ビスホスホネート系の骨粗しょう症治療薬であり、食物中の陽イオンとの相互作用を避けるため、服用後 30 分間は飲食を控える。

2　×　骨粗しょう症では、運動や日光浴が奨められる。骨折が治癒していれば、軽度な運動を控える必要はない。

3　×　骨粗しょう症では、カルシウムを十分に摂る必要がある。カルシウム製剤が処方されていても、乳製品の摂取を控える必要はない。

4　○　骨粗しょう症では、禁煙とアルコール摂取を控えめにすることが奨められる。アルコールの利尿作用により、カルシウムの尿中排泄が促進される可能性がある。

5　×　アレンドロン酸ナトリウム錠は、水約 180 mL とともに服用する。

Ans.　1、4

Point

〈骨粗しょう症に対する喫煙および飲酒の影響〉

喫煙は、胃腸でのカルシウムの吸収を低下させ、エストロゲンの分泌も抑えるため、骨量の低下につながる可能性がある。飲酒によるアルコールの過剰な摂取は、胃腸でのカルシウムの吸収を低下させ、アルコールの利尿作用によりカルシウムの尿中排泄を促進するので、骨粗しょう症のリスクを高める可能性がある。ただし、適度な飲酒（ワインの場合、1 日当たりグラス 2 杯程度）であれば問題ないとされている。

問 302-303　58歳女性。左乳がんと診断され、摘出術を受けた後、AC（ドキソルビシン塩酸塩＋シクロホスファミド水和物）療法4コースが施行された。1年後に再発、転移が確認されたため、週1回のパクリタキセルを用いた治療の導入のため入院し、2コース目からは外来にて治療継続となった。再発時から切られるような鋭い強い痛みが出現しており、患者の希望により以下の鎮痛薬が処方されている。肝、腎機能は正常である。

（処方）

ロキソプロフェンナトリウム錠60 mg　　　　1回1錠（1日3錠）
　　　　　　　　　　　　　　　　　　　　　1日3回　朝昼夕食後　14日分
オキシコドン徐放錠5 mg　　　　　　　　　　1回1錠（1日2錠）
　　　　　　　　　　　　　　　　　　　　　1日2回　8時、20時　14日分

　5コース目の来院時に、指先がしびれて感覚がなくなり、電撃痛があると患者から訴えがあり、鎮痛薬の追加について薬剤師が相談を受けた。

問 302（病態・薬物治療）
　この患者に生じた電撃痛に関する記述のうち、正しいのはどれか。2つ選べ。
1　痛みの伝導路が損傷されている。
2　内臓痛に分類される。
3　上肢の筋肉の炎症に起因する。
4　身体を動かすと痛みが増す。
5　軽微な接触刺激でも痛みが誘発される。

■ Approach ■　がん性疼痛の分類と特徴に関する問題
■ Explanation ■

1　○　患者には機械的刺激があったわけでもなく、内臓に異常がみられたわけでもないので、神経の圧迫や断裂が原因と考えられる。
2　×　がん性疼痛には侵害受容性疼痛と神経障害性疼痛があり、前者はさらに体性痛と内臓痛に分けられる。本症例の場合、痛みが神経支配領域に局在しており、しびれ感を伴うような電撃痛なので、神経障害性疼痛と考えられる。
3　×　上肢の筋肉の炎症に起因するのは体性痛である。
4　×　体動によって痛みが悪化するのは体性痛の特徴である。
5　○　神経障害性疼痛では、知覚過敏、痛覚過敏、アロディニア（非侵害刺激で疼痛が生じる病態）なども起こる。

Ans.　1、5

■ Point ■
　がん性疼痛は、障害部位による上記の分類の他、出現パターンによって持続痛と突出痛に分類される。

	持続痛		突出痛
定義	「24 時間のうち 12 時間以上経験される平均的な痛み」と定義され、患者によって表現される痛み	定義	持続痛の有無や程度、鎮痛薬治療の有無にかかわらず発生する一過性の痛みの増強
特徴	• 鎮痛薬で緩和されている場合と、用量不十分または痛みの急速な増強のために緩和されていない場合あり • 治療やがん進行に伴い持続痛の程度も変化するため定期的評価が必要	特徴	• 疼痛発生からピークまでの時間は3分程度と短く、平均持続時間は15〜30分で、90％は1時間以内に収束。 • 痛みの発生部位は約8割が持続痛と同じで、持続痛の一過性増悪と推定。
対処法	定期投与薬投与 ＊レスキュー薬の例 　①経口モルヒネ・オキシコドン速放製剤 　②経口ヒドロモルフォン速放製剤 　③フェンタニル口腔粘膜吸収剤	対処法	(vs. 予測可能な突出痛) • 誘因となる行動回避 • 行為30〜60分前にレスキュー薬＊予防投与 (vs.予測不可能な突出痛) • 迅速にレスキュー薬＊投与

問 303（実務）

　薬剤師が主治医に提案すべき薬物として最も適切なのはどれか。1 つ選べ。

1　アセトアミノフェン
2　コデインリン酸塩水和物
3　トラマドール塩酸塩
4　アスピリン
5　プレガバリン

▐ Approach ▐　神経障害性疼痛に対する薬物治療に関する問題

▐ Explanation ▐

1　×　電撃痛を訴えていることから、患者の痛みは神経障害性疼痛に分類される。アセトアミノフェンは、中枢性の解熱鎮痛薬であり鎮痛作用は緩和な痛みに限られる。また、神経障害性疼痛に対する適応はない。

2　×　コデインリン酸塩水和物は、弱オピオイドに分類される麻薬性鎮痛薬である。患者には、すでに強オピオイドのオキシコドンが処方されている。また、コデインリン酸塩水和物には、神経障害性疼痛に対する適応がない。

3　×　選択肢 2 の解説を参照。トラマドール塩酸塩は、非麻薬性鎮痛薬であり、神経障害性疼痛に対する適応がない。

4　×　アスピリンは、非ステロイド性抗炎症薬であり、神経障害性疼痛に対する適応がない。

5　○　プレガバリンは、神経伝達物質の放出を抑制し鎮痛効果を発揮する疼痛治療薬である。神経障害性疼痛や線維筋痛症に伴う疼痛に対する適応がある。

Ans.　5

▐ Point ▐

〈神経障害性疼痛と治療薬〉

　痛みは神経学的に、侵害受容性疼痛と神経障害性疼痛に分類される。神経障害性疼痛は、末梢あるいは中枢神経の直接的な損傷に伴う痛みと考えられる。また、神経障害性疼痛には、刺激に誘発される痛みと、刺激に依存しない痛みがあり、電撃痛は後者に分類される。損傷した神経では、カルシウムチャネルから流入した Ca^{2+} により神経が興奮し、神経伝達物質が過剰に放出される。プレガバリンは、神経伝達物質の放出を抑制し鎮痛効果を発揮する疼痛治療薬であり、神経障害性疼痛に適応がある。侵害受容器に作用する非ステロイド性抗炎症薬は、神経障害性疼痛に対する効果は期待できない。

問 304-305　70 歳女性。糖尿病の既往歴はない。非小細胞肺がん（扁平上皮がん、PD-L1 発現率 15%）と診断され、ニボルマブ点滴静注 240 mg、2 週間毎の投与が開始された。経過良好だったが、6 回目の投与後、自宅で強い倦怠感、食欲低下、口渇と多尿が出現し、水分摂取も困難であったため、緊急受診した。受診時、朝食をとらずに行った検査値は以下の通りである。

検査値：Na 135 mEq/L、Cl 96 mEq/L、K 5.4 mEq/L、BUN 23 mg/dL、HbA1c 6.0%（NGSP 値）、血糖値 571 mg/dL、血液 pH 7.1、尿糖 4 +、尿ケトン 3 +

問 304（病態・薬物治療）

　この患者に関する記述のうち、正しいのはどれか。**2 つ**選べ。

1　T リンパ球の機能が低下している。
2　血中 C-ペプチドが低値である。
3　次回以降のニボルマブの投与を中止すべきである。
4　インフュージョンリアクションが起きている。
5　2 型糖尿病を発症している。

■ Approach ■　免疫チェックポイント阻害薬の特徴および副作用に関する問題

■ Explanation ■

1　×　活性化した T 細胞の細胞表面には、過剰な活性を抑制するために免疫チェックポイント（PD-1、CTLA-4）が発現し、がん細胞の PD-L1 が PD-1 に結合すると T 細胞は抑制され、がん細胞は増殖する。ニボルマブは抗 PD-1 抗体薬で、PD-1 に結合することでがん細胞の PD-L1 の結合を抑制し、T 細胞を活性化させる。

2　○　C-ペプチドは、インスリンの前駆物質（プロインスリン）の分解によってインスリンと等モル分泌される物質で、インスリンよりも半減期が長いためインスリン分泌能の指標として用いられる。空腹時血糖値の基準値は 70 ～ 109 mg/dL なので、血中 C-ペプチドの低値が推測される。

3　○　強い倦怠感、食欲低下、口渇、多尿などは高血糖による症状と考えられるため、ニボルマブの投与は中止すべきである。

4　×　インフュージョンリアクション（IR）とは、薬物投与中あるいは投与開始後 24 時間以内に発現する症状の総称で、主にモノクローナル抗体薬で多くみられる。細胞からのサイトカインの放出により引き起こされると考えられており、いわゆる抗悪性腫瘍薬による過敏症とは異なり、発熱、悪寒、頭痛、発疹、呼吸困難、血圧低下などの特有な症状がみられる。

5　×　①血液 pH 7.1（基準値 7.4 ± 0.05）、②尿ケトン 3 +、からケトアシドーシスを呈していると考えられるので、1 型糖尿病の可能性が高い。ニボルマブの重大な副作用に 1 型糖尿病の記載がある。

Ans.　2、3

■ Point ■

　悪性新生物に対する新たな治療薬である免疫チェックポイント阻害薬とその適応をまとめる（2020 年 4 月 1 日現在）。ペムブロリズマブ⑤の適応はがん種が特定されておらず、画期的である。

抗体薬	薬剤	特徴
抗CTLA-4抗体薬 （注射）	イピリムマブ	①悪性黒色腫　②腎細胞がん
抗PD-1抗体薬 （注射）	ニボルマブ	①悪性黒色腫　②非小細胞肺がん　③腎細胞がん　④古典的ホジキンリンパ腫　⑤頭頸部がん　⑥胃がん　⑦悪性胸膜中皮腫　⑧高頻度マイクロサテライト不安定性（MSI-High）を有する結腸・直腸がん、⑨食道がん
	ペムブロリズマブ	①悪性黒色腫　②非小細胞肺がん　③古典的ホジキンリンパ腫　④尿路上皮がん　⑤高頻度マイクロサテライト不安定性（MSI-High）を有する固形がん　⑥腎細胞がん　⑦頭頸部がん
抗PD-L1抗体薬 （注射）	アベルマブ	①メルケル細胞がん　②腎細胞がん
	アテゾリズマブ	①非小細胞肺がん　②進展型小細胞肺がん　③PD-L1（+）・HR（-）・HER2（-）乳がん
	デュルバルマブ	非小細胞肺がんにおける根治的化学放射線療法後の維持療法

問305（実務）

この患者に実施されるべき治療の目的と薬物治療の組合せとして適切なのはどれか。**2つ選べ。**

	目的	薬物治療
1	高血糖改善	速効型インスリンを持続投与
2	脱水補正	生理食塩液を点滴投与
3	アシドーシス補正	ガベキサートメシル酸塩を点滴投与
4	高ナトリウム血症改善	5%ブドウ糖を点滴投与
5	電解質バランス改善	炭酸水素ナトリウムを点滴投与

Approach 糖尿病ケトアシドーシスの薬物治療に関する問題

Explanation

1 ○ 緊急受診時の血糖値、血液pH、尿ケトンの所見から、患者は糖尿病ケトアシドーシス（DKA）の状態と判断される。DKAにおける高血糖の改善のためには、速効型インスリンの持続点滴静脈内投与を行う必要がある。

2 ○ 選択肢1の解説を参照。口渇、多尿など高血糖による脱水が認められる。DKAの治療では、脱水の補正とナトリウムの補充が重要であり、生理食塩液などを十分に輸液する。

3 × 血液pHの所見から患者はアシドーシスの状態にあるが、DKAへの対応は、脱水の補正と高血糖の改善である（選択肢1および2の解説を参照）。ガベキサートメシル酸塩は、膵炎、汎発性血管内血液凝固症の治療薬であり、アシドーシスの補正には使用しない。

4 × 血清ナトリウムの所見から患者は高ナトリウム血症の状態ではない。

5 × 患者はDKAの状態と考えられ、脱水の補正とナトリウムの補充、高血糖の改善が必要である。生理食塩液を投与し、速効性インスリンの持続投与を行ってもアシドーシスが改善しない場合には、炭酸水素ナトリウムの点滴投与を考慮する。

Ans. 1、2

Point

〈ニボルマブの重大な副作用：1型糖尿病〉

ニボルマブの投与により劇症1型糖尿病を含む1型糖尿病が現れ、DKAに至ることがある。1型糖尿病が疑われた場合にはニボルマブの投与を中止し、速効型インスリン製剤の投与等の適切な処置を行う。DKAでは、高血糖（≥ 250 mg/dL）、高ケトン血症（β-ヒドロキシ酪酸上昇）、アシドーシス（pH ≤ 7.30）などを認める。

> **問 306-307** 焼き鳥屋に勤務している従業員が油で汚れた換気扇の掃除を行うため、20 w/v%水酸化ナトリウム溶液を買い求めに来局した。この焼き鳥屋は、毒物劇物営業者ではなく、今回初めてこの薬局を利用した。なお、この 20 w/v%水酸化ナトリウム溶液は劇物である。

> **問 306（法規・制度・倫理）**
> 　この薬局の薬剤師が、20 w/v%水酸化ナトリウム溶液を販売する際の対応として、適切なのはどれか。**2 つ選べ。**
> 1　来局者が 18 歳以上であることを確認した。
> 2　身分証明書の提示がなければ販売できないと伝えた。
> 3　廃棄するときには、購入した薬局への届出が必要と伝えた。
> 4　来局者から購入の際に提出を受ける書面に押印を求めた。
> 5　購入の際に提出を受けた書面を 2 年間保存することとした。

■**Approach**■　毒物及び劇物の譲渡、交付の制限及び廃棄に関する問題
■**Explanation**■

1　○　毒物劇物営業者（販売業、製造業又は輸入業）は、**毒物又は劇物を 18 歳未満の者に交付してはならない**（毒物劇物取締法第 15 条）。薬局で毒物又は劇物を販売する場合は、毒物劇物販売業の登録〔都道府県知事又は保健所設置市（区）に届け出る。〕を受ける必要がある（同法第 4 条）。また、毒物劇物営業者は毒物又は劇物を直接取り扱う製造所、営業所又は店舗ごとに専任の毒物劇物取扱責任者（薬剤師、厚生労働省令で定める学校で応用化学に関する学科を修了した者、都道府県知事が行う毒物劇物取扱者試験に合格した者。同法第 7 条及び第 8 条）を置く必要がある。

2　×　20 w/v%水酸化ナトリウム溶液（劇物、5%以下非該当）の場合は、販売・授与の際に身分証明書の提示は必要ない。ただし、政令で定める引火性、発火性又は爆発性のある毒物・劇物を交付する場合は、交付を受ける者の氏名及び住所を確認するため、身分証明書、運転免許証、国民健康保険被保険者証等を氏名と住所を確認するために提示を求める。（同法第 15 条）

3　×　毒物若しくは劇物又は政令で指定する含有物は、廃棄の方法について政令で定める技術上の基準に従って行わなければならない（同法第 15 条の 2）が、購入した薬局への届出は必要ない。20 w/v%水酸化ナトリウムの場合の廃棄の方法として、中和、加水分解、酸化、還元、希釈その他の方法のうち、中和又は希釈により、毒物及び劇物及び政令で定める物のいずれにも該当しない物とすることでよい（**問 307 Point** 参照）。

4　○　本問題のように毒物劇物営業者以外の者に販売・授与する際は、譲受者が押印した書面の提出を受ける必要がある。また、毒物又は劇物を毒物劇物営業者及びそれ以外の者に販売又は授与した時は、いずれの場合もその都度、書面に①毒物又は劇物の名称及び数量、②販売又は授与の年月日、③譲受人の氏名、職業及び住所（法人にあっては、その名称及び主たる事務所の所在地）を記録しなければならない。（同法第 14 条）

5　×　購入の際に提出を受けた書面は、5 年間保存する必要がある。（同法第 14 条）

Ans.　1、4

■ Point ■

　毒物劇物取締法に規定されている「毒物又は劇物」と医薬品医療機器等法に規定されている「毒薬又は劇薬」について、その保管、譲渡（販売又は授与）、交付の制限、表示及び廃棄等の違いを確認しておくこと。

　参考：「毒物又は劇物の交付の制限等」に関する毒物劇物取締法の条文
　第15条　毒物劇物営業者は、毒物又は劇物を次に掲げる者に交付してはならない。
　　一　18歳未満の者
　　二　心身の障害により毒物又は劇物による保健衛生上の危害の防止の措置を適正に行うことができない者として厚生労働省令で定めるもの
　　三　麻薬、大麻、あへん又は覚せい剤の中毒者
　2　毒物劇物営業者は、厚生労働省令の定めるところにより、その交付を受ける者の氏名及び住所を確認した後でなければ、第3条の4に規定する政令で定める物を交付してはならない。
　3　毒物劇物営業者は、帳簿を備え、前項の確認をしたときは、厚生労働省令の定めるところにより、その確認に関する事項を記載しなければならない。
　4　毒物劇物営業者は、前項の帳簿を、最終の記載をした日から5年間、保存しなければならない。

問 307（実務）

　販売することになった 20 w/v％水酸化ナトリウム溶液の使用に関する薬剤師のアドバイスとして、適切でないのはどれか。1つ選べ。
1　腐食性があるので、素手で触らないでください。
2　失明のおそれがあるので、保護メガネなどを使ってください。
3　危害防止のため、希薄な水溶液とし、中和した後、多量の水で希釈して廃棄してください。
4　誤飲防止のため、飲食をしながら使用しないでください。
5　引火性があるので、火のそばで使わないでください。

■ Approach ■　代表的な劇物の取扱いに関する問題

■ Explanation ■

1　○　水酸化ナトリウム水溶液は皮膚腐食性および刺激性が強いため、取り扱う際にはゴム製のグローブ、保護衣等適切な保護具を着用する。
2　○　選択肢1の解説を参照。水酸化ナトリウム水溶液により眼を損傷する可能性があるため、取り扱う際にはゴーグル等適切な保護具を着用する。
3　○　記述の通り。
4　○　記述の通り。
5　×　水酸化ナトリウムは不燃性で引火性はないが、アルミニウム、亜鉛等の金属と反応すると可燃性の水素を発生するので注意する。

Ans.　5

■ Point ■

〈20 w/v％水酸化ナトリウム水溶液の取扱い〉

　20 w/v％水酸化ナトリウム水溶液は、強アルカリ性であり、極めて腐食性が強い。水酸化ナトリウム水溶液による薬傷は、タンパク質に対する溶解作用に基づくため、酸による薬傷と比べて損傷が深く、進行しやすい。したがって、20 w/v％水酸化ナトリウム水溶液を取り扱う場合は、必ず適切な保護具を着用する。保護具には、ゴム製のグローブ・保護衣、ゴーグルなどを使用する。水酸化ナトリウム水溶液を廃棄する場合は、水を撹拌しながら加えて希薄な水溶液とし、希塩酸等で中和させたのち、多量の水で希釈する。

物理・化学・生物

衛生

薬理

薬剤

病態・薬物治療

法規・制度・倫理

実務

問 308-309 29歳女性。全身性エリテマトーデスの診断を受け、入院して処方1による治療が行われ、その後、処方2による治療に切り替わることになった。薬剤師が患者と面談したところ、「治療が必要なのは理解しているが、ムーンフェイスの副作用が嫌なので積極的に治療を受ける気になれない」と落ち込んだ様子だった。

（処方1）
点滴静注　注射用メチルプレドニゾロンコハク酸エステルナトリウム
（500 mg/バイアル　2本）　1,000 mg
生理食塩液　250 mL
1日1回　朝食後　2時間かけて投与　3日間連日投与

（処方2）
プレドニゾロン錠5 mg　　1回8錠（1日8錠）
1日1回　朝食後　処方1終了翌日から　14日分

問 308（法規・制度・倫理）

　この患者は"治りたい"が"副作用は嫌"という葛藤を抱えている。このような患者への対応のうち、適切でないのはどれか。1つ選べ。

1　患者が自分の病気や治療についてどのように考えているのか（解釈モデル）を聴く。
2　患者の不安な気持ちに共感し、ラポール(注)を構築する。
3　面談中はどんなときもにこにこしている。
4　患者が安心して話せるように、視線や態度に配慮する。
5　患者が自由に自分の気持ちを話せるように、開いた質問をする。
（注）ラポール：心理学用語で、お互いに信頼感で結ばれている関係のこと。

■ **Approach**■　患者が抱える葛藤に対する対応のありかたを問う問題

■ **Explanation**■

1　○　患者が自分の中にある葛藤をストレートに口にすることは少ない。医療職は患者の葛藤を探るために、その患者の病気対応行動（illness behavior）を尋ね、その核心にある解釈モデルに迫る努力をする必要がある。そのプロセスは、受容・共感を作り出すプロセスともなり、信頼関係構築に大きく益する「双方向性コミュニケーション」プロセスである。

2　○　患者の病気対応行動に問題があっても、あるいは解釈モデルに誤りがあったとしても、患者が持つ苦悩や不安は現実のものであり、まずはそれを受け入れ、その苦悩を肯定し、共感することが信頼関係構築の第一歩である。

3　×　「どんなときもニコニコしている」とは、面談中の患者の気持ちの動きを無視している態度と受け取られかねない。必要以上に深刻な表情を作るのは、話を深刻な方向に傾けがちではあるが、一方で不要に明るくふるまうのも患者としては自分の話を軽視していると感じることがあり、内面の葛藤が大きいほど不信感を持つ傾向がある。

4　○　視線や態度といった非言語的コミュニケーションは言語的コミュニケーション以上に多くの情報を伝え、患者の気持ちに影響を与えて医療職の関係作りを左右するとされる。

5　○　選択肢1の解説にあるように、開いた質問は双方向性コミュニケーションの核心であり、多くの情報共有に基づく共同の医療方針を作り上げるための基本である。

Ans.　3

■Point■

　問 145 と相関する問題なので、両方を併せて検討してみること。

　解釈モデル（explanatory model）：Kleinmann による医療人類学的概念の１つ。病気の原因や意味や重症度や診療方針や予後についてその人がもつ判断や信念。内容は個人、立場などによって異なる。医療は、医療職と患者がもっている解釈モデルを突きあわせ、共通の理解を探ることから始まる。

　病気対応行動（illness behavior、受療行動とも呼ぶ）：健康状態に異常があると思ったときに、人がとる行動。解釈モデルに基づいて行われるもので、患者によって異なる。病気対応行動を知ることによって、患者の今までの経過をストーリーとして理解しやすくなる。また、不安や苦悩を具体的に聞くことができ、解釈モデルを受容し共感しやすくなる。

　開いた質問：閉じた質問が yes or no や what に限定された答えが返ってくるものであるのに対して、what and how を重視した問いかけなので、自由な答えが返ってくる。それによって相手の心配事の核心がなんであるのか、どのような解決を望んでいるのかなどを感情も含めて理解しやすくなる、また、話が発展しやすく（双方向性コミュニケーション）、互いの考えの摺り合わせがしやすくなる。

問 309（実務）

　薬剤師が話を聞いたところ、患者は結婚式を控えており、治療全般について抵抗感があることが分かった。この治療に関する患者への説明内容のうち、適切なのはどれか。**２つ**選べ。

1　治療中は摂取カロリーを通常より多めにする必要がある。
2　処方２の服用量は体調に応じて調節して良い。
3　不眠や不安などの精神症状が現れたら、医師又は薬剤師に相談する。
4　症状が改善し、処方２の処方量が減れば、ムーンフェイスの改善も期待できる。
5　処方２は、最低用量なので、副作用が生じる可能性は低い。

■Approach■　全身性エリテマトーデスのステロイド治療に関する問題

■Explanation■

1　×　全身性エリテマトーデス（SLE）の治療において、摂取カロリーを通常より多めにする必要はない。SLE 治療薬のプレドニゾロン錠服用中は、プレドニゾロンによる食思の亢進や中心性肥満が現れることがあるので、カロリーの摂り過ぎに注意する。

2　×　SLE の治療においてプレドニゾロン錠の用量設定は重要な要素であり、病状により医師が増減等を判断する。自己判断によりプレドニゾロン錠の服用量を増減してはならない。

3　○　プレドニゾロン錠の副作用として、不眠や不安などの精神症状が現れることがある。このような症状が現れた場合は、医師または薬剤師に相談する。

4　○　プレドニゾロン錠の副作用であるムーンフェイスの原因は、プレドニゾロンによる食思亢進や脂質代謝異常である。プレドニゾロン錠の用量が減れば、ムーンフェイスの改善も期待できる。

5　×　プレドニゾロン錠は、SLE の症状やこれに伴う臓器障害が改善すれば徐々に減量し、必要最小量に調節する。

Ans.　3、4

■Point■

〈全身性エリテマトーデス（SLE）の薬物治療〉

　ステロイド薬は、SLE 治療の第一選択薬である。一般的に重症では、プレドニゾロン１日 60 〜 80 mg を投与するが、軽症の場合はプレドニゾロン１日 15 mg 程度で治療できる場合がある。

ステロイド薬の効果が不十分であるか、副作用が強いため増量あるいは継続できない場合は、タクロリムスやミコフェノール酸モフェチル等の免疫抑制薬を使うことがある。また SLE 治療薬として、抗マラリア薬として知られるヒドロキシクロロキンが承認されており、さらに既存薬で効果が不十分な場合、完全ヒト型抗 BLyS モノクローナル抗体製剤のベリムマブ（遺伝子組換え）が承認されている。

問 310-313　46 歳男性。2 年前に甲状腺全摘手術を受けた後、レボチロキシンナトリウム錠内服による薬物治療を行っている。通院間隔が 6 ヶ月に一度に変更になり、180 日分の処方箋を持って来局した。この患者の薬剤服用歴を確認すると、過去に服用忘れや、自己判断で服用を中断していた可能性が疑われた。長期処方への変更に伴い、薬剤師が服薬アドヒアランスに関連した注意事項を説明することになった。

問 310（実務）

　この処方薬の服用を中断することによって起こりうるものとして、薬剤師が説明すべき症状はどれか。**2 つ選べ。**

1　徐脈
2　収縮期血圧上昇
3　冷感
4　発汗過多
5　体重減少

■ **Approach** ■　甲状腺ホルモン補充療法に関する問題

■ **Explanation** ■

1　○　患者は甲状腺全摘術後のため、レボチロキシンナトリウム錠を中断すると甲状腺ホルモンの働きである代謝が低下し、易疲労、食欲低下、体重増加、寒気、抑うつ、皮膚の乾燥、むくみや徐脈などの症状が現れる。

2　×　甲状腺ホルモンのトリヨードチロニンには、血管平滑筋に対する直接的弛緩作用があるため、レボチロキシンナトリウム錠を中断すると末梢血管抵抗が上昇し、拡張期血圧が上昇する可能性がある。

3　○　選択肢 1 の解説を参照。

4　×　選択肢 1 の解説を参照。発汗が減り、皮膚の乾燥が現れる。

5　×　選択肢 1 の解説参照。

Ans.　1、3

■ **Point** ■

〈甲状腺ホルモン補充療法〉

　甲状腺は、甲状腺ホルモン（トリヨードチロニン、チロキシン）を作り、蓄え、分泌している。甲状腺全摘術後は、甲状腺ホルモンとしてレボチロキシンナトリウム錠を投与する。レボチロキシンは体内でトリヨードチロニンに変換され、作用を発揮する。レボチロキシンナトリウム錠にはほとんど副作用はないが、投与量の不足やアルミニウムやコレスチラミン等との相互作用により十分な効果が得られないと甲状腺機能低下症状（選択肢 1 の解説を参照）が現れ、投与量が過量になると甲状腺機能亢進症状（頻脈、発汗、手指の震えなど）が現れる。

問 311（法規・制度・倫理）

　近隣に専門クリニックが開院したこともあり、甲状腺治療薬の長期処方が増加している。一方で、この患者のように、継続治療が必要なのに、服用を忘れたり、勝手に中断する患者が多い。

　そこで、長期処方の患者に対して、薬剤師が電話によるフォローアップを行うことで、患者の服薬アドヒアランスの改善又は症状悪化の早期発見につながるかを検討することにした。

　この漠然とした臨床疑問を解決可能な臨床研究にするために、まずは PECO(注)又は PICO(注)を使って疑問を構造化することにした。この研究の PECO 又は PICO の組合せとして、適切なのはどれか。1つ選べ。

	P	E 又は I	C	O
1	甲状腺治療薬の長期処方の患者	服薬アドヒアランスの良い患者	服薬アドヒアランスの悪い患者	症状悪化の早期発見の有無
2	甲状腺治療薬の長期処方の患者	電話フォローアップ実施あり	電話フォローアップ実施なし	服薬アドヒアランス改善の有無
3	甲状腺治療薬の長期処方の患者	症状悪化のある患者	症状悪化のない患者	服薬アドヒアランス改善の有無
4	服薬アドヒアランスの悪い患者	電話フォローアップ実施あり	電話フォローアップ実施なし	症状悪化の早期発見の有無
5	服薬アドヒアランスの悪い患者	症状悪化の早期発見あり	症状悪化の早期発見なし	甲状腺治療薬の長期処方の有無

（注）PECO や PICO は疑問を構造化するための手法の1つ。P は Patient、E は Exposure、I は Intervention、C は Comparison、O は Outcome の頭文字のこと。

■ Approach ■　臨床研究を行うための疑問の構造化（PECO または PICO）に関する問題

■ Explanation ■

　臨床研究の目的は、「長期処方の患者に対して、薬剤師が電話によるフォローアップを行うことで、患者の服薬アドヒアランスの改善又は症状悪化の早期発見につながるかを検討すること」であるため、PECO/PICO のすべてが正しいのは、「甲状腺治療薬の長期処方の患者を対象とし（P）、介入又は曝露（E 又は I）は電話フォローアップの実施有、比較対照（C）はフォローアップの実施なし、評価項目（O）は服薬アドヒアランス改善の有無」としたもの、または、PEC 又は PIC は同じで「O を症状悪化の早期発見の有無」としたものが正答である。

Ans.　2

■ Point ■

　臨床研究の基本となるのは、PECO 又は PICO を用いた疑問の構造化（定式化）である。PECO 又は PICO により疑問を適切に構造化することにより、倫理的及び科学的に適切な研究計画を作成することが可能となる。

　P：Participant（参加者）　どのような参加者（被験者）か？（患者が対象の場合は Patient）

　I：Intervention（介入）又は E：Exposure（曝露）　どのようなことを行うか（どのようなものを摂取させるか）？

　参考：介入とは、「人を対象とする医学系研究の倫理指針（平成 26 年文部科学省・厚生労働省告示第 3 号）」において、「研究目的で、人の健康に関する様々な事象に影響を与える要因（健康の保持増進に繋がる行動及び医療における傷病の予防、診断又は治療のための投薬、検査等を含む。）の有無又は程度を制御する行為（通常の診療を超える医療行為であって、研究目的で実施するものを含む。）をいう」とされている。

C：Comparison（比較）　何と比較するか？（I/E で何かを行った又は何かを摂取させる場合、対照は何かを行わない又は摂取させない場合と比較する）

O：Outcome（成果、結果）　どのような結果／評価項目（評価指標）か？

問 312（法規・制度・倫理）

作成した PECO 又は PICO に従って、実際に介入研究を行うことになった。この研究を実施するにあたり薬剤師が注意すべき点として、適切なのはどれか。**2つ選べ。**

1 対象患者を二群に分けた比較試験を行う場合、群分けは患者の希望を優先する。
2 研究を開始する前に、あらかじめ倫理審査の手続きを行う必要がある。
3 研究資金が必要な場合、利益相反の開示をしないことを条件に製薬会社から提供を受ける。
4 対象患者に対して研究内容を文書で説明すれば、参加同意を取得する必要はない。
5 研究参加は自由意思によるもので、参加しなくても不利益にならないことを患者に説明する。

‖Approach‖　臨床研究の実施（倫理審査、インフォームド・コンセント等）に関する問題

‖Explanation‖

1　×　対象患者を群分けして比較する場合は、患者の希望を優先することはなく、割付バイアスを避けるために無作為化（ランダム化）割付を行う。

2　○　人を対象とする医学系研究は、ヘルシンキ宣言に基づく「人を対象とする医学系研究に関する倫理指針」（平成 26 年文部科学省・厚生労働省告示第 3 号）に従って実施する必要がある。当該研究が倫理的及び科学的に適切かどうかについて、研究計画書、インフォームド・コンセント等の必要書類を添えて倫理審査委員会による倫理審査の手続きを行い、審査を受ける必要がある。問題がない旨の審査結果を受けてから、研究を開始する。

3　×　研究資金を製薬企業から受けている場合は、その旨〔利益相反（COI；Conflict of Interest）〕を開示する必要がある。COI とは、外部との経済的な利益関係等により研究で必要とされる公正かつ適正な判断が損なわれる、又は損なわれるのではないかと第三者から懸念が表明されない事態をいう。COI がない場合においても、その旨を明記する必要がある。

4　×　介入を伴う研究の場合は、対象となる者に文書により研究内容等を説明し、文書による参加同意を取得する必要がある（文書による説明と同意＝文書によるインフォームド・コンセント）。

5　○　文書による説明には、「研究参加は自由意思によるもので、参加しなくても不利益にならないことの説明」も含まれる。また、「研究に参加した後でも理由を説明せずに参加者の意思で参加を取りやめることができ、その場合も不利益にならない旨の説明」も含まれる。

Ans.　2、5

‖Point‖

「人を対象とする医学系研究に関する倫理指針」を遵守して実施する研究においても、治験（医薬品、医療機器又は再生医療等製品の製造販売承認申請書に添付して提出すべき資料のうち、臨床試験の試験成績に関する資料の収集と目的とする試験の実施をいう。）と同様に、文書を用いて被験者に十分な説明をして文書による同意を得る（インフォームド・コンセントを受ける）必要がある。

以下に、同倫理指針における説明文書の説明事項を示す。

主な説明事項には、①当該研究の実施について研究機関の長の許可を得ている旨、②研究機関

の名称及び研究責任者の氏名、③研究の目的及び意義、方法、④研究対象者に生じる負担、予測されるリスク及び利益、⑤研究参加に同意しないこと及び同意の撤回により研究対象者が不利益な取扱いを受けない旨、⑥研究に関する情報公開の方法、⑦個人情報の取扱い、⑧試料・情報の保管及び廃棄の方法、⑨研究の資金源等の研究者等の COI に関する状況、⑩侵襲を伴う研究の場合は、生じた研究に対する補償の有無及びその内容、⑪侵襲（軽微な侵襲を除く）を伴う研究で介入を伴う場合は、モニタリングに従事する者及び監査に従事する者並びに倫理委員会が、必要な範囲内において当該研究対象者に関する資料・情報を閲覧する旨等がある。

問 313（実務）

この介入研究において、レボチロキシンナトリウム錠の服薬アドヒアランスを評価する方法として、適切なのはどれか。**2つ**選べ。

1 薬剤服用歴から、調剤した薬剤種類数を調べる。
2 患者に持参してもらった残薬数から服薬率を算出する。
3 患者から飲み忘れの有無を聞き取る。
4 処方した医師に処方意図を確認する。
5 併用薬との相互作用の有無を調べる。

Approach 介入研究における介入効果の評価に関する問題

Explanation

1 × この介入研究は、薬剤師による電話フォローアップが服薬アドヒアランス改善に及ぼす影響を検討したものである。調剤した薬剤種類数は服薬アドヒアランスを規定する要因となるか明らかではないため、服薬アドヒアランスの評価の基準には適さない。

2 ○ 選択肢1の解説を参照。服薬遵守の指標となる残薬数から算出した服薬率は、服薬アドヒアランスの評価の基準に適している。

3 ○ 選択肢1の解説を参照。服薬遵守や患者側の因子の指標となる患者の飲み忘れの情報は、服薬アドヒアランスの評価の基準に適している。

4 × 選択肢1の解説を参照。医師の処方意図は服薬アドヒアランスを規定する要因となるか明らかではないため、服薬アドヒアランスの評価の基準には適さない。

5 × 選択肢1の解説を参照。併用薬との相互作用の有無は服薬アドヒアランスを規定する要因となるか明らかではないため、服薬アドヒアランスの評価の基準には適さない。

Ans. 2、3

Point

〈服薬アドヒアランス〉

アドヒアランスとは、治療や服薬に対して患者が積極的に関わり、その決定に沿った治療を受けることである。したがって、服薬アドヒアランスとは、患者の理解、意思決定、治療協力に基づく服薬遵守であり、服薬アドヒアランスを規定する要因には、治療内容、患者側の因子、医療者側の因子、患者・医療者の相互関係などが考えられる。**問 311** における服薬アドヒアランスの評価では、服薬アドヒアランスを規定する要因のうち、主に服薬遵守についての評価が使われている。

問 314-315　40 歳男性。自営業。アトピー性皮膚炎の治療のため、かかりつけの薬局を利用している。この度、市から通知された特定健康診査を受け、下記の検査結果を持って来局した。

> 身長 176 cm、体重 79 kg、腹囲 86 cm、収縮期血圧 138 mmHg、拡張期血圧 88 mmHg、尿蛋白（－）、尿糖（－）、中性脂肪 124 mg/dL、HDL-C 48 mg/dL、空腹時血糖値 93 mg/dL、HbA1c 5.5%（NGSP 値）。心電図異常なし。喫煙歴 21 歳頃から 1 日 20 本程度。

この検査結果を踏まえて、医師から禁煙を強く勧められたとのことであった。

問 314（法規・制度・倫理）
　この男性が受けた特定健康診査は、どの法律に基づくものか。1 つ選べ。
1　介護保険法
2　健康増進法
3　国民健康保険法
4　高齢者の医療の確保に関する法律（高齢者医療確保法）
5　精神保健及び精神障害者福祉に関する法律（精神保健福祉法）

■Approach■　特定健康診査に関する知識を問う問題
■Explanation■
　　特定健康診査の根拠となる法律：高齢者の医療の確保に関する法律　⇒　4 が正解
　特定健康診査の仕組み
　　①国（厚生労働大臣）による特定健康診査等基本指針の策定（高齢者医療確保法 18 条）
　　　指針の内容：一　特定健康診査及び特定保健指導の実施方法に関する基本的な事項
　　　　　　　　　二　特定健康診査等の実施及びその成果に係る目標に関する基本的な事項
　　　　　　　　　三　ほか、特定健康診査等実施計画の作成に関する重要事項
　　　留意事項：健康増進法第 9 条に規定する健康診査等指針と調和が保たれたものであること
　　②保険者による 6 年ごとの特定健康診査等実施計画策定　（同法第 19 条）
　　　※保険者とは公的医療保険の各保険者を指す。
　　③保険者による特定健康診査等の実施（同法第 20 条）
　　　実施対象：40 歳以上の当該医療保険加入者
　　　実施上の留意事項：
　　　●労働安全衛生法、その他の法令に基づく特定健康診査相当の健康診断が可能な場合は、特定健康診査の全部又は一部を行ったものとする。（同法第 21 条）
　　　●前期高齢者の特定健康診査等を実施するに当たっては、介護保険法第 115 条の 45 の規定により地域支援事業を行う市町村との適切な連携を図るよう留意する。（同法第 29 条）

Ans.　4

■Point■
　〈高齢者の医療の確保に関する法律〉
　　法で規定される主な事業：後期高齢者医療制度ばかりではない。
　　1．医療費適正化の推進
　　　①医療費適正化計画等

　②特定健康診査等（特定健康診査：糖尿病その他の政令で定める生活習慣病に関する健康診査、特定保健指導：特定健康診査の結果により厚生労働省令で定めるものが行う保健指導）

2．前期高齢者に係る保険者間の費用負担の調整

3．後期高齢者医療制度

問 315（実務）

　薬剤師が「禁煙をサポートしましょうか」と声をかけたところ、「禁煙は初めてだけどやってみます」と回答があった。この男性への薬剤師の対応として、適切でないのはどれか。1つ選べ。

1　禁煙開始日を決めるよう伝える。

2　タバコを吸いたくなったときの対策について一緒に考える。

3　定期的にフォローアップを行う。

4　タバコには離脱症状がないと伝える。

5　公的医療保険を使って禁煙外来での治療が受けられる場合があると伝える。

▌Approach▌　薬剤師による禁煙支援に関する問題

▌Explanation▌

1　○　禁煙開始にあたって禁煙の理由・意思を明確化し、禁煙を始めやすい日程や環境を考慮して禁煙開始日を設定することは、禁煙開始の契機になると考えられる。

2　○　禁煙開始後に離脱症状が現れたときの対策について、禁煙者本人があらかじめ考えておくとともに、薬剤師による共感的なサポートが重要である。

3　○　薬剤師による専門的なフォローアップを定期的に実施することで、禁煙の継続が期待される。

4　×　タバコに含まれるニコチンなどには依存性があり、喫煙を止めると強い喫煙願望、集中力の低下、頭痛などの離脱症状を引き起こすことがある。

5　○　記述の通り（Point 参照）。

Ans.　4

▌Point▌

〈禁煙外来〉

　喫煙習慣の主な原因がニコチン依存症という病気であると認識されたことから、以下の条件を満たせば、公的医療保険を使って禁煙治療を受けることができるようになっている。

1）ニコチン依存症判定テストの結果が5点以上であること。

2）35歳以上では、ブリンクマン指数（1日の喫煙本数×喫煙年数）が200以上であること。

3）直ちに禁煙を始める意思があること。

4）禁煙治療を受けることを文書で同意していること。

5）過去1年以内に公的医療保険を使った禁煙外来診療を受けていないこと。

問 316-317　68歳男性、肝硬変。低タンパク血症によると考えられる難治性の腹水が認められたため、高張アルブミン製剤（献血アルブミン 20％静注）による治療が開始された。初回投与前の血清アルブミン濃度は 1.9 g/dL であり、投与後の目標血清アルブミン濃度は 3.5 g/dL とされた。なお、この薬剤の容器には「特生物」の表示がある。

問 316（実務）

この薬剤の使用に関する記述のうち、適切でないのはどれか。1つ選べ。
1　過剰に蓄積した血管内水分の血漿膠質浸透圧を維持する目的で使用する。
2　感染症のリスクについて患者に説明する。
3　細菌が増殖しやすいので、残液は適切に廃棄する。
4　血清アルブミン濃度が目標値に達したかモニターする。
5　できるだけ短期間の投与にとどめる。

▌Approach▌　代表的な血漿分画製剤に関する問題

▌Explanation▌

1　×　高張アルブミン製剤を投与する目的は、血漿膠質浸透圧を改善することにより、減少した循環血漿量を確保することである。

2　○　高張アルブミン製剤は、ヒト血液を原料とするため、感染症のリスクを完全に排除することができないことを患者に説明しなければならない。

3　○　高張アルブミン製剤は、細菌の増殖に好適なタンパクが主成分であり、保存剤が含有されていないため、使用後の残液は細菌汚染のおそれがある。

4　○　高張アルブミン製剤を必要量投与し、投与後に血清アルブミン濃度と臨床所見をモニターし、投与の効果を評価する必要がある。一般に、急性低タンパク血症の場合は 3.0 g/dL 以上、慢性低タンパク血症の場合は 2.5 g/dL 以上のアルブミン濃度を目標とする。特に血清アルブミン濃度が 4 g/dL 以上ではアルブミン合成能が抑制されるので注意する。

5　○　選択肢1および4の解説を参照。アルブミン製剤投与後、アルブミンは体内で代謝され多くは熱源となり、タンパク合成には資さないとされる。また、アルブミン製剤の投与によって、生体内でのアルブミン合成を低下させるおそれがあるため、漫然と投与しない。

Ans.　1

▌Point▌

〈等張アルブミン製剤と高張アルブミン製剤〉

　等張アルブミン製剤は、アルブミン濃度が 4.4％ あるいは 5％（＝血漿中濃度）であり、循環血漿量の是正を主な適応とする。等張アルブミン製剤を投与すると、循環血漿量を確保することができるため、たとえば緊急出血時に迅速に血漿の不足を補給することができる。高張アルブミン製剤は、アルブミン濃度が 20％ あるいは 25％ であり、膠質浸透圧の改善を主な適応とする。高張アルブミン製剤を投与すると、血漿浸透圧を上昇させ、血管内に水を保持するので浮腫や腹水を改善できる。

生物・物理・化学

衛生

薬理

薬剤

病態・薬物 治療

法規・制度・倫理 倫理

実務

問 317（法規・制度・倫理）

　この薬剤を取り扱う薬剤師が行わなければならないこととして、適切なのはどれか。**2つ**選べ。

1　鍵のかかる場所で保管する。
2　保管場所に白地に赤枠、赤字をもって「特生物」の表示を行う。
3　使用した患者の氏名及び住所、使用した薬剤の名称及び製造番号又は製造記号、使用年月日、その他必要な事項を記録する。
4　使用に関する記録を、その使用した日から少なくとも 10 年間保存する。
5　使用による感染症の発生について、危害の発生を防止するために必要があると認めるときは、その旨を厚生労働大臣に報告する。

▌Approach▌　特定生物由来製品の取扱いに関する問題

▌Explanation▌

1　×　特定生物由来製品を規定する医薬品医療機器等法には、保管場所にカギを施すことは規定されていない。生物由来製品は、「生物由来」という性質上、保存保管条件は極めて多様であると考えられ、一様にカギを施す設備によるというのは実際的ではない。また、高張アルブミン製剤は、毒薬ではないので保管場所にカギは不要である。

2　×　同様に保管場所に特定生物由来製品に特異な表示を行う旨も規定されていない。医薬品医療機器等法においては、医薬品の保管場所に毒薬、劇薬、特定生物由来製品ともに何らかの表示を行うことを要しない。

3　○　医薬品医療機器等法第 68 条の 22 第 3 項及び同法施行規則第 237 条に規定する、薬剤師などの特定生物由来製品取扱医療関係者の特定生物由来製品に関する記録事項は、①使用の対象者の氏名、住所　②薬剤の名称、製造番号又は製造記号　③使用の年月日　④その他保健衛生上の危害発生、拡大防止に必要な事項である。

4　×　薬局の管理者、病院等の管理者は、特定生物由来製品の使用に関する記録を使用の日から起算して最低 20 年保存するものと定められている。（医薬品医療機器等法第 68 条の 22 第 4 項及び同法施行規則第 240 条）

5　○　薬局開設者、病院、診療所若しくは飼育動物診療施設の開設者又は医師、歯科医師、薬剤師、登録販売者、獣医師その他の医薬関係者は、医薬品、医療機器又は再生医療等製品について、当該品目の副作用その他の事由によるものと疑われる疾病、障害若しくは死亡の発生又は当該品目の使用によるものと疑われる感染症の発生に関する事項を知った場合において、保健衛生上の危害の発生又は拡大を防止するため必要があると認めるときは、その旨を厚生労働大臣に報告しなければならない。（医薬品医療機器等法第 68 条の 10 第 2 項）

Ans.　3、5

▌Point▌

　生物由来製品、特定生物由来製品は生物由来という特質から、一般的な医薬品の流通管理規定以上に厳しい流通管理規定が設けられている。生物由来製品の特例に関する規定では、特定生物由来製品取扱医療関係者の特定生物由来製品使用に関する記録の管理者責任での保存及び要請に基づいて、当該特定生物由来製品の使用による保健衛生上の危害の発生又は拡大を防止するための措置を講ずるために必要と認められる場合であって、当該特定生物由来製品の使用の対象者の利益になるときに限り、その記録を当該特定生物由来製品承認取得者等に提供するものとする旨定められている。なお、医薬品一般の副作用、感染症の危害発生に関する厚生労働大臣への報告義務は、別途医薬品医療機器等法第 68 条の 10 に規定している。

> 問 318-319　保険薬局に勤務して 3 年が経過した薬剤師が、今年度から近隣の中学校の学校薬剤師を担当することになった。1 ヶ月後には薬物乱用防止教室での講師を担当することになっている。そのため、学校保健安全法の内容を確認することにした。

> 問 318（法規・制度・倫理）
>
> 　　この法律に基づく学校薬剤師の職務として、適切でないのはどれか。1 つ選べ。
> 1　学校安全計画の立案への参与
> 2　環境衛生検査の実施
> 3　学校環境衛生の指導と助言
> 4　学校において使用する医薬品に関する指導と助言
> 5　健康診断の実施

■ Approach ■　学校保健安全法に基づく学校薬剤師の職務に関する知識を問う問題

■ Explanation ■

学校保健安全法施行規則

（学校薬剤師の職務執行の準則）

第 24 条　学校薬剤師の職務執行の準則は、次の各号に掲げるとおりとする。

　一　学校保健計画及び学校安全計画の立案に参与すること。

　二　第 1 条の環境衛生検査に従事すること。

　　　規則第 1 条：学校保健安全法第 5 条の環境衛生検査は、他の法令に基づくもののほか、毎
学年定期に、法第 6 条に規定する学校環境衛生基準に基づき行わなければならない。

　　　　2　学校においては、必要があるときは、臨時に、環境衛生検査を行うものとする。

　三　学校の環境衛生の維持及び改善に関し、必要な指導及び助言を行うこと。

　四　法第 8 条の健康相談に従事すること。

　（健康相談）第 8 条　学校においては、児童生徒等の心身の健康に関し、健康相談を行うものとする。

　五　法第 9 条の保健指導に従事すること。

　（保健指導）第 9 条　養護教諭その他の職員は、相互に連携して、健康相談又は児童生徒等の
健康状態の日常的な観察により、児童生徒等の心身の状況を把握し、健康上の問題があると認めるときは、遅滞なく、当該児童生徒等に対して必要な指導を行うとともに、必要に応じ、その保護者に対して必要な助言を行うものとする。

　六　学校において使用する医薬品、毒物、劇物並びに保健管理に必要な用具及び材料の管理に関し必要な指導及び助言を行い、及びこれらのものについて必要に応じ試験、検査又は鑑定を行うこと。

　七　前各号に掲げるもののほか、必要に応じ、学校における保健管理に関する専門的事項に関する技術及び指導に従事すること。

　⇒　以上の準則より、学校薬剤師の職務に「健康診断の実施」は含まれない。

　2　学校薬剤師は、前項の職務に従事したときは、その状況の概要を学校薬剤師執務記録簿に記入して校長に提出するものとする。

Ans.　5

▋Point▋

学校保健安全法：学校薬剤師の職能等を規律する法律

　第23条　学校には、学校医を置くものとする。

　2　大学以外の学校には、学校歯科医及び学校薬剤師を置くものとする。

　3　学校医、学校歯科医及び学校薬剤師は、それぞれ医師、歯科医師又は薬剤師のうちから、任命し、又は委嘱する。

　4　学校医、学校歯科医及び学校薬剤師は、学校における保健管理に関する専門的事項に関し、技術及び指導に従事する。

学校保健安全法施行規則（文部科学省令）：学校薬剤師の職務執行の準則

　本文記載の準則を理解しておくこと。特に環境管理のみならず健康相談、保健指導に預かることを理解しておくこと。

問 319（実務）

　この薬剤師が行う薬物乱用防止教室に関する記述のうち、適切なのはどれか。**2つ選べ。**

1　薬物乱用防止に関する講演は薬剤師に特化した職務である。

2　麻薬の廃棄方法について説明する。

3　薬物乱用が心身に及ぼす影響について説明する。

4　麻薬・覚せい剤に関する基礎知識について説明する。

5　薬物乱用とは、何回も繰り返して薬物を使用することであると説明する。

▋Approach▋　薬物乱用防止教室に関する問題

▋Explanation▋

1　×　薬物乱用防止教室の講師は、薬剤師の他、警察官、麻薬取締官、医師、薬務行政の担当者などが担い、専門性を生かした講演を実施する。

2　×　中学校で行われる薬物乱用防止教室の主な目的は、喫煙、飲酒、薬物乱用防止に関する正しい知識を身につけることにあり、麻薬の取扱いに関する知識は含まれない。

3　○　選択肢2の解説を参照。薬物乱用が心身に及ぼす影響は、薬物乱用防止に関する正しい知識に含まれる。

4　○　選択肢2の解説を参照。麻薬・覚せい剤は、乱用される危険の高い薬物であり、これらに関する基礎知識を身につけることは重要である。

5　×　薬物乱用とは、薬物や医薬品を本来の目的から外れて使用したり、不正に使用したりすることであり、このような使用は1回だけであっても薬物乱用にあたる。

Ans.　3、4

▋Point▋

〈薬物乱用防止教室の充実強化〉

　薬物乱用防止教室は、第五次薬物乱用防止五か年戦略において、学校保健計画において位置付け、すべての中学校および高等学校において年1回は開催するとともに、地域の実情に応じて小学校においても開催に努めることとされている。また、薬物等に関する専門知識を有する警察職員、麻薬取締官、学校薬剤師、矯正施設職員、保健所職員、税関職員等が連携し、学校等における薬物乱用防止教室を充実強化することとされている。

> 問 320-321　36歳女性。以前から、関節リウマチに対して以下の薬剤による治療を受けていた。ある日、体調不良により緊急入院となり、この薬剤による間質性肺炎と診断された。この薬剤の服用開始時に、薬剤師が重大な副作用の初期症状を説明していた。そのため、副作用である間質性肺炎が早期に発見され入院治療することができた。
> （処方）
> 　　メトトレキサートカプセル 2 mg　　　 1回1カプセル（1日2カプセル）
> 　　　　　　　　　　 毎週　日曜日　　1日2回　9時、21時　4日分（投与実日数）
> 　　メトトレキサートカプセル 2 mg　　　 1回1カプセル（1日1カプセル）
> 　　　　　　　　　　 毎週　月曜日　　1日1回　9時　4日分（投与実日数）

> **問 320（実務）**
> 　この患者に対して、薬剤師が説明した間質性肺炎の初期症状として適切なのはどれか。1つ選べ。
> 1　空咳（痰を伴わない）を伴い、息切れ、呼吸困難、発熱などが現れる。
> 2　高熱を伴って、発疹・発赤、火傷様の水ぶくれなどの激しい症状が、全身の皮膚や、口や目の粘膜に現れる。
> 3　服用後すぐに発疹、浮腫、胸苦しさなどとともに、顔面蒼白となり、手足が冷たくなり、冷や汗、息苦しさなどが現れる。
> 4　全身のだるさ、黄疸（皮膚や白目が黄色くなる）などが現れる。
> 5　尿量が減少する、顔や手足がむくむ、まぶたが重くなる、手がこわばる、血圧が高くなる、頭痛などが現れる。

▌Approach▌　メトトレキサートの重大な副作用の初期症状に関する問題

▌Explanation▌
1　○　記述の通り。息切れ、痰のない咳、発熱は、間質性肺炎の主な初期症状である。
2　×　高熱、口腔粘膜の腫れや目の充血などは、スティーヴンス・ジョンソン症候群の主な初期症状であり、病状が進むと、やけどのような水ぶくれなどの激しい症状が全身の皮膚、口、目の粘膜に現れる。
3　×　顔面蒼白、冷汗、呼吸不全はショックの徴候である。これに発疹、浮腫が加わると、アナフィラキシーショックの初期症状が疑われる。
4　×　倦怠感、発熱、黄疸などは、肝障害の初期症状であることが疑われる。
5　×　尿量減少、むくみ、高血圧、頭痛などは、腎障害の初期症状であることが疑われる。

Ans.　1

▌Point▌
〈メトトレキサートの重大な副作用（初期症状）〉
　メトトレキサートの重大な副作用には、アナフィラキシーショック（冷感、呼吸困難、血圧低下等）、骨髄抑制（発熱、咽頭痛、インフルエンザ様症状等）、間質性肺炎（発熱、咳嗽、呼吸困難等）、スティーブンス・ジョンソン症候群（発熱、紅斑、そう痒感、眼充血、口内炎等）、出血性腸炎（激しい腹痛、下痢等）等があり、これらの副作用の発生を早期に発見するためには、患者に初期症状を説明し理解してもらうことが重要である。

問 321（法規・制度・倫理）

　この患者の家族から、医薬品副作用被害救済制度について質問を受けた。この制度の説明のうち、正しいのはどれか。<u>2 つ</u>選べ。
1　医療用医薬品は、どれでも救済給付の対象になります。
2　救済給付の可否は、製造販売業者が決定します。
3　救済給付を受けるためには、患者本人等による給付申請が必要です。
4　症状や程度にかかわらず、給付額は一定です。
5　入院治療を受けていても、救済給付が受けられない場合があります。

▌Approach▌　医薬品副作用被害救済制度に関する問題
▌Explanation▌

　1　×　医療用医薬品のすべてが給付の対象ではない。本制度の対象となる健康被害は、医薬品（医療用医薬品、要指導医薬品、一般用医薬品及び薬局製造販売医薬品）及び再生医療等製品の適正な使用によるもので、入院加療が必要な程度のものである。また、医薬品・再生医療等製品のうち、許可医薬品（医薬品医療機器等法に基づき製造販売されたもの。がんその他の特殊疾病に使用される医薬品、動物専用医薬品その他厚生労働省令で定める医薬品を除く）・許可再生医療等製品（医薬品医療機器等法に基づき製造販売されたもの）が対象である。

　2　×　救済給付の可否は、（独）医薬品医療機器総合機構（PMDA）が決定する。ただし、健康被害を受けた患者等が本制度の対象となるかどうかの判定は、PMDA からの医学的薬学的判定の申し出により厚生労働大臣が薬事・食品衛生審議会の意見を聴いて行う。

　3　○　救済給付の申し出は、健康被害を受けた本人または遺族が行う。本問では健康被害を受けた患者は生存しているため、本人が行う。

　4　×　健康被害の症状や程度により、救済給付の種類は異なり（Point「救済給付の種類と請求期限」参照）、給付額が異なる。

　5　○　入院治療を受けていたとしても、「救済の対象とならない場合」（Point 参照）に該当する場合は、救済給付は受けられない。

Ans.　3、5

▌Point▌

　医薬品副作用被害救済制度（昭和 55 年 5 月 1 日以降に使用された医薬品による副作用）及び生物由来製品感染等被害救済制度（平成 16 年 4 月 1 日以降に使用された生物由来製品を介した感染等）は、いずれも独立行政法人 医薬品医療機器総合機構法に基づく制度である。それらの対象品目、救済給付の対象となる健康被害等、申請方法、給付までの流れ等を把握しておこう。

　医薬品副作用被害救済制度の主な内容は以下の通り。表中の「許可医薬品又は許可再生医療等製品の副作用」とは、許可医薬品又は再生医療等製品が適正な使用目的に従い適正に使用された場合においても、その許可医薬品又は許可再生医療等製品により人に発現する有害な反応である。（機構法第 4 条第 10 項）

　なお、生物由来製品感染等被害救済制度は、許可生物由来製品※又は許可再生医療等製品による健康被害を対象とする以外は、ほぼ以下の表と同様の内容である。

※人その他の生物（植物を除く。）に由来するものを原料又は材料として製造をされる医薬品、医薬部外品、化粧品又は医療機器のうち、保健衛生上特別の注意を要するものとして、厚生労働大臣が薬事・食品衛生審議会の意見を聴いて指定するものをいう。（医薬品医療機器等法第 2 条第 10 項）

〈医薬品副作用被害救済制度の主な内容〉

救済給付の種類と請求期限	●許可医薬品又は許可再生医療等製品の副作用により、入院治療を必要とする程度の医療を受けた場合 医療費、医療手当 請求期限（副作用の治療を受けたときから）　5年 ●許可医薬品又は許可再生医療等製品の副作用により、日常生活が著しく制限される程度の障害がある場合（PMDAで定める等級で1級・2級の場合） 障害年金（18歳以上）、障害児養育年金（18歳未満） 請求期限　なし ●許可医薬品又は許可再生医療等製品の副作用により、死亡した場合 遺族年金、遺族一時金、葬祭料 請求期限（死亡のときから）　5年
救済の対象とならない場合	●法定予防接種を受けたことによるものである場合 ●製造販売業者など、他に損害賠償の責任を有する者が明らかな場合 ●救命のためにやむを得ず通常の使用量を超えて使用したことによる健康被害で、その発生が予め認識されていた等の場合 ●健康被害が入院治療を要する程度でない場合や日常生活が著しく制限される程度の障害でない場合 ●請求期限が経過した場合 ●不適正な目的や方法などにより使用したことによるものである場合 ●対象除外医薬品による健康被害の場合 ●その他、厚生労働大臣による医学的薬学的判定（厚生労働省の薬事・食品衛生審議会の意見を聴いて行う。）において認められなかった場合
対象除外医薬品	●がんその他特殊疾病に使用されることが目的とされている医薬品であって厚生労働大臣の指定するもの。抗がん剤、免疫抑制剤などのうち指定されているもの） ●人体に直接使用されないものや、薬理作用のないもの等副作用被害発現の可能性が考えられない医薬品。（殺虫剤、殺菌消毒剤、体外診断薬、賦形剤など）

出所：独立行政法人医薬品医療機器総合機構（PMDA）パンフレットより作成

問 322-323　62歳男性。妻と死別し独居である。認知症があり、介護保険制度による要支援2のサービスを受けている。前回の処方からドネペジル塩酸塩が5 mgから10 mgに増量になった。薬剤師が医師の指示により患者宅を訪問したところ、患者から最近尿が出にくく、吐き気があると訴えがあった。また、3日前から風邪気味のため、市販薬であるA顆粒を服用していることがわかった。

［成分・分量・用法］
　A顆粒3包中
　　サリチルアミド　　　　　　　　　　　　648 mg
　　アセトアミノフェン　　　　　　　　　　360 mg
　　プロメタジンメチレンジサリチル酸塩　　32.4 mg
　　無水カフェイン　　　　　　　　　　　　144 mg
　　成人（15歳以上）　1回1包　1日3回

生物　物理・化学・

衛生

薬理

薬剤

治療　病態・薬物

倫理　法規・制度・

実務

問 322（実務）

　この薬剤師の薬学的介入に関する記述のうち、適切なのはどれか。**2つ選べ**。
1　ドネペジル塩酸塩の増量により、吐き気が発現している可能性があるので、処方医と対応を検討する。
2　プロメタジンメチレンジサリチル酸塩の抗コリン作用による排尿障害が疑われるので、この患者にA顆粒の服用を中止するよう指導する。
3　アセトアミノフェンはドネペジル塩酸塩との併用禁忌薬なので、この患者にA顆粒の服用を中止するよう指導する。
4　ドネペジル塩酸塩の作用が増強されるおそれがあるので、A顆粒服用中は、ドネペジル塩酸塩を5 mgに戻すよう処方医に提案する。
5　無水カフェインによる排尿障害が疑われるので、この患者にA顆粒の服用を中止するよう指導する。

▍Approach▍　ドネペジル塩酸塩の相互作用に関する問題
▍Explanation▍
1　○　ドネペジル塩酸塩は、選択的なアセチルコリンエステラーゼ阻害作用を有するアルツハイマー型認知症治療剤であり、食欲不振、嘔気、嘔吐などの消化器系副作用の報告が比較的多い。
2　○　プロメタジンメチレンジサリチル酸塩は、抗コリン作用を有するフェノチアジン系の抗ヒスタミン薬である。抗コリン作用により排尿困難が現れることがある。
3　×　アセトアミノフェンにはドネペジル塩酸塩との明らかな相互作用はなく、併用禁忌ではない。ドネペジル塩酸塩の禁忌は、ドネペジル塩酸塩製剤の成分またはピペリジン誘導体に対して過敏症の既往歴のある患者となっている。
4　×　ドネペジル塩酸塩の作用を増強させるのは、ドネペジルの代謝酵素を阻害する薬剤あるいはコリン刺激作用のある薬剤であり、A顆粒はこれらを含まない。
5　×　カフェインはメチルキサンチン系の中枢興奮薬であり、眠気や鎮痛に適応がある。利尿作用も認められ、排尿障害を起こす可能性は低い。

Ans.　1、2

▍Point▍
〈ドネペジル塩酸塩の作用を増強する相互作用〉

薬剤	機序・臨床所見
コリン賦活剤（ベタネコール等） コリンエステラーゼ阻害薬（ジスチグミン等）	コリン刺激作用が増強される可能性がある。
CYP3A4阻害剤（イトラコナゾール等） ブロモクリプチン等	併用薬剤のCYP3A4阻害作用により、代謝が阻害され、作用が増強される可能性がある。
キニジン硫酸塩等	併用薬剤のCYP2D6阻害作用により、代謝が阻害され、作用が増強される可能性がある。

問 323 （法規・制度・倫理）

　介護保険制度に照らしたこの患者に関する記述のうち、適切なのはどれか。**2つ**選べ。

1　この患者は第2号被保険者である。

2　薬局において居宅療養管理指導料を算定する。

3　薬局において在宅患者訪問薬剤管理指導料を算定する。

4　この患者は介護給付を受けることができる。

5　この患者の介護保険料は、医療保険料に上乗せして保険者が一括徴収する。

■Approach▎　介護保険の実際的適用に関する問題

■Explanation▎

1　○　患者の年齢は 62 歳であるので、介護保険の第2号被保険者である。

　　介護保険法第9条（被保険者）〈概要〉　次の各号のいずれかに該当する者は、市町村又は特別区（以下「市町村」）が行う介護保険の被保険者とする。

　　　一　市町村の区域内に住所を有する 65 歳以上の者（第1号被保険者）

　　　二　市町村の区域内に住所を有する 40 歳以上 65 歳未満の医療保険加入者（第2号被保険者）

2　×　薬局の薬剤師が医師の指示を受けて患者宅を訪問しているので、介護保険報酬の算定は可能であるが、当該患者は要支援2であるので、算定可能なのは**介護予防居宅療養管理指導料**である。

3　×　同一の内容のサービスが可能な場合、介護保険給付は医療保険給付に優先するとされる。当該患者は介護保険が適用されているので、医療保険における在宅患者訪問薬剤管理指導料は算定しない。

　　健康保険法第 55 条第2項〈概要〉　被保険者に係る療養の給付…（中略）…は、同一の疾病又は負傷について、介護保険法の規定によりこれらに相当する給付を受けることができる場合には、行わない。

4　×　この患者は「要支援2」なので、受けられる介護保険給付は「予防給付」である。

　　介護保険法第 18 条（保険給付の種類）〈概要〉　この法律による保険給付は、次に掲げる保険給付とする。

　　　一　被保険者の要介護状態に関する保険給付（介護給付）　二　被保険者の要支援状態に関する保険給付（予防給付）　三　市町村特別給付

5　○　介護保険第2号被保険者の保険料の額は全国ベースで計算され、決定した保険料を当該人が加入する医療保険の保険者が医療保険料とともに徴収し、支払基金等を通じて各市区町村に応分交付する仕組みとなっている。

Ans.　1、5

■Point▎

　1．介護保険の実施者（保険者）：市区町村。一般に市区町村の実状によって第1号被保険者の保険料は異なる。しかし、選択肢5に示すように第2号被保険者の保険料は全国ベースで計算され、医療保険保険者を通して徴収再配分されるため、全国一律となる。

　2．介護保険の被保険者：選択肢1の解説のように、年齢によって第1号、第2号に分けられる。第2号被保険者は、介護保険で規定する加齢性疾患（特定疾病）による場合でなければ、介護保険のサービスを受けられない。問題の患者は認知症があって要支援2と認定された。

　3．介護保険のサービス給付：選択肢4に示すように要介護状態に対しては介護給付、要支援状態に対しては予防給付と区分けされている。また、被保険者は認定を受けなければ介護保険サービスを受けることはできない。

問 324-325　71歳男性。膵臓がんで入院治療していたが、本人の希望もあり退院し、自宅で緩和ケアを受けている。退院時は、以下の処方であった。薬剤師が訪問したところ、痛みの評価は、NRS（数値スケール）で5、強い痛みがある場合は、モルヒネのレスキュー薬を使用していた。また、最近、「薬が飲みにくい」という訴えもある。本人は、毎日お風呂に入りたいという希望がある。
（処方）
　モルヒネ塩酸塩水和物徐放性カプセル 120 mg

　　　　　　　　　　　　　　　　　　 1回1カプセル（1日1カプセル）
　　　　　　　　　　　　　　　　　　 1日1回　夕食後　14日分
　モルヒネ塩酸塩水和物内用液 10 mg　 1回2包（10 mg/包）
　　　　　　　　　　　　　　　　　　 痛いとき　20回分（全40包）
　酸化マグネシウム　　　　　　　　　 1回0.5 g（1日0.5 g）
　　　　　　　　　　　　　　　　　　 1日1回　就寝前　14日分

問 324（実務）
　薬剤師は、モルヒネ塩酸塩水和物徐放性カプセルを中止して、他の薬剤への変更を医師に提案することにした。薬剤として適切なのはどれか。1つ選べ。ただし、変更時点では、増量は考えないものとする。
1　フェンタニル1日用貼付剤（貼付用量 4 mg）
2　フェンタニル1日用貼付剤（貼付用量 2 mg）
3　フェンタニル1日用貼付剤（貼付用量 1 mg）
4　フェンタニル3日用貼付剤（貼付用量 4.2 mg）
5　フェンタニル3日用貼付剤（貼付用量 2.1 mg）
注）以下を前提に計算すること
・オピオイドスイッチングを行う際の換算比は、経口モルヒネ対フェンタニルを100：1とする。
・フェンタニル貼付剤から1日あたりフェンタニルとして吸収される量は、1日用は貼付用量の約30%、3日用は貼付用量の約14%とする。

Approach　オピオイドスイッチングの換算比に関する問題
Explanation
　モルヒネ塩酸塩水和物徐放性カプセル1日 120 mg をフェンタニル貼付剤に切り替える。1日当たりのフェンタニルの用量は、経口モルヒネ対フェンタニル換算比（効力比）100：1より、120 mg ÷ 100 = 1.2 mg である。フェンタニル貼付剤からの1日当たりのフェンタニル吸収量が約30%であることから、選択する薬剤はフェンタニル1日用貼付剤（貼付用量 1.2 mg ÷ 0.3 = 4 mg）である。

Ans.　1

Point
〈オピオイドスイッチングの換算比〉
　オピオイドスイッチングとは、オピオイドの副作用により鎮痛効果を得るだけの用量を投与できない場合や、鎮痛効果が不十分な場合に、他のオピオイドに変更することである。経口モルヒネからフェンタニル貼付剤への切り替えでは、一般に、経口モルヒネ対フェンタニル貼付剤の効力比は100：1とされており、フェンタニルの1日貼付型製剤（フェントステープ®）からの定

常状態における推定平均吸収率が 30％であることから、例えば、経口モルヒネ量 60 mg/日は、フェンタニル 1 日用貼付剤 2 mg（推定吸収量 0.6 mg/日）に換算される。

問 325（法規・制度・倫理）

その後、この患者が死亡し、患者の相続人から、薬剤が残っているので、薬局に返却したいとの申し出があった。確認したところ、残薬はフェンタニル貼付剤及び酸化マグネシウムであった。これらの薬剤の取扱いに関する記述のうち、正しいのはどれか。**2 つ選べ。**

1 フェンタニル貼付剤の返却には、都道府県知事の許可が必要であるため、申請するよう指導した。

2 返却されたフェンタニル貼付剤は、回収することが困難な方法で廃棄した。

3 返却されたフェンタニル貼付剤を薬局で廃棄したので、廃棄後 30 日以内に都道府県知事に届出を行った。

4 返却されたフェンタニル貼付剤は、まだ使用期限を過ぎていなかったので、仕入れをした卸売販売業者に返品した。

5 酸化マグネシウムは、まだ使用期限を過ぎていなかったので、必要に応じて相続人が服用してもよいと指導した。

■Approach■ 患者居宅における麻薬残薬の取扱に関する問題

■Explanation■

1 × 死亡した患者の相続人が現に所有又は管理する麻薬を麻薬小売業者である薬局に返却（譲渡）する場合には、譲渡禁止の原則が解除されるので特段の許可を要しない。

麻薬及び向精神薬取締法第 24 条（譲渡し）〈概要〉 麻薬営業者でなければ、麻薬を譲り渡してはならない。ただし、次に掲げる場合は、この限りでない。

　一 施用のための交付

　二 施用のため麻薬の交付を受け、又は麻薬処方箋により調剤された麻薬を譲り受けた者がその麻薬を施用する必要がなくなった場合において、その麻薬を麻薬診療施設の開設者又は麻薬小売業者に譲り渡すとき。

　三 施用のため麻薬の交付を受け、又は麻薬処方箋により調剤された麻薬を譲り受けた者が死亡した場合において、その相続人……が、現に所有し又は管理する麻薬を麻薬診療施設の開設者又は麻薬小売業者に譲り渡すとき。

2 ○ 調剤済み麻薬は、薬局で廃棄することができる。

麻薬及び向精神薬取締法施行規則第 10 条の 2〈概要〉 麻薬小売業者又は麻薬診療施設の開設者は、麻薬処方せんにより調剤された麻薬を廃棄するときは、焼却その他の麻薬を回収することが困難な方法により行わなければならない。

3 ○ 薬局で調剤済み麻薬を廃棄した場合は、事後の届出が必要である。

麻薬及び向精神薬取締法第 35 条第 2 項〈概要〉 麻薬小売業者又は麻薬診療施設の開設者は、…（中略）…麻薬処方箋により調剤された麻薬を廃棄したときは、30 日以内に、その麻薬の品名及び数量その他厚生労働省令で定める事項を都道府県知事に届け出なければならない。

4 × 麻薬の流通は原則的に一方通行であり、麻薬小売業者から麻薬卸売業者への無条件での麻薬の譲渡は認められない。

麻薬及び向精神薬取締法第 24 条第 11、12 項

　11 麻薬小売業者は、麻薬処方せんを所持する者以外の者に麻薬を譲り渡してはならない。

12　前項の規定は、次の各号に掲げる場合の区分に応じ、当該各号に定める者の許可を受けて譲り渡すときは、適用しない。

一　麻薬小売業者が他の麻薬小売業者に麻薬を譲り渡す場合　都道府県知事

二　前号に掲げる場合以外の場合　厚生労働大臣

5　×　医師の処方により調剤交付された薬剤を当該患者以外の者の恣意的使用に供するのは不適正使用である。

Ans.　2、3

■Point■

〈麻薬の譲渡〉

麻薬営業者間の譲渡・譲受：原則的に一方通行で麻薬小売業者、麻薬診療施設から麻薬卸売業者への返品は認められない。麻薬小売業者間の譲渡は知事の許可を得て可能となる。

調剤・交付後の麻薬の返却：患者・家族から麻薬小売業者、麻薬診療施設への返却は許可等の手続きを経ることなく行うことができる。一方、相続人が死亡した患者の調剤済み麻薬を所有し、所持することは禁止されておらず、その後の処理には問題が残る。

〈麻薬の廃棄〉

調剤交付前の麻薬の廃棄：知事に事前届け出を行い、行政職員立ち会いのもと廃棄する。

調剤交付後の麻薬の廃棄：回収不可能な方法で廃棄し、事後30日以内に知事に届出。

一般問題（薬学実践問題）【実務】

> 問326 76歳男性。軽度の認知症あり。アルコール多飲歴なし。喉の違和感を主訴に総合病院を受診した結果、食道がんが見つかり、食道全摘術を施行することとなった。術後は集中治療室に入室予定である。手術が決まった時点から周術期管理チームで患者をサポートすることになり、まずチームの担当薬剤師が、常用薬とお薬手帳を確認したところ、以下の薬物を服用中であった。周術期の使用において特に注意を払う必要がある薬物はどれか。1つ選べ。
> 1　フェブキソスタット
> 2　酸化マグネシウム
> 3　ドンペリドン
> 4　アゼルニジピン
> 5　ブロチゾラム

▌Approach▌　周術期に休薬等が必要な医薬品に関する問題

▌Explanation▌

1　×　フェブキソスタットは非プリン型選択的キサンチンオキシダーゼ阻害剤である。経口剤であり、絶飲食の期間を除いて休薬等の必要はない。

2　×　酸化マグネシウムは経口剤であり、絶飲食の期間を除いて休薬等の必要はない。

3　×　ドンペリドンは抗ドパミン消化管運動改善剤である。成人用は経口剤であり、絶飲食の期間を除いて休薬等の必要はない。

4　×　アゼルニジピンは持続性カルシウム拮抗剤である。経口剤であり、絶飲食の期間を除いて休薬等の必要はない。

5　○　ブロチゾラムはベンゾジアゼピン受容体に作用する睡眠導入剤である。麻酔前投薬にも使用されるため、患者が服用中の薬剤のうち、周術期管理チームにおいて最も情報共有が必要な薬剤である。

Ans.　5

▌Point▌
〈食道がん術後の服薬と服薬中止の影響〉

　一般に食道がん術後の絶食期間は、1週間程度である。患者の持参薬のうち、酸化マグネシウムとドンペリドンは、絶食中における服用中止の影響は少ないと考えられる。フェブキソスタットは、絶食および輸液管理中の服薬の必要性は低いと考えられるが、尿酸値はモニターすべきである。一方、アゼルニジピン等のカルシウム拮抗剤は、投与を急に中止すると症状が悪化する場合があるので、休薬に向けて徐々に減量する。休薬期間の心血管症状については注射剤等の代替薬で対応する。また、ブロチゾラム等のベンゾジアゼピン受容体に作用する薬剤は、連用中の急激な減量ないし投与中止により、離脱症状が現れることがあるので注意を要する。

問327 近年、薬剤耐性（antimicrobial resistance：AMR）の対策は、医療現場における重要な課題の一つになっている。AMR対策として適切なのはどれか。**2つ**選べ。
1 医療機関内における広域スペクトラムの抗菌薬の使用状況を調査する。
2 職員や患者に対し、インフルエンザワクチン接種を推奨する。
3 スタンダード・プリコーションを徹底する。
4 入院患者に対し、手すりを伝って廊下を移動するよう推奨する。

Approach 薬剤耐性への対策に関する問題

Explanation

1 ○ 細菌感染症の治療において広域スペクトラムの抗菌薬を投与すると、起炎菌以外の多くの非耐性菌が抗菌薬の影響を受け減少するが、耐性菌も出現しやすくなる。したがって、広域スペクトラムの抗菌薬の使用状況を調査することは、薬剤耐性（AMR）対策につながる。

2 × インフルエンザワクチン接種は、インフルエンザウイルス感染の予防を目的とするため、AMR対策にはつながらない。

3 ○ スタンダード・プリコーションは標準感染予防策といわれ、院内感染予防の標準対策である。スタンダード・プリコーションによる感染症発生の抑制は、基本的なAMR対策である。

4 × 病院施設内の手すりは、不特定の人が触れるため、感染伝播源となる可能性がある。したがって、手すりの利用を推奨することはAMR対策にはつながらない。

Ans. 1、3

Point

〈スタンダード・プリコーション（標準感染予防策）〉
スタンダード・プリコーションでは、「すべての患者の血液、体液、分泌物、嘔吐物、排泄物、創傷皮膚、粘膜などは、感染する危険性があるものとして取り扱わなければならない」という考え方を基本としている。標準感染予防策には、①手洗い、②手袋の着用、③マスク・ゴーグル・フェイスマスクの着用（目・鼻・口を汚染するおそれのある場合）、④ガウンの着用（衣服が汚染されるおそれのある場合）、⑤器具の扱い、⑥リネンの扱いがある。

問328 86歳男性。脳梗塞のため在宅療養中である。薬剤師が訪問した際、仙骨部に褥瘡があることがわかった。褥瘡の状態は、滲出液を伴う赤色肉芽（赤色期）が主で、壊死組織（黄色期）はわずかであった。薬剤師が医師に処方提案する医薬品として最も適切なのはどれか。1つ選べ。
1 酸化亜鉛軟膏
2 スルファジアジン銀クリーム
3 精製白糖・ポビドンヨード配合軟膏
4 アルプロスタジルアルファデクス軟膏
5 ジメチルイソプロピルアズレン軟膏

■ Approach ■ 代表的な褥瘡治療外用薬に関する問題

■ Explanation ■

1 × 酸化亜鉛軟膏は白色ワセリン等の油脂性基剤を使用しており、滲出液を伴う褥瘡の治療には適さない。

2 × スルファジアジン銀クリームは水中油型の乳剤性基剤を使用しており、滲出液が少ない褥瘡の治療に適している。

3 ○ 精製白糖・ポビドンヨード配合軟膏は、マクロゴール軟膏、白糖等を含む水溶性基剤を使用しており、滲出液を伴う黄色期〜赤色期の褥瘡治療に適している。

4 × アルプロスタジルアルファデクス軟膏は油脂性基剤を使用しており、滲出液を伴う褥瘡の治療には適さない。

5 × ジメチルイソプロピルアズレン軟膏は油脂性基剤を使用しており、滲出液を伴う褥瘡の治療には適さない。

Ans. 3

■ Point ■

〈代表的な褥瘡治療外用薬の基剤と特徴〉

基剤	褥瘡治療外用薬	特徴
油脂性	アルプロスタジルアルファデクス軟膏 ジメチルイソプロピルアズレン軟膏	• 皮膚の保護 • 水分の蒸散を防ぐ • 少量の滲出液を創面に留めておくことができるので、滲出液が適正な創に適する
油中水型	リゾチーム塩酸塩軟膏	• 油脂性と同様
水中油型	スルファジアジン銀クリーム	• 創に水分を供給 • 滲出液が少ない創に適する
水溶性	精製白糖・ポビドンヨード軟膏	• 吸水作用 • 滲出液が多い創に適する

問 329　60歳男性。1ヶ月前から息切れが出現し、病院を受診したところ、初めて以下の薬剤が処方された。その他に既往歴や常用薬はない。

（処方）

エナラプリルマレイン酸塩錠 2.5 mg	1回1錠（1日1錠）
ビソプロロールフマル酸塩錠 0.625 mg	1回1錠（1日1錠）
アゾセミド錠 60 mg	1回1錠（1日1錠）
ジゴキシン錠 0.125 mg	1回1錠（1日1錠）
	1日1回　朝食後　14日分

薬局に処方箋を持参した際に、患者が日常生活で注意すべき点を薬剤師に尋ねた。以下のうち、この疾患の増悪を早期に発見する上で、薬剤師が患者に伝えるべきセルフモニタリングの観点として適切なのはどれか。**2つ選べ**。

1　尿蛋白の増加
2　体重の急な増加
3　体重の急な減少
4　安静時脈拍数の増加
5　急な発熱

▌Approach▌　代表的な循環器系疾患に対する生活指導に関する問題

▌Explanation▌

1　×　現病歴および処方薬から、患者はうっ血性心不全の治療を受けている可能性が高い。尿蛋白の増加は、うっ血性心不全増悪時の典型的な所見ではない。

2　○　選択肢1の解説を参照。うっ血性心不全には、主に右心不全に基づく典型的な所見として、顔面・四肢の浮腫や体重増加等がある。

3　×　選択肢2の解説を参照。

4　○　選択肢1の解説を参照。うっ血性心不全では、主に左心不全に基づく典型的な所見として、動悸や労作時呼吸困難等がある。

5　×　選択肢1の解説を参照。急な発熱は、うっ血性心不全増悪時の典型的な所見ではない。

Ans.　2、4

▌Point▌

〈うっ血性心不全の典型的な所見〉

| 左心不全 | 動悸、起坐呼吸、チアノーゼ、労作時呼吸困難等 |
| 右心不全 | 頸静脈怒張、顔面・四肢の浮腫、体重増加等 |

問 330 4歳男児。体重 17 kg。脳性麻痺で以下の薬剤が処方された。

（処方）ダントロレンナトリウム水和物カプセル 25 mg

　　　　　　　　　　　　　　1 回 0.3 カプセル（1 日 0.6 カプセル）

　　　　　　　　　　　　　　1 日 2 回　朝夕食後　14 日分

　1 包あたり 0.3 g になるように賦形剤を加えて調剤する場合、この処方を全量調剤するために加える賦形剤の総量（g）として正しいのはどれか。1 つ選べ。なお、ダントロレンナトリウム水和物カプセル 1 カプセルあたりの内容量は 0.25 g である。

1　2.1

2　4.2

3　6.3

4　8.4

5　9.1

▌Approach▌　計量調剤（脱カプセル）における賦形に関する問題

▌Explanation▌

　　　処方の 1 回服用量は、0.25 g/ カプセル × 0.3 カプセル = 0.075 g

　　　よって、1 回分の賦形量は、0.3 g − 0.075 g = 0.025 g

　　　したがって、賦形剤の総量は、0.225 g × 2 回 × 14 日分 = 6.3 g　である。

Ans.　3

▌Point▌

〈自家製剤加算〉

　　自家製剤加算とは、市販されている医薬品の剤形のままでは対応できないとき、医師の指示に基づいて患者が服用しやすいように調剤上の特殊な工夫を行った場合に 1 調剤ごとに算定できる点数である。特殊な工夫とは、安定剤、溶解補助剤、懸濁剤等の使用、ろ過、滅菌等であり、錠剤を粉砕あるいは脱カプセルして散剤としたり、主薬を溶解して無菌の点眼剤を製することなども含まれる。

問 331 40 歳男性。MRSA への感染が確認され、翌朝よりバンコマイシンを 1 回 1,000 mg、1 日 2 回（8：00、20：00）、点滴時間を 1 時間で投与する予定である。バンコマイシンの投与量を決定するために最適な採血タイミングはどれか。1 つ選べ。なお、この患者におけるバンコマイシンの消失半減期は 12 時間程度と見積もられている。

1　1 日目朝の投与開始から 6 時間後

2　1 日目夜の投与開始の 30 分前

3　2 日目朝の投与開始の 30 分前

4　3 日目朝の投与開始の 30 分前

5　5 日目夜の投与開始の 30 分前

▌Approach▌　薬物血中濃度の定常状態到達時間に関する問題

▌Explanation▌

　　　薬物血中濃度が定常状態（Css）に到達するまでに要する時間は、消失半減期（$t_{1/2}$）の 4 〜 5 倍とされている。バンコマイシンの $t_{1/2}$ を 12 時間とすると、Css 到達時間は 12 時間 × 4 〜 5 =

48〜60 時間 ＝ 2〜2.5 日であり、Css に到達後の最短の採血タイミングは 3 日目朝の投与開始の 30 分前である。

Ans. 4

■Point■

〈バンコマイシンの定常状態到達時間〉

バンコマイシンの健康成人における消失半減期は 3 時間程度であるが、高齢者では 13 時間程度とされる（添付文書）。注射用バンコマイシンの用法は、通常、成人では 6 時間ごと、または 12 時間ごとに点滴静注で、高齢者では通常 12 時間ごと、または 24 時間ごとに点滴静注となっている。定常状態到達に要する時間は、消失半減期の 4〜5 倍とされていることから、腎機能の低下した高齢者では、健康成人に比べてバンコマイシンの定常状態到達時間が長くなる。

問 332 中耳炎と診断された 1 歳 9 ヶ月の乳幼児を連れた母親が、下記の処方箋を持って薬局を訪れた。この患者の服薬にあたり、薬剤師が留意すべき副作用とその理由として適切なのはどれか。1 つ選べ。

（処方）

セフジトレンピボキシル小児用細粒 10％　　1 回 0.4 g（1 日 1.2 g）

1 日 3 回　朝昼夕食後　7 日分

1 ビタミン D の活性化を阻害するので、低カルシウム血症に注意する。
2 小児においては腸管から水分を奪い腸管内容物を軟化させるので、下痢に注意する。
3 カルニチンの尿中排泄が促進されるので、低血糖症状に注意する。
4 脂肪酸代謝に支障をきたすので、脂質異常症に注意する。
5 消化酵素によりアセトアルデヒドが発生するので、消化管粘膜障害に注意する。

■Approach■ ピボキシル基を有する抗菌薬の服用上の注意に関する問題

■Explanation■

1 × セフジトレンピボキシルには、ビタミン D 活性化を阻害する明らかな作用は認められない。
2 × 経口投与されたセフジトレン ピボキシルは、小腸上部で腸管壁のエステラーゼにより速やかに加水分解され体内に移行する。セフジトレン ピボキシルには、腸管から腸管内に水分を奪う作用は認められない。
3 ○ 記述の通り（Point 参照）。
4 × セフジトレン ピボキシルには、脂肪酸代謝や脂質異常症の発症及び増悪に対する明らかな作用は認められない。
5 × 選択肢 2 の解説を参照。セフジトレン ピボキシルの服用によるアセトアルデヒドの発生は認められない。

Ans. 3

■Point■

〈セフジトレン ピボキシルによる低カルニチン血症〉

セフジトレン ピボキシルなどのピボキシル基を有する抗菌薬は吸収後、代謝を受けて活性本体とピバリン酸になる。このうち、ピバリン酸はカルニチン抱合を受け尿中へ排泄されるため、ピボキシル基を有する抗菌薬の投与により血清カルニチンが低下する。カルニチンは、ミトコンドリア内での脂肪酸 β 酸化に必須な因子で空腹、飢餓状態において必要な糖新生を行う。したがって、カルニチンの欠乏により低血糖が現れる場合がある。

> 問333 下記のそれぞれの事例の薬物治療のうち、禁忌に該当するのはどれか。<u>2つ選べ</u>。
> 1 便秘症の妊婦に酸化マグネシウムを投与する。
> 2 牛乳アレルギー患者にタンニン酸アルブミンを投与する。
> 3 消化性潰瘍がある患者にラフチジンを投与する。
> 4 重症筋無力症の患者にエチゾラムを投与する。
> 5 インフルエンザ罹患の15歳男児にザナミビル水和物を投与する。

▌Approach▌ 代表的な医薬品の禁忌に関する問題

▌Explanation▌

1 × 酸化マグネシウムには妊婦を含め禁忌の対象はない。

2 ○ タンニン酸アルブミンは牛乳のタンパク質成分のうちカゼインを含有するため、牛乳アレルギー患者に禁忌となっている。

3 × ラフチジンは胃潰瘍等の消化性潰瘍に適応のあるH_2受容体拮抗剤である。

4 ○ エチゾラムは筋弛緩作用を有する精神安定剤である。重症筋無力症の患者は、エチゾラムの投与により症状を悪化させるおそれがあるため、禁忌となっている。

5 × ザナミビル水和物はインフルエンザ治療薬であり、小児にも投与できる。ただし、ザナミビル水和物は吸入剤であるため、小児に対しては適切に吸入投与できると判断された場合にのみ投与する。

Ans. 2、4

▌Point▌

〈ザナミビル水和物ドライパウダーインヘラーの適用上の注意〉

• ザナミビル水和物ドライパウダーインヘラーは添付の専用吸入器を用いて、口腔内への吸入投与にのみ使用する。ネブライザーもしくは機械式人工呼吸器には使用しない。

• 患者または保護者には添付のディスクヘラーおよび使用説明書を渡し、使用方法を指導する。なお、小児に対しては、適切に吸入投与できると判断された場合にのみ投与する。また、低出生体重児、新生児、乳児または4歳以下の幼児に対する安全性は確立していない。

• ザナミビル水和物は吸湿性が高いので、ブリスターは吸入の直前に穴をあける。

問334 72歳女性。体重40 kg。肺がんステージⅣで、緩和病棟に入院することになった。薬剤管理指導時、「最近、疼痛時の薬を飲んだ後、2時間くらいすると周りの景色がゆがんだりすることがあります。」と訴えがあった。レスキュー薬は1日1回程度服用することで、疼痛コントロールはできている。

　現在服用中の処方薬及び検査所見は下記の通りである。

（処方1）

| モルヒネ硫酸塩水和物徐放錠 60 mg | 1回1錠（1日2錠） |
| | 1日2回　12時間毎　7日分 |

（処方2）

| モルヒネ塩酸塩水和物内用液 10 mg | 1回2包（10 mg/包） |
| | 疼痛時内服　10回分（全20包） |

（処方3）

| ラメルテオン錠 8 mg | 1回1錠（1日1錠） |
| | 1日1回　就寝前　7日分 |

検査所見：血圧 110/80 mmHg、体温 37.5℃、脈拍 78 回/分（整）、AST 35 IU/L、ALT 40 IU/L、BUN 30 mg/dL、血清クレアチニン値 1.5 mg/dL、下肢の浮腫（2 +）

　患者の状態を薬学的観点から判断するため、SOAP方式でこの患者の指導記録を作成した。その内容の組合せのうち、適切なのはどれか。1つ選べ。

	S	O	A	P
1	レスキュー薬服用後、周りの景色がゆがむ	モルヒネ錠 120 mg モルヒネ液 20 mg ラメルテオン錠 8 mg	モルヒネによるラメルテオン代謝阻害の可能性	ラメルテオンの減量又は中止を提案する
2	レスキュー薬服用後、周りの景色がゆがむ	ラメルテオン錠 8 mg BUN 30 mg/dL、血清クレアチニン値 1.5 mg/dL、浮腫（2+）	腎機能低下によるラメルテオン排泄遅延の可能性	ラメルテオンの減量又は中止を提案する
3	レスキュー薬服用後、周りの景色がゆがむ	モルヒネ錠 120 mg モルヒネ液 20 mg AST 35 IU/L、ALT 40 IU/L	肝機能低下によるモルヒネ代謝遅延の可能性	モルヒネ液の減量を提案する
4	レスキュー薬服用後、周りの景色がゆがむ	モルヒネ錠 120 mg モルヒネ液 20 mg BUN 30 mg/dL、血清クレアチニン値 1.5 mg/dL、浮腫（2+）	腎機能低下によるモルヒネ代謝物排泄遅延の可能性	モルヒネ液の減量を提案する
5	レスキュー薬服用後、周りの景色がゆがむ	モルヒネ錠 120 mg ラメルテオン錠 8 mg	ラメルテオンによるモルヒネ代謝阻害の可能性	モルヒネ液の減量を提案する

▌Approach▌ 問題志向型システムにおけるSOAP形式の経過記録に関する問題

▌Explanation▐

1　×　レスキュー薬を服用後に視覚の異常を感じていることから、薬学的問題点（プロブレム）は「肺がんの疼痛コントロールに関連した治療薬による副作用発現の可能性」と考えることができる。このプロブレムに対するS情報「患者の訴え」と、O情報「疼痛治療薬、検査値のうち血清クレアチニン値、BUN」から、A（評価）は「腎機能低下によるモルヒネ代謝物排泄遅延の可能性」となる。また、モルヒネはラメルテオンの代謝を阻害しない。

2　×　選択肢1の解説を参照。視覚異常が現れるタイミングから、患者の訴えの原因がラメルテオンである可能性は低い。また、ラメルテオンの排泄は軽度・中等度の腎障害では遅延しない。

3　×　選択肢1の解説を参照。ASTおよびALTの値などを含めて、肝機能の低下を示すO情報はみられない。

4　○　選択肢1の解説を参照。このプロブレムに対するP（計画）は、「レスキュー薬であるモルヒネ塩酸塩水和物内用液の減量の提案」となる。

5　×　選択肢1の解説を参照。ラメルテオンはモルヒネの代謝を阻害しない。

Ans.　4

▌Point▐

〈問題志向型システム（POS）におけるSOAP形式の経過記録〉

　POSにおけるSOAP形式の経過記録では、プログラムごとにSOAP形式で経過記録を記載する。問334では患者情報、診療情報から、プロブレムは、「肺がんの疼痛コントロールに関連した治療薬による副作用発現の可能性」と考えることができる。このプロブレムにおけるS情報は「レスキュー薬服用後、2時間くらいすると周りの景色がゆがんだりする」であり、これに関わるO情報は処方薬のうちモルヒネ製剤（処方1と2）およびモルヒネの副作用発現に影響しそうなデータ（腎機能検査値のBUNと血清クレアチニン値）である。処方3および肝機能検査値は、このプロブレムへの関連が低いことから、経過記録に含める必要性は低い。

問335 インスリン注射液^(注)のバイアルから 50 単位をとり、生理食塩液 49.5 mL に混合し、シリンジポンプを用いて持続静注することになった。1 日あたりインスリン 12 単位を投与する場合、1 時間当たりの流速（mL/時間）として正しいのはどれか。**1 つ選べ。**

（注）1 バイアル 10 mL 中に、日局インスリンヒト（遺伝子組換え）1,000 単位を含む。

1　0.005
2　0.5
3　1
4　50
5　100

▌Approach▐　インスリン持続静注における流速に関する問題

▌Explanation▐

　　インスリン ヒト（遺伝子組換え）注射液（100 単位/mL）の 50 単位は、0.5 mL であり、これを生理食塩液 49.5 mL に混合してできたインスリン持続静注液のインスリン濃度は、1 単位/mL である。したがって、1 日当たりインスリンを 12 単位投与するのに必要なインスリン持続静注液の容量は 12 mL であり、これを 24 時間で投与する場合の 1 時間当たりの流速は、0.5 mL/時間となる。

Ans. 2

▌Point▐

〈インスリン持続静注〉

　　インスリン持続静注に使用するインスリン製剤は、静脈内投与が可能な速効型インスリンである。インスリンの持続静注には、インスリンを適当な輸液に混合して点滴静注する方法とシリンジポンプを使用して持続投与する方法がある。シリンジポンプを使用した持続投与は、点滴静注と比べインスリンの時間当たりの投与量を正確にコントロールできるが、インスリンが糖質を含む輸液等と独立して投与されるため、低血糖の発生に注意が必要である。

物理・化学・生物
衛生
薬理
薬剤
病態・薬物
治療
法規・制度・倫理
実務

問336　ある薬局で採用予定の医薬品は口腔内崩壊（OD）錠で、5 mg、10 mg、20 mg、40 mg の4規格が存在する。取扱い方法を検討するため当該医薬品のインタビューフォームを確認したところ、以下に示すデータが記載されていた。このデータの解釈及び対応として適切なのはどれか。2つ選べ。選択肢中、特に規格を示さないときは4規格に共通するものとする。

4. 製剤の各種条件下における安定性

		保存条件	保存期間	保存形態	結果
長期保存試験		25℃/60%RH(注)	OD錠5 mg：24ヶ月（36ヶ月）（ ）：現在継続中	OD錠5 mg・OD錠10 mg・OD錠20 mg・OD錠40 mg：PTP、アルミ袋（乾燥剤入り）	OD錠5 mg：24ヶ月まで変化なし
			OD錠10 mg・OD錠20 mg・OD錠40 mg：36ヶ月	OD錠20 mg：プラスチックボトル（乾燥剤入り）	OD錠10 mg・OD錠20 mg・OD錠40 mg：変化なし
加速試験		40℃/75%RH	6ヶ月	OD錠5 mg・OD錠10 mg・OD錠20 mg・OD錠40 mg：PTP、アルミ袋（乾燥剤入り）	変化なし
				OD錠20 mg：プラスチックボトル（乾燥剤入り）	
苛酷試験	温度・湿度	25℃/75%RH	3ヶ月	ガラス製シャーレ（解放）	硬度低下
		40℃/75%RH			
	光	2000 lx（D65ランプ）25℃/60%RH	120万 lx·hr	ガラス製シャーレ（解放）	変化なし

試験項目：性状、類縁物質、崩壊性、溶出性、含量、硬度等
（注）RH：relative humidity 相対湿度

1　室温で60% RH を越えない場合PTPシート包装で3年間安定に保管できる。
2　25℃/75% RH で、アルミ袋（乾燥剤入り）で6ヶ月間安定に保管できる。
3　無包装状態で25℃/60% RH で、3ヶ月では硬度が低下する。
4　25℃/50% RH の条件では、無包装状態でも光には比較的安定である。
5　OD錠20 mg は、プラスチックボトル（乾燥剤入り）で40℃/75% RH で6ヶ月間外観変化はないが、含量は低下する。

■ Approach ■　安定性試験の評価に関する問題
■ Explanation ■

1　×　保存条件25℃/60% RH による長期保存試験における、PTPシート包装で保存したOD錠5 mg の試験結果は「24ヶ月まで変化なし」であるため、3年（36ヶ月）間、安定に保管できる保証はない。

2　○　保存条件40℃/75% RH による加速試験における、アルミ袋（乾燥剤入り）で保存したOD錠4規格の試験結果は「6ヶ月まで変化なし」であるため、25℃/75% RH であれば6ヶ月間安定に保管できると考えられる。

3　×　硬度を評価対象とする苛酷試験では、25℃/75% RH および40℃/75% RH の条件におい

て無包装状態で 3 ヶ月保存した場合の結果は「硬度低下」であるため、25℃/60％ RH の条件において無包装状態で 3 ヶ月保存した場合に硬度が低下するかは評価できない。

4　○　光による変化を評価対象とする苛酷試験では、2000 lx、25℃/60％ RH の条件において無包装状態で 120 万 lx・hr 保存した場合の結果は「変化なし」であるため、25℃/50％ RH、無包装の条件では光に比較的安定と評価できる。

5　×　保存条件 40℃/75％ RH による加速試験における、プラスチックボトル（乾燥剤入り）で保存した OD 錠 20 mg の試験結果は「6 ヶ月まで変化なし」であるため、含量が低下するとは評価できない。

Ans.　2、4

■ Point ■

〈医薬品の加速試験〉

　医薬品の安定性試験は、医薬品の有効性および安全性を維持するために必要な品質の安定性を評価し、医薬品の貯蔵方法および有効期間の設定に必要な情報を得るために行う試験である。安定性試験には、長期保存試験、加速試験および苛酷試験があり、加速試験は申請する貯蔵方法で長期間保存した場合の化学的変化を予測するとともに、流通期間中に起こりうる上記貯蔵方法からの短期的な逸脱の影響を評価するための試験である。加速試験は、原薬または製剤の化学的変化または物理的変化を促進する保存条件を用いて行う。

問 337　アドレナリン自己注射用キット製剤において、使用時に針が出ないという不具合が報告され、独立行政法人医薬品医療機器総合機構（PMDA）より、クラスⅠの回収情報が出された。この報告を受けて、ある病院の薬剤師が該当ロットの製剤の納品履歴があるかどうかを確認したところ、6 ヶ月前に 1 本納品されていたが、調剤済みで在庫はなかった。該当ロットの製剤の使用期限はあと 9 ヶ月程度残っていることが判明した。この病院がとるべき対応として最も適切なのはどれか。1 つ選べ。

1　クラスⅠの回収であるため、今後の様子を見守る。

2　該当ロットの製剤を調剤された患者に連絡をし、未使用であれば代替品と交換する。

3　病院ホームページにおいて、該当ロットを公表し、患者からの連絡を待つ。

4　患者から該当ロットの製剤を回収し、代替品を提供し実費を請求する。

5　該当ロット以外の製剤についても、可能な限り回収する。

■ Approach ■　医薬品の自主回収に関する問題

■ Explanation ■

1　×　アドレナリン自己注射用キット製剤について、クラスⅠの回収情報が出されている。クラスⅠとは、不具合の報告されたこの製剤の使用が、重篤な健康被害または死亡の原因となりうる状況をいうため、当該ロットの製剤は使用を中止させ、回収に努めなければならない。

2　○　記述の通り。アドレナリン自己注射用キット製剤は、アナフィラキシー補助治療剤であり、代替品との交換が必要である。

3　×　選択肢 1 の解説を参照。患者からの連絡を待つのではなく、可能な限り迅速に連絡を取って使用を中止させ、速やかに代替品と交換に回収を行う。

4　×　選択肢 1 の解説を参照。代替品に関わる費用が患者負担になるとは決まっていない。

5　×　選択肢 1 の解説を参照。当該ロット以外は自主回収の対象ではない。

Ans.　2

■ Point ■

〈自主回収のクラス分類〉

クラスⅠ	その製品の使用が重篤な健康被害または死亡の原因となりうる状況をいう。
クラスⅡ	その製品の使用が一時的な、もしくは医学的に治癒可能な健康被害の原因となる可能性があるか、または重篤な健康被害のおそれはまず考えられない状況をいう。
クラスⅢ	その製品の使用が健康被害の原因となるとはまず考えられない状況をいう。

問 338　59 歳女性。以下の処方薬と検査値の記載された処方箋を薬局に持参した。この患者は約1 年間、同一の処方内容で外来治療を受けており、前回までの検査値は基準値内を推移していたが、今回の検査で異常が認められた。

（処方）

エプレレノン錠 50 mg	1 回 1 錠（1 日 1 錠）
リナグリプチン錠 5 mg	1 回 1 錠（1 日 1 錠）
ピタバスタチンカルシウム錠 2 mg	1 回 1 錠（1 日 1 錠）
カルベジロール錠 2.5 mg	1 回 2 錠（1 日 2 錠）
ペリンドプリルエルブミン錠 2 mg	1 回 1 錠（1 日 1 錠）
	1 日 1 回　朝食後　60 日分

今回の検査値：Hb 12.4 g/dL、Plt 23.0 × 10^4/ μL、Na 140 mEq/L、Cl 100 mEq/L、K 5.8 mEq/L、血清クレアチニン値 0.78 mg/dL、AST 22 IU/L、ALT 20 IU/L、HbA1c 5.2 %（NGSP値）、LDL-C 105 mg/dL、TG（トリグリセリド）115 mg/dL

　今回の検査値の異常と関連性が高く、疑義照会すべき優先順位の高い医薬品はどれか。2 つ選べ。

1　エプレレノン錠
2　リナグリプチン錠
3　ピタバスタチンカルシウム錠
4　カルベジロール錠
5　ペリンドプリルエルブミン錠

■ Approach ■　血清カリウム値に影響を与える医薬品に関する問題

■ Explanation ■

1　○　今回の検査値のうち、異常が認められるのは血清カリウム値（基準値 3.6 ～ 5.0 mEq/L）のみである。エプレレノン錠は選択的アルドステロンブロッカーであり、カリウムの尿中排泄を抑制するため、高カリウム血症をおこすおそれがある。今回の血清カリウム値は 5.0 mEq/L を超えているので、エプレレノン錠は禁忌であり、疑義照会が必要である。

2　×　リナグリプチン錠は胆汁排泄型選択的 DPP-4 阻害薬であり、高カリウム血症との関連性を認めない。

3　×　ピタバスタチンカルシウム錠は HMG-CoA 還元酵素阻害剤である。その他の副作用に血清カリウムの上昇があるが、疑義照会の優先順位はエプレレノン錠、ペリンドプリルエルブミン錠と比べて低い。

4　×　カルベジロール錠は αβ 受容体遮断薬である。その他の副作用に血清カリウムの上昇や低下があるが、疑義照会の優先順位はエプレレノン錠、ペリンドプリルエルブミン錠と比べ

て低い。

5 ○ ペリンドプリルエルブミン錠は持続性組織 ACE 阻害剤であり、アルドステロン分泌抑制に基づくカリウムの尿中排泄抑制作用を有する。今回の血清カリウム値は 5.8 mEq/L と高値を示しているため、疑義照会が必要である。

Ans. 1、5

■Point■
〈ペリンドプリルエルブミンの相互作用〉
　ペリンドプリルエルブミンの相互作用のうち、血清カリウム値が上昇する可能性があるもの。

併用薬	機序・臨床所見
カリウム保持性利尿薬（エプレレノン等）	アルドステロン分泌抑制に基づくカリウムの尿中排泄抑制作用が併用薬により増強され、血清カリウム値の上昇が現れるおそれがある。
アリスキレンフマル酸塩	併用によりレニン–アンジオテンシン系阻害作用が増強され、高カリウム血症を起こすおそれがある。
アンジオテンシンⅡ受容体拮抗薬	併用によりレニン–アンジオテンシン系阻害作用が増強され、高カリウム血症を起こすおそれがある。

問 339　75歳女性。変形性膝関節症に対する膝関節全置換術後半年の患者で、以下の薬剤を服用している。最近、足先の浮腫に加えて倦怠感がある。それに加え、頻度は変わらないものの 1 回の尿量が減少するなどの症状を自覚している。黄疸は見られない。この患者の副作用症状の原因となる薬剤として、最も疑われるのはどれか。1 つ選べ。
1　フルスルチアミン錠
2　ロキソプロフェンナトリウム水和物錠
3　テプレノンカプセル
4　ゾピクロン錠
5　エドキサバントシル酸塩水和物錠

■Approach■　薬剤性腎障害の原因となる医薬品に関する問題
■Explanation■

1　×　患者の副作用症状のうち、浮腫と倦怠感からは、腎臓、心臓あるいは肝臓の病気が考えられる。加えて、黄疸がみられないこと、浮腫が足先であること、尿量の減少がみられることから、腎不全の可能性がある。フルスルチアミン錠は、ビタミン B_1 誘導体であり、腎障害を起こすおそれはほとんどない。

2　○　選択肢 1 の解説を参照。ロキソプロフェンナトリウム水和物錠は、非ステロイド性抗炎症薬である。プロスタグランジン合成阻害に基づく腎血流低下により薬剤性腎障害を起こすおそれがある。

3　×　選択肢 1 の解説を参照。テプレノンカプセルは胃粘液増加作用を有する胃潰瘍治療薬であり、腎障害を起こすおそれはほとんどない。

4　×　選択肢 1 の解説を参照。ゾピクロン錠は超短時間型の睡眠障害改善剤である。腎臓の副作用として、ときにタンパク尿がみられるが、薬剤性腎障害の原因となる薬剤ではない。

5　×　選択肢 1 の解説を参照。エドキサバントシル酸水和物錠は経口抗凝固剤である。腎機能障害

のある患者では腎機能に応じた用量設定が必要であるが、薬剤性腎障害の原因となるおそれは
ほとんどない。

Ans.　2

■Point■

〈薬剤性腎障害（Drug-induced kidney injuly：DKI）〉

　薬剤性腎障害とは、薬剤の投与により腎障害が発生するか、薬剤の投与により腎障害が悪化す
る場合をいう。

原因	代表的な医薬品
腎血流量の低下	NSAIDs、RAS系阻害薬（ACEI、ARB、抗アルドステロン薬）
尿細管毒性	アミノグリコシド系抗生物質、白金製剤、ヨード造影剤、バンコマイシン
近位尿細管障害	アミノグリコシド系抗生物質
遠位尿細管障害	リチウム製剤、カルシニューリン阻害薬

問 340　58歳男性。糖尿病で近医にてインスリン治療を継続している。前回と同じ内容の処方
箋を持って薬局を訪れた。残薬を確認したところ、インスリン注射液の残薬はないが、使用可
能な注射針が13本自宅にあるとのことであった。薬剤師が注射針の必要数を計算したところ、
処方量が不足していることに気付いた。

（処方1）

　　インスリンアスパルト（遺伝子組換え）300単位/mL　3キット

　　　　　　　　　　　1回3単位　1日3回　朝昼夕食直前　皮下注射（自己注射）

（処方2）

　　インスリングラルギン（遺伝子組換え）300単位/mL　2キット

　　　　　　　　　　　1回8単位　1日1回　夕食直前　皮下注射（自己注射）

（処方3）

　　Bマイクロファインプラス™ 31G × 5 mm ペン型注入器用注射針（7本/袋）4袋

　　注射時に空打ちで2単位使用する。医師に提案する追加すべき注射針数（1袋7本入り）と
して最も適切なのはどれか。1つ選べ。

1　29袋

2　31袋

3　35袋

4　48袋

5　50袋

■Approach■　自己注射薬の調剤に関する問題

■Explanation■

　　インスリンアスパルト（遺伝子組換え）の総処方量は、3単位が3キットであるから、900単
位である。1回投与量は空打ち分を加えて5単位なので、処方1の皮下注射回数は、900 ÷ 5 ＝
180回である。同様に、インスリングラルギン（遺伝子組換え）の皮下注射回数は、600 ÷ 10 ＝
60回である。注射針の必要数は、皮下注射回数の合計240回から、患者宅の注射針（13本）と
今回処方された注射針（7 × 4 ＝ 28本）を除くと199本である。注射針1袋は7本入りなので、
199 ÷ 7 ＝ 28.4　29袋となる。

Ans.　1

■Point■

〈インスリン自己注射における空打ち〉

　新しいインスリン製剤を使用するときは空打ちを行い、数回空打ちしてもインスリン注射液が出ない場合はその製剤は使用しない。空打ちにより針先からインスリン注射液が出ることを確認するのは、確実にインスリンが注射できるかの確認となるので、毎回、注射する前に空打ちを行う。また、注射針を曲げるなどして新しい針に交換した場合も空打ちを行う。初回の空打ち回数や空打ちの方法は、インスリン製剤ごとに異なるので注意が必要である。

問 341　勤務先は災害拠点病院であり、オリンピック・パラリンピックの競技会場が近隣にあることから、NBC 災害^(注)時の解毒薬の準備状況を確認するため、対象物質とその解毒薬又は拮抗薬のリストの作成に着手した。表の組合せのうち、適切でないのはどれか。1つ選べ。

（注）NBC 災害：核（nuclear）、生物（biological）、化学物質（chemical）による特殊災害をさし、目に見えない脅威が人体に害を与える性質を持つ災害とされる。

	対象物質	解毒薬又は拮抗薬
1	サリン	プラリドキシムヨウ化物
2	鉛	エデト酸カルシウム二ナトリウム水和物
3	ヒ素	ジメルカプロール
4	放射性ヨウ素	ヨウ化カリウム
5	炭疽菌	カナマイシン硫酸塩

■Approach■　代表的な中毒解毒・拮抗薬に関する問題

■Explanation■

1　○　プラリドキシムヨウ化物は有機リン剤中毒解毒剤である。サリンは有機リン系化合物であり、プラリドキシムヨウ化物による解毒の対象物質である。

2　○　エデト酸カルシウム二ナトリウム水和物は鉛解毒剤である。

3　○　ジメルカプロールは、ヒ素、水銀、鉛、銅、金、ビスマス、クロム、アンチモンの中毒に使用する重金属解毒剤である。

4　○　ヨウ化カリウムは、放射性ヨウ素による甲状腺の内部被曝の予防・低減に適応のあるヨウ素剤として使用される。

5　×　炭疽菌は通性嫌気性グラム陽性有芽胞大型桿菌である。ペニシリン系、マクロライド系、テトラサイクリン系、アミノグリコシド系抗生物質およびキノロン系抗菌薬に感受性を示すが、通常、治療にはペニシリン、シプロフロキサシンあるいはドキシサイクリンが使用される。

Ans.　5

■Point■

〈ジメルカプロール〉

　ジメルカプロール注射液は、重金属解毒剤であり、鉛中毒の治療にも使用する。投与方法は、筋肉内注射のみである。ジメルカプロールは金属イオンに対する親和性が高く、体内の SH 基と金属イオンの結合を阻害する。すでに結合が起こっている場合には、金属と結合して体外への排泄を促進し、阻害された酵素の活性を賦活する効果を現す。

物理・化学・
生物

衛生

薬理

薬剤

病態・薬物
治療

法規・制度・
倫理

実務

問342 応需した処方箋に在庫のない医薬品が記載されていたため、近隣の薬局に譲渡依頼をし、新卒の薬剤師が初めて当該医薬品を受け取りに行き、以下の対応をした。

A 受け取るにあたり身分証明書を提示した。

B 受け取るにあたり薬局開設許可証のコピーを提供した。

C 譲渡依頼を受けた薬局の従事者から医薬品を受領した。

D 外箱が破損していたので、譲渡依頼を受けた薬局での保管状況及び当該医薬品の仕入れの経緯を確認した。

この薬剤師の正しい対応を全て含んでいる組合せはどれか。1つ選べ。

1 A、B、C、D
2 A、B、C
3 A、B、D
4 A、C、D
5 B、C、D
6 C、D

■ **Approach** ■ 薬局間における医療用医薬品の譲渡・譲受に関する問題

■ **Explanation** ■

　　薬局間における医療用医薬品の譲受・譲渡はガイドラインに基づき、当該薬局の従事者が、対面により譲渡人の薬局で行う。譲渡人は、譲受人に薬局開設許可書（写）の提供を求め、受取人の本人確認を行う。譲受人は医薬品、容器等の状態、容器等の記載事項、添付文書等を確認し、必要事項を書面に記載する。譲受人は、購入・受領する医薬品の管理状況に疑念がある場合は、譲渡人に仕入れの経緯や医薬品の管理状況を確認する（Point 参照）。

Ans.　1

■ **Point** ■

〈薬局間における医療用医薬品の譲渡・譲受に関するガイドライン〉

　　このガイドラインは、薬局間における医療用医薬品の譲渡・譲受（薬局における分割販売を含む）にあたり、薬局開設者および薬剤師による適正な流通および品質の確保に係る記録および管理の徹底のため、日本薬剤師会、日本保険薬局協会および日本チェーンドラッグストア協会が薬剤師・薬局関係団体として自主基準として作成したものである。

問 343　健康サポート薬局において、健康啓発の一環として地域住民を対象に健康相談会を開催した。最近、大腿骨を骨折し、往診にて内服薬で治療中の 80 歳女性の家族から食事に関する相談を受けた。薬剤師がチェックシートを用いて質問をしたところ次の回答を得た。

	質問	A	B	C
1	最近、やせてきましたか？	☑明らかに	□わずかに	□なし
2	物が飲み込みにくいと感じることがありますか？	☑しばしば	□ときどき	□なし
3	水を飲むときにむせることがありますか？	☑しばしば	□ときどき	□なし
4	食べるのが遅くなりましたか？	☑たいへん	□わずかに	□なし
5	硬いものが咀嚼しにくく（食べにくく）なりましたか？	□たいへん	□わずかに	☑なし
6	食事の際、食べ残しがありますか？	☑たいへん	□わずかに	□なし
7	食物や酸っぱい液が胃からのどに戻ってくることがありますか？	□しばしば	□ときどき	☑なし
8	夜、咳で眠れなかったり目覚めることがありますか？	□しばしば	☑ときどき	□なし

チェックシートに基づいて、薬剤師が行う適切な生活上の提案はどれか。**2つ選べ**。
1　飲食は仰臥位で行う。
2　飲み物にとろみをつける。
3　定期的な散歩をすすめる。
4　食事は硬いものを増やす。
5　食事の 1 回量を減らし、食事の回数を増やす。

▌Approach▌　高齢者の嚥下障害に対する生活指導に関する問題

▌Explanation▌

1　×　チェックシートへの回答から、女性には嚥下障害の症状がみられるが、咀嚼はできており、逆流性食道炎の症状もないことがわかる。一般に、高齢者では嚥下がゆっくりとなり、飲み物が気管に流れてむせる傾向があるので、適切な生活指導が必要である。仰臥位での飲食は、高齢者に限らず誤嚥を起こしやすいので勧められない。

2　○　選択肢 1 の解説を参照。とろみ剤等を使用して飲み物にとろみをつけると、むせにくくなり、誤嚥の防止につながる。

3　×　散歩は、嚥下障害に対する提案としては適切とはいえない。

4　×　食事に硬いものを増やすことは、嚥下障害に対する提案としては適切とはいえない。

5　○　食事の 1 回量を減らし、食事回数を増やすことは、無理なく食事量を増やすための適切な提案である。

Ans.　2、5

▌Point▌

〈とろみ剤の利用〉

　とろみ剤は、嚥下食用増粘剤などとも呼ばれ、デキストリン、でんぷん、ゼラチンなどを原材料としており、誤嚥の防止を目的に使用される。高齢者における誤嚥は、加齢による筋力の低下が原

因で、飲食物が気管に流入することをいう。高齢者で嚥下障害が疑われ、水を飲むときにむせる場合は、とろみ剤の使用を検討してみるとよい。

問 344 56歳男性。下記の処方薬を使用中であるが、市販の胃薬を購入するために来局した。

（処方）

　ピロカルピン塩酸塩点眼液 2％（5 mL/本）　3本

　　　　　　　　　　　　　　　　1回1滴　1日4回　朝昼夕就寝前　両目点眼

　患者は普段から胃が弱いことを訴えており、過日より親の介護でストレスを感じるようになったせいか、少しキリキリと胃の痛みを感じることがあるとのことであった。表の成分を含む医薬品のうち、推奨するものとして最も適切なのはどれか。1つ選べ。

	成分（1回服用量）
1	タンニン酸ベルベリン 100 mg、ゲンノショウコ乾燥エキス 140 mg、ロートエキス 11 mg、シャクヤクエキス 42 mg、ビフィズス菌 10 mg
2	ピコスルファートナトリウム水和物 7.5 mg、ビフィズス菌 20 mg、ラクトミン（乳酸菌）20 mg
3	ブチルスコポラミン臭化物 10 mg、メタケイ酸アルミン酸マグネシウム 135 mg
4	ケイヒ 200 mg、エンゴサク 150 mg、ボレイ 150 mg、ウイキョウ 75 mg、シュクシャ 50 mg、リョウキョウ 25 mg、シャクヤク 280 mg、カンゾウ 330 mg
5	イブプロフェン 144 mg、エテンザミド 84 mg、ブロモバレリル尿素 200 mg、無水カフェイン 50 mg

▌**Approach**▌　来局者の症状に適した一般用医薬品の選択に関する問題

▌**Explanation**▌

1　×　患者は普段から胃が弱く、現在、ストレス性の胃痛を訴えているため、胃の症状を改善する医薬品を推奨すべきである。タンニン酸ベルベリン、ゲンノショウコ乾燥エキス、ロートエキスが配合されたこの医薬品は、止瀉整腸薬であり、この患者の症状には適さない。

2　×　選択肢1の解説を参照。ピコスルファートナトリウム、ビフィズス菌が配合されたこの医薬品は、便秘薬であり、この患者の症状には適さない。

3　×　ブチルスコポラミン臭化物、メタケイ酸アルミン酸マグネシウムが配合されたこの医薬品は、鎮痛胃腸薬である。患者は緑内障治療薬のピロカルピン塩酸塩点眼液を使用しているが、閉塞性隅角緑内障かどうかが不明であり、抗コリン薬のブチルスコポラミン臭化物を含むこの医薬品を推奨すべきではない。

4　○　安中散と芍薬甘草湯を組み合わせたこの医薬品は、普段から胃腸が弱い人の胃炎や胃痛に効果があり、緑内障の治療中でも服用できるので、この患者の症状に最も適している。

5　×　イブプロフェン、エテンザミド等が配合されたこの医薬品は、解熱鎮痛薬であり、この患者の症状には適さない。

Ans.　4

▌**Point**▌

〈安中散と芍薬甘草湯を組み合わせた漢方胃腸薬〉

　安中散は、ケイヒ、エンゴサク、ボレイ、ウイキョウ、シャクヤク、カンゾウ、リョウキョウ

を成分とし、神経性胃炎や慢性胃炎に適応がある。芍薬甘草湯は、カンゾウ、シャクヤクを成分とし、急激に起こる筋肉のけいれんを伴う胃痛、腹痛に適応がある。安中散と芍薬甘草湯を組み合わせた漢方胃腸薬は、それぞれの漢方製剤の適応をもつ第2類の一般用医薬品である。

問345　学校薬剤師が中学校の生徒を対象に医薬品の適切な使い方に関する授業を行っている。以下の図を用いて説明できる内容はどれか。**2つ選べ**。

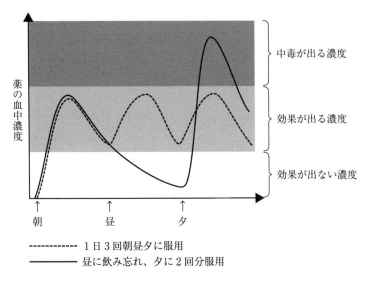

------------ 1日3回朝昼夕に服用
———— 昼に飲み忘れ、夕に2回分服用

1　このお薬は1日3回朝昼夕に飲むと効果が得られます。
2　1日3回朝昼夕に飲んでも中毒が出ることがあります。
3　飲み忘れた場合、気づいたときに飲めば問題ありません。
4　飲み忘れた分を合わせて次回に2回分飲むと中毒が出るので危険です。
5　飲み忘れた分は飲まずに、次回に1回分だけ飲めば十分な効果が得られます。

▌Approach▌　薬を飲み忘れた場合の対応に関する問題

▌Explanation▌

1　○　図は、ある医薬品を服用後の血中濃度時間曲線である。1日3回朝昼夕に服用した場合の破線で示された血中濃度時間曲線は、朝服用後速やかに効果が出る濃度に達し、その後、1日中効果が出る濃度に維持されている。

2　×　1日3回朝昼夕に服用した場合の破線で示された血中濃度時間曲線は、1日中中毒が出る濃度に達していない。

3　×　図には、朝昼夕のどこかで飲み忘れ、気づいたときに服用した場合の情報（血中濃度時間曲線）が含まれていないため、問題がないか評価できない。

4　○　図には、昼に飲み忘れて夕に2回分服用したときの血中濃度時間曲線が実線で示されており、飲み忘れたままにすると血中濃度が効果の出ない濃度に低下し、2回分服用後には血中濃度が中毒の出る濃度に達していることが示されている。

5　×　図には、朝昼夕のどこかで飲み忘れ、次回に1回分服用した場合の情報（血中濃度時間曲線）が含まれていないため、十分な効果が得られるかは評価できない。

Ans.　1、4

■Point■

〈薬を飲み忘れたときの対応〉

　薬を飲み忘れたら、かかりつけ医または薬剤師に相談するのが原則である。一般的には、薬の飲み忘れに気づいたら、すぐに服用する。ただし、次の服用時間が迫っている場合にはその分は服用せずに、次回から通常の通り服用する。次回に飲み忘れた分を含め2回分をまとめて一度に服用してはいけない。

105回 薬剤師国家試験問題 解答・解説

2020 年 5 月 25 日発行

編　者　薬学教育センター
発行者　安田喜根
発行所　評言社
　　　　〒101−0052 東京都千代田区神田小川町 2−3−13 M&C ビル 3F
　　　　電話　03（5280）2550（代）
　　　　http://www.hyogensha.co.jp
印　刷　株式会社シナノパブリッシングプレス
ⓒ Yakugaku kyoiku center　2020 Printed in Japan